Handbuch Gesundheitsmanagement

Reihenherausgeber: A. Kerres, R. Scheibeck, B. Seeberger

3

Springer
Berlin
Heidelberg
New York
Barcelona
Hongkong
London
Mailand
Paris
Singapur
Tokio

Klaus Hurrelmann (Hrsg.)

Gesundheitswissenschaften

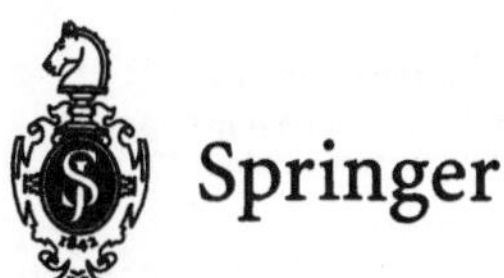

Springer

Bandherausgeber

Prof. Dr. Klaus Hurrelmann
Universität Bielefeld
Fakultät für Gesundheitswissenschaften
Universitätsstraße 25
D-33615 Bielefeld

Reihenherausgeber

Professor Dr. Andrea Kerres
Buchenweg 2
D-86511 Schmiechen

Roswitha Scheibeck
Pflegedirektorin
Klinikum Innenstadt der Universität
Ziemssenstraße 1
D-80336 München

Professor Dr. Bernd Seeberger
Bayernring 119
D-91567 Herrieden

ISBN-13: 978-3-642-64211-1 Springer-Verlag Berlin Heidelberg New York

Die Deutsche Bibliothek - CIP-Einheitsaufnahme

Gesundheitswissenschaften / Hrsg.: Klaus Hurrelmann. Mit Beitr. von Barbara Birkner ... - Berlin ; Heidelberg ; New York ; Barcelona ; Budapest ; Hongkong ; London ; Mailand ; Paris ; Singapur ; Tokio : Springer, 1999

(Handbuch Gesundheitsmanagement)

ISBN-13 978-3-642-6421 e-ISBN-13 978-3-642-59988-0
DOI 10.1007/978-3-642-59988-0

Herstellung: PRO EDIT GmbH, D-69126 Heidelberg
Umschlaggestaltung: Frido Steinen-Broo, Estudio Calamar, Spanien
Satzherstellung: Zechnersche Buchdruckerei, Speyer
SPIN: 10693318 23/3134-5 4 3 2 1 0

Vorwort

Die medizinische Forschung hat in den vergangenen 100 Jahren mit großem Erfolg die meisten Krankheiten analysieren können, die durch belebte Agenzien wie Viren, Bakterien oder Parasiten ausgelöst werden. Der dadurch möglich gewordene Beitrag der Medizin zur Eindämmung dieser früher weit verbreiteten Krankheiten in der Bevölkerung hat zu einem erheblichen Anstieg der Lebenserwartung geführt. Unterstützt wurde dieser Prozeß durch Fortschritte im Bereich der Hygiene- und Ernährungsforschung, der zu konkreten Verbesserungen im Wohnungs- und Arbeitsbereich breiter Bevölkerungsschichten geführt hat.

Diese enormen Fortschritte in Forschung und Praxis haben zu einer Verbesserung der Gesundheitssituation in allen Altersgruppen der Bevölkerung geführt. Zugleich aber sind neuartige Gesundheitsstörungen aufgetreten, die die Lebensqualität stark beeinträchtigen. Sie sind bis heute in ihrer Verursachung ungeklärt und deswegen im strengen Sinne des Wortes auch nicht heilbar. Das gilt für Schädigungen des Herz-Kreislauf-Systems, für bösartige Neubildungen, Krankheiten der Atmungs- und Verdauungsorgane sowie des Muskel- und Skelettsystems und der Haut ebenso wie für psychische und psychosomatische Beschwerden. Diese Störungen entstehen durch langandauernde Überlastungen von körperlichen, psychischen und sozialen Regelungskreisen und Bewältigungskapazitäten. Sie sind auf das engste mit den persönlichen und biographischen Entwicklungen von Menschen und ihren sozialen, beruflichen und ökologischen Umweltbedingungen verknüpft.

Zugespitzt läßt sich sagen: Obwohl die Infektionskrankheiten weitgehend zurückgedrängt werden konnten und obwohl das medizinische Versorgungssystem hohe Leistungen garantiert, ist der Gesundheitszustand der Bevölkerung in den hochentwickelten Industriegesellschaften nicht zufriedenstellend. Die eigentlichen Ursachen der chronischen Krankheiten und der immer weiter um sich greifenden Krankheiten des allergischen Formenkreises und der psychosomatischen Störungen sind noch nicht hinreichend erkannt, die Reaktionen des medizinischen und psychischen Versorgungssystems sind deshalb teilweise ungezielt und nicht so effizient, wie sie sein müßten.

Es ist diese Ausgangssituation, die jetzt auch in Deutschland zur Entwicklung des Arbeitsgebietes „Gesundheitswissenschaften" geführt hat. Es handelt sich um ein interdisziplinäres Gebiet, das die biomedizinische Forschung in Kontakt mit Psychologie und Soziologie und der ökonomischen und organisatorischen Versorgungsforschung bringt. In diesem Band wird von anerkannten Fachleuten aus den verschiedenen disziplinären Ursprungsfächern der Gesundheitswissenschaften ein Überblick über Aufgabenstellungen und Arbeitsweisen des Gebietes gegeben. Unter den Autorinnen und Autoren sind Fachleute mit medizinischer und epidemiologischer, psychologischer und soziologischer, wirtschafts- und organisationswissenschaftlicher Ausbildung. Damit ist das disziplinäre Spektrum der modernen Gesundheitswissenschaften repräsentiert. Die Besonderheit des Faches liegt darin, daß nicht nur eine Ausgangsanalyse der Gesundheits- und Krankheitssituation breiter Bevölkerungsgruppen vorgenommen wird, sondern zugleich der Bedarf an gesundheitlichen Versorgungsleistungen aus dieser Analyse abgeleitet wird. Die Beiträge in diesem Band zeigen damit die verschiedenen Arbeitsschritte der gesundheitswissenschaftlichen Forschung und Praxis anschaulich auf.

Als Herausgeber des Bandes bin ich erfreut darüber, diesen Text nicht nur bei einem der renommiertesten Verlage in Deutschland zu wissen, sondern auch in einer neu gestarteten Buchreihe, die sich mit drängenden Fragen der Organisation des Gesundheitswesens in Industrieländern beschäftigt.

Bielefeld, im August 1998 KLAUS HURRELMANN

Inhaltsverzeichnis

Autorenverzeichnis

BIRKNER, BARBARA, Dr.
Institut für Gesundheitsökonomik
Nixenweg 2b
D-81739 München

BUCHNER, FLORIAN, Dipl. Math.
MPH, Medizinische Fakultät,
Ludwig-Maximilians-Universität
Marchioninistraße 15
D-81377 München

GERBER, UWE, M.A.
Bahnhofstraße 14
D-79359 Riegel

BRAND, ANGELA, Dr. med.
Rehhagenhof 57
D-33619 Bielefeld

HURRELMANN, KLAUS, Prof. Dr.
Fakultät für Gesundheitswissenschaften
Universität Bielefeld
Universitätsstraße 25
D-33615 Bielefeld

SCHNABEL, PETER-ERNST, Priv. Doz. Dr.
Fakultät für Gesundheitswissenschaften
Universtität Bielefeld
Universitätsstraße 25
D-33615 Bielefeld

VON STÜNZNER, WILFRIED, Dr.
Fachbereich Sozial- und Gesundheitswesen, Fachhochschule
Maxim-Gorki-Straße 31–37
D-39108 Magdeburg

WASEM, JÜRGEN, Prof. Dr.
Institut für medizinische Datenverarbeitung, Medizinische Fakultät
Ludwig-Maximilians-Universität
Marchioninistraße 15
D-81377 München

Die Arbeitsschwerpunkte der Gesundheitswissenschaften

K. Hurrelmann

Inhaltsverzeichnis

1 Einleitung

Die Gesundheitswissenschaften sind ein vergleichsweise neues wissenschaftliches Fachgebiet im deutschen Sprachraum. Im Jahr 1989 trafen sich die Repräsentanten mehrerer sozialmedizinischer, sozialwissenschaftlicher, medizinsoziologischer und epidemiologischer Institutionen und verabschiedeten eine Rahmenempfehlung für die Einrichtung von Postgraduierten-Studiengängen, die sich v. a. an Mediziner, Sozialwissenschaftler, Naturwissenschaftler und Wirtschaftswissenschaftler richten sollten. Es wurden gemeinsame Richtlinien für die Lehrpläne, für die Studiendauer, die Praxisanteile und die Zulassungsbedingungen erarbeitet.

An der Universität Bielefeld wurde noch im gleichen Jahr der erste deutsche Postgraduiertenstudiengang für „Public Health“ eingerichtet, der sich programmatisch den Namen „Gesundheitswissenschaften“ gab. Damit wurde faktisch die erste „School of Public Health“ in Deutschland gegründet, denn nur wenige Jahre später entwickelte sich aus dem Studiengang der Universität Bielefeld die „Fakultät für Gesundheitswissenschaften“. Mitte der 90er Jahre kamen weitere Ausbildungsstandorte hinzu, so daß bis zum Ende der 90er Jahre rund ein Dutzend Einrichtungen an Universitäten in Deutschland bestehen, in Österreich und in der Schweiz zusammen weitere fünf. An den Fachhochschulen zeigt sich seit den frühen 90er Jahren eine geradezu stürmische Entwicklung für grundständige Studiengänge, meist in Kombination mit der Ausbildung von Fachkräften in der Pflege.

Innerhalb von einem Jahrzehnt hat es damit eine bemerkenswerte Entwicklung in der deutschen Hochschullandschaft gegeben, die wahrscheinlich deswegen so schnell abgelaufen ist, weil ein Nachholbedarf gegenüber den anderen europäischen Ländern sowie den nordamerikanischen und den entwickelten asiatischen Ländern bestand.

2 Grundlagen- und Vertiefungsgebiete

Für die universitären Standorte hat sich der Konsens gebildet, den inhaltlichen und thematischen Schwerpunkt der Gesundheitswissenschaften aus Epidemiologie, empirischer Sozialforschung, Sozial- und Verhaltenswissenschaften, Wirtschafts- und Managementwissenschaften, Gesundheitssystemforschung und den Sektoren der Gesundheitsversorgung (mit gesundheitsfördernden, präventiven, kurativen und rehabilitativen Anteilen) zu bilden. In den Lehrplänen der universitären Ausbildungsstätten in Deutschland sind bis auf wenige Ausnahmen die folgenden Grundlagenfächer vertreten.

- Medizinische Grundlagen,
- biologische Grundlagen,
- soziologische Grundlagen,
- psychologische und pädagogische Grundlagen,
- ökonomische Grundlagen,
- ökologische Grundlagen,
- Management-Grundlagen,
- politikwissenschaftliche Grundlagen,
- rechtliche und ethische Grundlagen,
- epidemiologische Methoden,
- Statistik und empirische Forschungsmethoden.

An den Fachhochschulen - aber auch an der Universität Bielefeld - werden diese Gebiete mit pflegewissenschaftlichen Grundlagen kombiniert.

In den Schwerpunkt- und Anwendungsbereichen der zweiten Studienhälfte haben sich unterschiedliche Gewichtungen herausgebildet. Am häufigsten sind die folgenden Schwerpunkte vertreten, die zugleich auch eine Vorbereitung auf die beruflichen Arbeitsfelder der Absolventinnen und Absolventen der Studiengänge bilden.

- Epidemiologische Methoden, Gesundheitsberichterstattung,
- Gesundheitsförderung in Gemeinden und Betrieben,
- Planung und Management im Gesundheitswesen,
- Gesundheitsforschung und Gesundheitssystemforschung,
- Gesundheitsökonomie und Gesundheitspolitik,
- Programme der primären, sekundären und tertiären Prävention,
- öffentlicher Gesundheitsdienst,
- Sozialversicherungen,
- Krankenhausorganisation,
- psychiatrische und psychosoziale Versorgung,
- Rehabilitation,
- Gerontologie und Betreuung alter Menschen,

- umweltbezogene Gesundheitsförderung,
- Pflege,
- Gesundheitssysteme im internationalen Vergleich.

Aus der Befragung von Absolventinnen und Absolventen gesundheitswissenschaftlicher Studiengänge geht hervor, wie günstig bisher die beruflichen Einmündungschancen sind. Die Gesundheitswissenschaften haben ganz offensichtlich einen Bedarf an Fachpersonal decken können, der sich sowohl in der Forschung als auch in der Organisation der Verbände im Gesundheitswesen und im Management einzelner Versorgungssektoren manifestiert. Jedenfalls ergab Mitte der 90er Jahre eine Befragung von Berufseinmündern an insgesamt fünf Ausbildungsstandorten für Postgraduierte in Deutschland die folgenden Verbleibsfelder für die Gesundheitswissenschaftlerinnen und Gesundheitswissenschaftler: universitäre Forschung, außeruniversitäre Forschung, öffentlicher Gesundheitsdienst, stationäre kurative Versorgung, Rehabilitation, Einrichtungen der Selbstverwaltung, Verbände im Gesundheitswesen, ambulante Versorgung. Von den Qualifikationen wurden Kompetenzen im Bereich von Prävention und Gesundheitsförderung, in der Planung und im Management, in der Vernetzung von Rehabilitation und Kuration, der Epidemiologie und der Gesundheits(system)forschung besonders stark nachgefragt. Die Absolventinnen und Absolventen der grundständigen Studiengänge an Fachhochschulen haben v.a. Arbeitsplätze im Management einzelner Gesundheitseinrichtungen und in der Leitung und Weiterbildung von Fachpersonal einschließlich des Pflegesektors gefunden.

3 Historische Entwicklung der Gesundheitswissenschaften in Deutschland

Die Wiege der modernen Gesundheitswissenschaften stand in Deutschland. Schon am Ende des 18. Jahrhunderts erschienen mehrere wissenschaftliche Publikationen, zunächst in der Tradition der medizinischen Aufklärung, dann insbesondere in der Tradition der öffentlichen Gesundheitspflege und Hygiene. Zur Mitte des 19. Jahrhunderts wurde diese Entwicklung weitergeführt, es kam zu einer regelrechten Blüte der sozialmedizinischen Forschung, die den Zusammenhang zwischen dem Gesundheits- und Krankheitsstatus der Bevölkerung und ihren wirtschaftlichen, kulturellen und finanziellen Bedingungen herausarbeitete. Die aktive öffentliche Gesundheitspflege zur Vermeidung von Krankheiten wurde in den Vordergrund gestellt. Deutschland war in dieser Zeit weltweit führend auf den Gebieten der Sozialhygiene und Sozialmedizin. Auch der Begriff Gesundheitswissenschaft (im Singular) wurde in programmatischer Absicht von den Autoren Gottstein, Schlossmann und Teleky 1925 in ihrem „Handbuch der sozialen Hygiene und Gesundheitsfürsorge" zum ersten Mal verwandt.

Diese aussichtsreiche wissenschaftliche Entwicklung wurde durch die nationalsozialistische Diktatur in Deutschland in den 30er Jahren abgebrochen. Bevölkerungsbezogene Gesundheitsforschung und öffentlicher Gesundheitsdienst wurden für politische Vorgaben mißbraucht, aus der öffentlichen Hygiene wurde eine Rassenhygiene. Sehr schnell verlor Deutschland seine führende Position in der wissenschaftlich begründeten öffentlichen Gesundheitspolitik.

Auf den ersten Blick ist es überraschend, wie wenig nach dem zweiten Weltkrieg in Deutschland an die Tradition von Beginn des 20. Jahrhunderts angeknüpft wurde.

Eine Wiederaufnahme der wissenschaftlichen und politischen Stränge der 1920er Jahre fand eigentümlicherweise nicht statt. Der öffentliche Gesundheitsdienst, eine Besonderheit des deutschen Gesundheitswesens, verlor in der Konkurrenz mit den niedergelassenen Ärzten und den Krankenhäusern immer mehr Aufgaben. Das Gesundheitswesen wurde zugunsten der Individualmedizin umgestaltet. Zu dieser Entwicklung trug auch die Veränderung des Krankheitsspektrums bei, die sich in den 50er und 60er Jahren deutlich etablierte. Es herrschten immer stärker solche Erkrankungen vor, die nicht durch ein ursachenbezogenes, akutes Eingreifen unter Kontrolle gebracht werden konnten, sondern eine längerfristige Begleitung verlangten. Die chronischen Krankheiten, v.a. Herz- und Kreislaufkrankheiten, Krebskrankheiten und Erkrankungen der Atmungsorgane, schienen die Bedeutung von öffentlich gesteuerten Hygiene- und Aufklärungsansätzen zurückzudrängen.

Bis in die 1970er Jahre hinein herrschte in Medizin und Politik der Eindruck, die moderne individuell-kurativ orientierte Medizin könne die chronischen Krankheiten beseitigen, ohne dabei auf öffentliche Strukturen der Gesundheitsvorsorge zurückgreifen zu müssen. Auf diese Entwicklungstendenzen gehen von Stünzner und Gerber in ihrem Beitrag in diesem Band ausführlich ein. Sie können zeigen, wie seit den 1980er Jahren eine Neuorientierung einsetzte, die ein ausschließlich naturwissenschaftliches Konzept des Krankheitsgeschehen allmählich zurückdrängte. Damit war der Boden für eine interdisziplinäre, zugleich naturwissenschaftlich und sozial- und verhaltenswissenschaftlich orientierte Analyse des Gesundheits- und Krankheitsgeschehens geschaffen. Erst in dieser Phase konnten sich die Gesundheitswissenschaften wieder Gehör und Einfluß in der Lehr- und Forschungslandschaft der deutschen Hochschulen verschaffen.

4 Abgrenzung von der angloamerikanischen Tradition

Die relativ späte Entwicklung der Gesundheitswissenschaften in Deutschland im Vergleich zu vielen anderen europäischen Ländern und insbesondere zur angloamerikanischen Tradition von „Public Health“ bringt die Chance mit sich, die seit Beginn des 20. Jahrhunderts aufgebauten methodischen, theoretischen und praxisbezogenen Ansätze nicht direkt zu übernehmen, sondern ihre Nützlichkeit und Tauglichkeit für die spezifische Situation in Deutschland sorgfältig zu überprüfen. Public Health wird in Großbritannien, den USA, Kanada und wissenschaftspolitisch ähnlich orientierten Ländern meist definiert als die Wissenschaft und die Kunst der Verhütung von Krankheit, der Lebensverlängerung und der Förderung seelischer und körperlicher Gesundheit durch gemeinsame gesellschaftliche Anstrengungen. Eine Expertenkommission der Weltgesundheitsorganisation hat 1952 als die wichtigsten politischen Schritte zur Erreichung dieser Ziele die Strategien des Umweltschutzes, der Kontrolle von Infektionskrankheiten, der Gesundheitserziehung, der Verbesserung der Früherkennung und der Krankheitsprävention sowie die Entwicklung des medizinischen, psychiatrischen und psychosozialen Versorgungssystems herausgehoben. Nach diesem Verständnis befaßt sich also Public Health überwiegend mit den politischen Rahmenbedingungen der Entstehung und der Erhaltung der Gesundheit der Bevölkerung. Diese Definition erinnert inhaltlich an die Arbeitsschwerpunkte öffentliche Hygiene und Gesundheitsfürsorge aus den 1920er Jahren in Deutschland. Die anwendungsorientierte Akzentsetzung mit unmittelbarer gesundheits- und sozialpolitischer Bedeutung steht eindeutig im Vordergrund.

Auch im deutschen Sprachraum wird von vielen Wissenschaftlerinnen und Wissenschaftlern für die entsprechenden Aufgaben- und Arbeitsfelder heute der englische Begriff „Public Health" direkt übernommen. Ein prominentes Beispiel dafür ist das 1998 publizierte „Public-Health Buch" von Friedrich-Wilhelm Schwartz und seinen Mitherausgebern. Es läßt sich aber darüber streiten, ob die Übernahme dieses internationalen Begriffes für die Entwicklung von Lehre und Forschung in Deutschland wirklich hilfreich ist. Mit der Übernahme des englischen Begriffes zur Bezeichnung eines Wissenschaftsgebietes könnte eine eigenständige Neuentwicklung der methodischen und theoretischen Vorgehensweisen im deutschen Wissenschaftssystem blockiert werden. Deswegen spricht meiner Ansicht nach alles dafür, einen deutschsprachigen Begriff für diesen Wissenschaftsbereich zu verwenden.

Der Begriff „Gesundheitswissenschaften" macht deutlich, daß es sich um ein interdisziplinäres Gebiet mit einem klaren thematischen Bezug handelt, aber nicht um ein reines Anwendungsgebiet mit unmittelbarer politischer Nähe, wie es der Begriff Public Health nahelegt. Der äußerst starke politische Anwendungsbezug von Public Health im angelsächsischen Sprachraum kann für die unabhängige Entwicklung eines Wissenschaftsgebietes einengend sein; es besteht die Gefahr, das Wissenschaftsgebiet quasi als einen Bestandteil der staatlichen Gesundheitspolitik wahrzunehmen. Einer solchen Instrumentalisierung für politische Zwecke sollte sich eine Wissenschaft entziehen.

5 Das Programm der Gesundheitswissenschaften

Der Begriff Gesundheitswissenschaften hat inzwischen auch seine internationale Entsprechung gefunden. In der englischen Sprache hat sich in den letzten 10 Jahren der Begriff „Health Sciences" etabliert. Deshalb besteht nicht die Gefahr, daß durch die deutsche Bezeichnung ein unproduktiver Sonderweg gegangen wird, vielmehr ist die deutsche Bezeichnung in vollem Einklang mit der internationalen Entwicklung dieses Fachgebietes.

Gesundheitswissenschaften in diesem Verständnis bestehen aus einem Ensemble von Einzeldisziplinen, die auf einen gemeinsamen Gegenstandsbereich gerichtet sind, nämlich die Analyse von Gesundheits- und Krankheitsprozessen sowie die Ableitung von bedarfsgerechten Versorgungsstrukturen und deren Evaluation. Die fachlichen Einzeldisziplinen der Gesundheitswissenschaften stammen aus zwei wissenschaftlichen Traditionen, nämlich dem medizinisch-naturwissenschaftlichen und dem sozialverhaltens- und organisationswissenschaftlichen Paradigma:

- Aus der medizinisch-naturwissenschaftlichen Tradition steuern v.a. die Verhaltens- und Sozialmedizin, Psychiatrie und Neurologie, Arbeits- und Umweltmedizin und einige ausgewählte Teilbereiche der Human- und Biomedizin Beiträge zu den interdisziplinär orientierten Gesundheitswissenschaften bei. Im methodischen Bereich ist die Epidemiologie das zentrale Fachgebiet, das sich um die Krankheitsentwicklung der Bevölkerung kümmert und den Einfluß von gezielten Eingriffen auf die Krankheitsverbreitung untersucht. Der Beitrag von Hort in diesem Band gibt einen Überblick über diese Arbeitstradition.

- Aus dem verhaltens- und organisationswissenschaftlichen Paradigma steuern die Psychologie, Pädagogik, Soziologie, Politikwissenschaften, Ökonomie sowie Organisations- und Managementwissenschaften Beiträge zu den interdisziplinären Gesundheitswissenschaften bei. Methodisch steht die empirische Sozialforschung im Vordergrund. Die Beiträge von Schnabel und Hurrelmann sowie von Birkner, Buchner und Wasem gehen auf diese Traditionen des gesundheitswissenschaftlichen Arbeitens ein.

Das gesamte Arbeitsprogramm der Gesundheitswissenschaften läßt sich mit den folgenden vier Schritten beschreiben:

1. Analyse der körperlichen, seelischen und sozialen Bedingungen und Kontexte der Gesundheitsentwicklung und der Verbreitung von Gesundheits- und Krankheitszuständen in der Bevölkerung;
2. darauf aufbauend Ableitung der Versorgungsbedarfe;
3. Analyse der bestehenden Versorgungsstrukturen im medizinischen und psychosozialen Bereich und ihre Kontrastierung mit dem Versorgungsbedarf;
4. Entwicklung neuer Modelle für optimierte Versorgungsstrukturen.

Bei den Versorgungsstrukturen steht das gesamte Spektrum von der Gesundheitsförderung über Prävention, Therapie, Rehabilitation bis zur Pflege zur Analyse. Das Ziel der gesundheitswissenschaftlichen Arbeit ist die Ableitung von Modellen der Verbesserung gesundheitsrelevanter Arbeits- und Lebensbedingungen und der Weiterentwicklung des Versorgungssystems einschließlich deren Umsetzung und Finanzierung. Der Beitrag von Birkner, Buchner und Wasem geht intensiv auf diese Aufgabenstellung ein. Die Autoren können zeigen, daß das wesentliche Erkenntnisinteresse der Gesundheitswissenschaften darauf gerichtet ist, aus der Analyse der Gesundheits- und Krankheitsdaten von Bevölkerungsgruppen Informationen für den Bedarf an Versorgungsangeboten abzuleiten. Sie machen klar, daß es den Gesundheitswissenschaften um Aussagen zum Funktionieren des gesamten Versorgungssystems und seiner Optimierung und Steuerung unter inhaltlichen und Ressourcengesichtspunkten geht.

Die zentralen Fragen der Gesundheitswissenschaften beziehen sich zu einem kleineren Teil auf Individuen, zu einem größeren auf ganze Bevölkerungsgruppen. Die Analyse der Gesundheitsbedarfe von speziellen Bevölkerungsgruppen wie etwa Frauen, Männern, Kindern, Jugendlichen, Erwerbstätigen, Rentnern und Alten ist dabei charakteristisch. Ein zweiter Schwerpunkt sind gesundheitlich besonders verletzliche Bevölkerungsgruppen, die strukturell gefährdet oder behindert sind, etwa Alleinerziehende, Arbeitslose, Migranten, Arme und Obdachlose. Der Beitrag von Schnabel und Hurrelmann geht auf einige dieser Themen ein.

6
Der Beitrag der Gesundheitswissenschaften zum Gesundheitsmanagement

Damit dürfte die Bedeutung der modernen Gesundheitswissenschaften für das Gesundheitsmanagement unmittelbar klar sein. Die zentralen Arbeitsfelder der Gesundheitswissenschaften lassen sich als Gesundheitsforschung und Gesundheitssystemforschung bezeichnen, wobei jeweils zwei Aufgabengebiete zu unterscheiden sind.

- Gesundheitsforschung:
  - Analyse der körperlichen, seelischen und sozialen Bedingungen und Kontexte der Gesundheits- und Krankheits-Balance;
  - Feststellung des Gesundheits- und Krankheitsstatus der gesamten Bevölkerung und einzelner Bevölkerungsgruppen und Ableitung des Versorgungsbedarfs.
- Gesundheitssystemforschung
  - Analyse der Versorgungsbereiche Gesundheitsförderung, Prävention, Therapie/Kuration, Rehabilitation und Pflege und ihrer Verzahnung;
  - Ableitung von Modellen der Steuerung, Organisation und Finanzierung des Versorgungssystems, Beratung der Gesundheitspolitik.

Diese Aufstellung macht deutlich, daß sowohl aus der Gesundheitsforschung als auch der Gesundheitssystemforschung Impulse für das Gesundheitsmanagement zu erwarten sind. Besonders deutlich werden die Berührungspunkte in der Gesundheitssystemforschung, da es hier um die Erforschung von Struktur, Funktion, Leistungsfähigkeit und Wirksamkeit des Krankenversorgungs- und Gesundheitswesens geht. Die grundlegende Analyse der verschiedenen Teilsysteme, Institutionen und Programme des Gesundheitswesens ist eine Voraussetzung für jede Art von organisatorischer und politischer Steuerung und Gestaltung des gesamten Gesundheitssystems. Die Gesundheitswissenschaften leisten, wie der Beitrag von Birkner, Buchner und Wasem zeigt, Beiträge zur organisatorischen und institutionellen Gliederung und zur Funktion des Systems der gesamten Gesundheitsversorgung, von den ärztlichen Dienstleistungen im stationären und im ambulanten Sektor über Krankenpflege, psychiatrische Versorgung, öffentlichen Gesundheitsdienst, Arzneimittelversorgung bis hin zu Selbsthilfesystemen. Die jeweiligen Ressourcen und Strukturen der einzelnen Versorgungssysteme und des gesamten Versorgungssystems stehen dabei auf dem Prüfstand. Die Leistungsfähigkeit der Versorgungssysteme nach Effektivität und finanzieller Kosten-Nutzen-Relation wird überprüft. Bevölkerungsbezogene epidemiologische Studien liefern kontinuierliche Daten zur Entwicklung des Gesundheits- und Krankheitsgeschehens in der Bevölkerung und leisten hiermit eine Grundlage für die Beurteilung der Effizienz des Gesundheitssystems. Damit sind die Voraussetzungen für die Begründung und die Steuerung des politischen Handelns in diesem Bereich gelegt.

Die Beiträge in diesem Band orientieren sich an einem solchen grundlagenwissenschaftlich orientierten, zugleich aber auch anwendungsbezogenen Verständnis von Gesundheitswissenschaften. Ein organisatorisches und politisches Management des Gesundheitswesens ist heute ohne eine differenzierte Datenbasis nicht möglich. Die Gesundheitswissenschaften mit ihrem Schwerpunkt in der Gesundheitssystem- und der Gesundheitsforschung sind deswegen für die Gesundheitspolitik und das Gesundheitsmanagement von direkter Bedeutung.

Sowohl auf der Makroebene wie auf der Mikroebene steht das System der medizinischen, psychiatrischen und psychosozialen Versorgung heute auf dem Prüfstand. Es wird deutlich, daß durch veränderte wirtschaftliche und kulturelle Ausgangslagen auch das Krankheitsspektrum in allen Bevölkerungsgruppen umgeschichtet worden ist. Eine angemessene Umstrukturierung des Gesundheits- und Krankheitssystems aber ist noch nicht geglückt. Hier liegt die zentrale Aufgabe von leistungsfähiger Gesundheitspolitik und problemgerechten Gesundheitsmanagement.

In den folgenden Kapiteln wird versucht, die Beiträge der Gesundheitswissenschaft für diese wichtige Aufgabe in mehreren Schritten auszuarbeiten. Uwe Gerber und Wilfried von Stünzner geben zunächst einen Gesamtüberblick über Entstehung, Entwicklung, Aufgaben und Methoden der Gesundheitswissenschaften. Sie zeichnen die Entwicklung des neuen Gebietes in Deutschland nach und schildern die zentralen Aufgaben, Arbeitsgebiete und Arbeitsweisen der Gesundheitswissenschaften. Nach diesem Überblick werden die drei klassischen Zugänge zu den Gesundheitswissenschaften beschrieben. Zunächst werden die medizinisch-epidemiologischen Aspekte der Gesundheitswissenschaften von Hort dargestellt und an ausgewählten Beispielen verdeutlicht. Danach werden die sozialwissenschaftlichen Beiträge von Schnabel und Hurrelmann herausgearbeitet. Zum Abschluß greifen Birkner, Buchner und Wasem die wirtschaftswissenschaftliche Perspektive auf, indem sie zunächst auf eine Analyse gesundheitlicher Versorgungssysteme im internationalen Vergleich eingehen und dann organisations- und managementbezogene Analysen von nationalen Gesundheitssystemen und auch einzelner Versorgungseinrichtungen vornehmen.

Literatur

Gottstein A, Schlossmann A, Teleky L (Hrsg) (1925) Handbuch der sozialen Hygiene und Gesundheitsfürsorge. Berlin: Springer

Schwartz FW et al. (Hrsg) (1998) Das Public Health Buch. München: Urban und Schwarzenberg

Weltgesundheitsorganisation, WHO (1952) Expert Committee on Public Health Administration. First Report. WHO Technical Series No 55. Genf: WHO

Entstehung, Entwicklung und Aufgaben der Gesundheitswissenschaften

U. Gerber, W. von Stünzner

Inhaltsverzeichnis

1 Einleitung

Es ist derzeit noch eine schwierige Aufgabe, das relevante Spektrum gesundheitswissenschaftlicher Ansätze und Handlungsfelder in einem Beitrag darzustellen. Bereits der Plural im Namen Gesundheitswissenschaften macht deutlich, daß es sich um einen interdisziplinären Ansatz handelt, der das Wissen und die Methodik einer Vielzahl von Wissenschaftsdisziplinen zu integrieren sucht und sich mit einem entsprechend breiten thematischen Spektrum befaßt.

Wir wollen die Entwicklung der Gesundheitswissenschaften aus drei Perspektiven betrachten. Zunächst werden wir die gesellschaftliche Definition der Phänomene „Gesundheit" und „Krankheit" und ihre Veränderungen im Zeitverlauf beschreiben und danach die Entwicklungen nachvollziehen, die dazu geführt haben, daß sich unsere Gesellschaft mit neuen gesundheitlichen Problemen konfrontiert sieht, deren Lösung neue Modelle und Methoden erfordert.

Die Entwicklung der Gesundheitswissenschaften kann als der Versuch verstanden werden, solche Modelle und Methoden in einem interdisziplinären Kontext zu entwickeln. Die Betrachtung der Entwicklung umfaßt juristische, ökonomische, ökologische, demographische, epidemiologische und soziologische Aspekte, denn sie hat den Wandel der Gesellschaft und seine Konsequenzen zum Thema. Die einzelnen Aspekte sind dabei nicht unabhängig voneinander. Sie sind nur als Teile eines Prozesses gesellschaftlichen Wandels, die sich gegenseitig bedingen und beeinflussen, zu verstehen.

In einem zweiten Schritt werden wir Gesundheitswissenschaften einerseits als eine handlungsorientierte Disziplin betrachten und dabei auf Modelle und Methoden fokussieren, die entwickelt wurden, um den neuen Anforderungen wirkungsvoller entgegentreten zu können. Andererseits werden wir Gesundheitswissenschaften unter einem theoretischen Aspekt betrachten, wobei die Entwicklung neuer Theorien und Modelle zu Gesundheit und Krankheit im Blickpunkt stehen. Diese Trennung dient dem besseren Verständnis. Tatsächlich sind die Entwicklungen der theoretischen Modelle und der praxisorientierten Ansätze zur Lösung gesundheitlicher Probleme eng ineinander verwoben und haben sich gegenseitig beeinflußt und bedingt.

Schließlich werden wir die Entstehung und Entwicklung der Gesundheitswissenschaften aus der gesundheitspolitischen Sicht beschreiben, wobei wir internationale und nationale gesundheitspolitische Entwicklungen nachvollziehen wollen.

2 Gesundheit und Krankheit als gesellschaftliches Konstrukt

Für das Verständnis der Idee der Gesundheitswissenschaften ist es notwendig, die gesellschaftlichen und wissenschaftshistorischen Rahmenbedingungen ihrer Entwicklung zu verstehen. Nur so werden ihr Ansatz und ihre Prinzipien deutlich.

Wir werden uns zunächst zwei grundlegenden Begriffen der Gesundheitswissenschaften zuwenden: „Gesundheit" und „Krankheit". Gesundheit und Krankheit sind Begriffe, die wir selbstverständlich in unserer Alltagssprache benutzen. Gesundheit wird als „das höchste Gut" bezeichnet und steht in der alljährlichen Wunschliste der Bundesbürger und bei den guten Wünschen zum Geburtstag immer ganz oben. Aber wenn wir uns fragen welche Bedeutung sie haben, dann wird deutlich, daß sie nicht so eindeutig definiert sind, wie es den Anschein hat.

Eine allgemeingültige Definition von Gesundheit und Krankheit gibt es nicht. Die Bedeutung der Begriffe ist in verschiedenen Wissenschaftsdisziplinen zwangsläufig unterschiedlich. Gesundheit und Krankheit sind als Ergebnis anhaltender gesellschaftlicher Definitionsprozesse mit einem Bedeutungsgehalt verbunden, der sich mit dem Wandel der gesellschaftlichen und kulturellen Rahmenbedingungen weiterhin verändert. Was als krank gilt, entscheidet jede Gesellschaft für sich vor dem Hintergrund ihrer kulturellen Wertvorstellungen. Der Umgang mit psychischen Erkrankungen ist dafür ein besonders gutes Beispiel. Während Geisteskrankheiten in manchen Kulturen als Krankheit definiert werden – mit der Konsequenz, daß die betroffenen Personen medizinisch behandelt werden – verstehen andere Kulturen manche Geisteskrankheiten als Zeichen besonderer religiöser oder spiritueller Erfahrungen, und die betroffenen Menschen werden mit der entsprechenden Achtung behandelt.

> „Individuelle Vorstellungen von Gesundheit sind in hohem Maße kulturell geprägt. Sie bilden sich offensichtlich in einem dialektischen Antwortspiel zwischen persönlicher Erfahrung und sozialer Kommunikation, zwischen Gelebtem und Gedachtem, zwischen individuellen und kollektiven Lebensinterpretationen und verfestigen sich dabei lebensgeschichtlich zu Beziehungsmodalitäten und Denkgewohnheiten, die für die Menschen eines gemeinsamen kulturellen Kontextes wahrnehmungsprägend und handlungsleitend werden" (Mühlum et al. 1997, S. 103).

Die gesellschaftlichen Definitionsprozesse bestimmen nicht nur die Alltagskonzepte der Begriffe, sondern sie beeinflussen ebenso die wissenschaftlichen Konzepte. Im Verlauf der Entwicklung hat sich in der Medizin die biomedizinische Perspektive von Gesundheit und Krankheit durchgesetzt, die ganz wesentlich auch die Alltagskonzepte in unserer Gesellschaft geprägt hat. Aus dieser Perspektive wird Gesundheit als das „normale" Funktionieren des Organismus verstanden. Jede Abweichung von dieser

Normalität wird dann als Krankheitssymptom verstanden. Dabei wird davon ausgegangen, daß jede Erkrankung eine bestimmbare Ursache und einen typischen Verlauf hat. Das bedeutet, daß sie von entsprechend ausgebildeten Experten erkannt und behandelt werden kann.

Dieses Verständnis von Gesundheit und Krankheit basiert auf einer naturwissenschaftlich-technisch geprägten Sicht, die sich mit der Entwicklung der Industriegesellschaft verbreitet hat. Sie betrachtet – vereinfacht dargestellt – den Organismus als eine Art Maschine. Störungsfreies Funktionieren gilt als Gesundheit, eine Einschränkung der Funktion definiert Krankheit. Diese Betrachtungsweise ist für die medizinische Praxis funktional, da sie mit Hilfe von Laboruntersuchungen zu meßbaren Ergebnissen führen kann. Für die Erforschung und Entwicklung der Behandlungsmethoden von Infektionskrankheiten hat sie sich seit dem Ende des 19. Jahrhunderts bewährt. Sie findet allerdings ihre Grenzen bei Krankheitsbildern, deren Entstehung und Verlauf psychische und soziale Faktoren mit beeinflussen, weil sie von ihrer wissenschaftlichen Ausrichtung her Gesundheit und Krankheit nur als biologisches, nicht jedoch auch als psychosoziales Phänomen versteht und deshalb psychische und soziale Bedingungsfaktoren von Gesundheit und Krankheit nicht integrieren kann. Kennzeichnend für diese Art der Betrachtung ist, daß Gesundheit und Krankheit als zwei sich gegenseitig ausschließende Zustände verstanden werden; entweder der Organismus funktioniert reibungslos und man ist gesund oder es tritt eine Störung auf, mit der Konsequenz, daß man krank wird.

Das biomedizinische Verständnis von Gesundheit und Krankheit, wie es für moderne Industriegesellschaften typisch ist, beeinflußt auch das Alltagsverständnis. Wie sich das Alltagsverständnis von Gesundheit in modernen Gesellschaften von dem in Entwicklungsländern unterscheidet, zeigen Untersuchungen zur Semantik des Gesundheitsbegriffes. Sie belegen, daß der Bedeutungsgehalt in den meisten Industriegesellschaften eher negativ bestimmt wird und assoziativ mit der Abwesenheit von Krankheit, mit Krankenhaus, Medizin und Arztbesuch verbunden ist, während dagegen in Entwicklungsländern häufig noch Assoziationen eines positiven Wohlbefindens im Sinne von körperlicher Kraft, Lebensfreude und sozialer Harmonie vorherrschend sind.

Wir werden im folgenden die historische Entwicklung darstellen, die dazu geführt hat, daß diese Betrachtungsweise in modernen Industriegesellschaften nicht nur in der Medizin dominant ist, sondern sich auch in unserem Alltagsverständnis so stark durchgesetzt hat.

2.1 Gesundheit und Krankheit im historischen Wandel

Die Wertvorstellungen, Naturkonzepte, das Wissenschaftsverständnis, kurz die allgemeine Weltsicht einer Gesellschaft, bestimmen wesentlich die Lebensvorstellungen und damit auch das Verständnis und die Alltagskonzepte von Gesundheit und Krankheit. Anders ausgedrückt, die gesellschaftlichen Rahmenbedingungen bilden den Hintergrund, vor dem Gesundheit und Krankheit interpretiert werden. Deshalb unterscheidet sich dieses Verständnis zwischen verschiedenen Gesellschaften und ist einem Wandel über die Zeit unterworfen. So ist es auch nicht verwunderlich, daß in Zeiten grundlegender gesellschaftlicher Veränderungen immer auch eine Neubewertung der beiden Begriffe vorgenommen wurde.

2.1.2
Das Verständnis von Gesundheit und Krankheit bis zur Moderne

In der Antike war die Überwindung der mythologischen Welt der Götter durch die Arbeiten der großen hellenistischen philosophischen Schulen der Zeitraum, in dem sich die Vernunft (logos) zur Erforschung der Naturphänomene durchzusetzen begann. So war die Gesundheitsvorstellung durch die Erkenntnisse von den Zusammenhängen in der Natur gekennzeichnet. Körper, Geist und Seele bildeten eine Einheit, die in ihrem Erleben nach den Gesetzen der Ästhetik und Harmonie fortgebildet werden sollten – und zwar mit dem Ziel, im Einklang mit der Natur die Ideale von Schönheit, Stärke und Weisheit zu erleben. Das Verständnis der vier Naturelemente Erde, Feuer, Wasser und Luft beeinflußte die Vorstellungen der menschlichen Konstitution. Der vernunftgeleitete Umgang mit diesen Elementen bedeutete Einflußnahme und Bestimmbarkeit der Gesetzmäßigkeiten der Natur. Die Verlängerung des Lebens bzw. das Erlangen der Unsterblichkeit waren motivierende Ziele.

Die griechische Antike gilt als Ausgangspunkt für die Entwicklung einer wissenschaftlichen Lebenskunde. Die Rolle des Arztes in dieser Zeit wird von Mühlum et al. folgendermaßen beschrieben:

> „Der Arzt war männlich und ein Physikus, ein universeller Naturforscher, der die Beschaffenheit der Dinge, ihre Eigenarten und ihre Beziehungen, ihre Veränderungen und Entwicklungen registrierte und zu ordnen versuchte. … Gegenüber den Lebenserscheinungen war der Arzt nur ein Diener der ‚physis', der bildenden Natur, ein Steuermann, der selbst im Boot des Lebens sitzt und die Richtung der Lebensfahrt zu beeinflussen sucht. Jede übereilte und überzogene Handlung löst dabei neben der Wirkung auch Rückwirkungen aus und bedroht das labile Gleichgewicht der Kräfte des Lebens" (Mühlum et al. 1997, S. 82 f).

Der Arzt war zugleich der Philosoph, er war Fachmann für Natur und Kultur, Hüter der Gesundheit und Helfer gegen Krankheiten. Es ist deutlich, daß dieser Vorstellung ein umfassendes, ganzheitliches Verständnis der Genese von Gesundheit und Krankheit zu Grunde liegt. Der Arzt ist nicht ein spezialisierter Wissenschaftler, wie es dem Bild des modernen Mediziners entspricht, sondern er ist ein Universalgelehrter, dessen Kompetenz sich auf dem Verständnis der Natur und ihrer Wirkungen auf den Menschen gründet.

Im Verlauf der Christianisierung wurden die Träume vom ewigen Leben zunehmend ins Jenseits verlegt. Im Mittelalter wurden Gesundheit und Krankheit entsprechend der allgemeinen Weltsicht religiös erklärt. Gesundheit galt als Belohnung Gottes für ein gottgefälliges Leben, und demgemäß wurde Krankheit als Strafe für begangene Sünden oder als Prüfung des Glaubens verstanden. Die gesundheitliche Bildung des Menschen wurde den Bestrebungen zum Erlangen des Seelenheils untergeordnet.

In einem religiösen Verständnis von Gesundheit und Krankheit war kein Platz für eine wissenschaftliche Medizin nach heutigem Verständnis. Die Interpretation von Krankheit war in das gesamte religiöse Weltbild eingebunden, und die Heilung einer Krankheit lag bei Gott, der sich zu diesem Zwecke eines Menschen bedienen konnte.

Die religiöse Deutung von Gesundheit und Krankheit wurde in dem Maße durch eine naturwissenschaftliche Deutung abgelöst, in dem sich allgemein das naturwissenschaftliche Weltbild durchsetzte. Der Übergang erfolgte nicht abrupt, sondern fließend, und der religiöse Anteil in der Interpretation wurde über die Zeit immer geringer.

Zunächst war die Religion immer noch wesentlicher Bestandteil des vorherrschenden Weltbildes, aber die Aufgabe des Menschen wurde in anderer Weise gesehen. Die Natur galt als die Schöpfung Gottes. Die Aufgabe des Menschen als Teil der Schöpfung war es, die Gesetze der Natur zu erforschen; denn so lernte er die Gesetze kennen, die er befolgen sollte. Der Mensch konnte und sollte erfahren, wie der menschliche Körper funktioniert.

Diese durch zwei unterschiedliche Betrachtungsweisen geprägte Sicht von Gesundheit und Krankheit blieb über längere Zeit bestehen, wobei das religiöse Element zunehmend durch eine moralische Perspektive ersetzt wurde.

Mit dem Zeitalter der Aufklärung wurde die überkommene göttliche Ordnung durch individuelle Ordnungsbemühungen abgelöst. Mehr und mehr wurde gesundheitliche Bildung zur Möglichkeit der Befreiung von Unmündigkeit und fremdgesteuerten Einflüssen. Es galt als moralische Verpflichtung, alles zur Erhaltung der Gesundheit zu tun. Das Disziplinieren der Lebensführung und des Körpers kontrastierte die Ausschweifungen der gehobenen Schichten und das unkultivierte Dahinvegetieren des Pöbels. Gesundheit wurde zum Leitbild einer kultivierten Leistungsfähigkeit. Der zunehmende Bedarf der sich bildenden Nationalstaaten an gesunden jungen Soldaten förderte die Bemühungen um eine öffentliche Gesundheitspflege und eine hygienisch orientierte Gesundheitserziehung.

Mit der Ablösung der althergebrachten Volksmedizin und Heilkunde durch eine akademisch geprägte und naturwissenschaftlich begründete Medizin wurde der Gesundheitsbegriff zunehmend mit der Vermeidung von externen Krankheitserregern assoziiert. Durch die Erkenntnisse der Bakteriologie schien es möglich zu werden, Krankheitstypen nach dem Prinzip von Ursache und Wirkung zu klassifizieren und dadurch religiöse und moralische Deutungen zu überwinden. Mit dieser Sichtweise wurde die Grundlage für ein naturwissenschaftlich-mechanistisches Verständnis von Gesundheit und Krankheit geschaffen. Die „normale" Funktion des Körpers und seiner Organe kann in dieser Modellvorstellung mit Methoden der Naturwissenschaften erforscht und beschrieben werden, und Abweichungen von dieser „normalen" Funktion können als krankhaft definiert werden. Gesundheit ist in diesem Verständnis als Abwesenheit von krankhaften Befunden bzw. als ein Zustand des Noch-nicht-krankseins definiert.

In diesem historischen Wandel der Lebensinterpretation liegt die Wurzel der biomedizinischen Sichtweise von Gesundheit und Krankheit. Ein naturwissenschaftliches Weltbild und eine mechanistische Sichtweise waren kultureller Bestandteil der Entwicklung moderner Industriegesellschaften. In dem Maße, in dem sich die naturwissenschaftliche Sichtweise in unserer Gesellschaft durchsetzte, hat sie auch die Interpretation von Gesundheit und Krankheit bestimmt.

2.1.3 Das Verständnis von Gesundheit und Krankheit in der Moderne

Nachdem wir aufgezeigt haben, wie sich das Verständnis von Gesundheit und Krankheit im historischen Wandel entwickelt hat, möchten wir darlegen, welche Gründe zur

Dominanz der biomedizinischen Sichtweise in der Moderne geführt haben, um danach die Grenzen dieser Sichtweise an einigen Beispielen darzustellen.

Im Zuge des gesellschaftlichen Wandels wurde den Begriffen Gesundheit und Krankheit eine doppelte Bedeutung zugewiesen. Betrachten wir zunächst den Begriff der Krankheit. In den modernen Industriegesellschaften zeigte sich die Notwendigkeit, das individuelle Krankheitsrisiko zu solidarisieren. In Deutschland entstand die gesetzliche Krankenversicherung (1883). Damit erhielt der Krankheitsbegriff eine zweite, über die Beschreibung des individuellen Befindens hinausreichende Bedeutung: Krankheit berechtigt zur Inanspruchnahme von gesetzlich verankerten Leistungen und erhält somit auch eine juristische Interpretation. Wir wollen uns in der Begrifflichkeit an Schaefer und Blohmke orientieren, die zwischen dem allgemeinen und einem speziellen Krankheitsbegriff differenzieren.

Der allgemeine Krankheitsbegriff bezeichnet die Bedeutung von Krankheit in ihrer juristischen Dimension: Krankheit im Sinne der Beschreibung des Zustandes eines Menschen, die ihn rechtlich vom Gesunden unterscheidet und damit den Anspruch auf eine Leistung begründet, bzw. einen zeitlich begrenzten oder endgültigen Status der Unfähigkeit, am Erwerbsleben teilzunehmen, beinhaltet. Der allgemeine Krankheitsbegriff beschreibt somit einen von einem Experten festzustellenden Zustand, der es dem Menschen ermöglicht, Ansprüche gegenüber der Gesellschaft bzw. der Gemeinschaft der Versicherten geltend zu machen.

Demgegenüber bezeichnet der spezielle Krankheitsbegriff eine durch eine Diagnose identifizierte, spezielle Erkrankung. Sie ist gegen andere Erkrankungen abgrenzbar und wird durch einen bestimmten Namen definiert. Diese spezielle Krankheit wird auch Erkrankung genannt.

Nicht nur der Krankheitsbegriff, sondern auch der Begriff Gesundheit erfährt unter den veränderten Rahmenbedingungen eine Erweiterung der Bedeutung. Mit den Änderungen der Arbeitszusammenhänge, die mit der Industrialisierung und der Einführung der gesetzlichen Krankenversicherung einher gingen, gewann die Gesundheit eine veränderte gesellschaftliche Bewertung: Die öffentliche Gesundheitsvorsorge erhielt eine wirtschaftliche Dimension. Gesundheit – im Sinne der Gesundheit der gesamten Bevölkerung – wurde zu einem gesellschaftlich anerkannten Wert.

> „In der Hochindustrialisierung wurde Gesundheit vollends zu einem Begriff, der die Gesellschaft durchdrang und gestaltende Kraft entwickelte. Gesundheit wurde zur allgemein verbindlichen Lebens- und Verhaltensrichtlinie. Gesundheit wurde zur alleinigen Existenzgrundlage lohnabhängiger Schichten" (Labisch 1993, S. 471).

Neben die individuelle Dimension von Gesundheit tritt somit eine gesellschaftliche Dimension. Die wirtschaftliche und soziale Bewertung von Gesundheit der Bevölkerung in einer modernen Gesellschaft bildet die Basis für die staatliche Gesundheitspolitik.

Die derzeitige Diskussion um die Kosten des Gesundheitswesens in unserem Staat und die gesellschaftlichen Kosten, die aus den Zeiten der Arbeitsunfähigkeit entstehen, sowie die staatlichen Bemühungen um eine Steuerung des Gesundheitssystems zeigen die Bedeutung dieser Dimension von Gesundheit.

Weitere Gründe für die Dominanz des biomedizinischen Modells sind Spezialisierung und Arbeitsteilung sowie das Voranschreiten wissenschaftlicher Erkenntnisse, die zu einer ständig fortschreitenden Professionalisierung und Spezialisierung der Medizin führten.

Auch in dieser Betrachtung müssen die zuvor besprochenen beiden Dimensionen berücksichtigt werden. Als unmittelbare Folge der Einführung des Sozialversicherungssystems erhielten die akademisch ausgebildeten Ärzte die exklusive Zuständigkeit für die Untersuchung und Behandlung von Krankheiten im Rahmen eines Therapiemonopols. Da für die Sozialverwaltung eine allgemein anerkannte Definition von Krankheit benötigt wird, die das Recht auf die Inanspruchnahme von Leistungen begründen kann, wurde das Urteil darüber, wann ein solcher Leistungsanspruch entsteht, den akademisch qualifizierten und staatlich approbierten Ärzten übertragen. Nur wenn von ärztlicher Seite eine Krankheit im Sinne des juristischen Krankheitsbegriffes festgestellt wird, begründet dies einen Leistungsanspruch der Versicherten. Hier liegt auch der Grund dafür, daß für die Medizin als Handlungssystem eine Dichotomie zwischen Gesundheit und Krankheit notwendig ist, insofern als klare Grenzen zwischen gesund und krank zu ziehen sind, wenn das Vorliegen einer ärztlichen Diagnose die Basis für die Zuweisung von Leistungen an Kranke ist (vgl. Schwartz et al. 1998).

Basis dieser Entwicklung war die Ausdifferenzierung der Medizin als naturwissenschaftlich orientierte Disziplin mit dem Anspruch der „Objektivierbarkeit" von Krankheit. Diese wiederum war die Konsequenz eines Wandels des Naturverständnisses unter dem Einfluß der experimentellen Naturwissenschaften.

Mit dieser Entwicklung war die Vision verbunden, die Naturgesetze in immer stärkerem Maße nutzbar und somit die Naturwissenschaften zum Motor und Garanten menschlichen Fortschritts zu machen. In der Medizin bedingte dieser Perspektivewechsel eine fundamentale Veränderung des fachlichen Denkens.

Das naturwissenschaftliche Modell versprach – nicht nur in der Medizin – die Beherrschbarkeit der Natur und führte zu einem Optimismus hinsichtlich seiner Konsequenzen, der erst in neuerer Zeit erheblich gedämpft wurde. In der Medizin war damit die Hoffnung verbunden, durch eine zunehmende Differenzierung und die Akkumulation des Wissens zu einem immer besseren Verständnis der „Maschine Körper" zu gelangen, mit der Konsequenz, Störungen immer effektiver erkennen und beseitigen zu können.

Diese Entwicklungen führten dazu, daß in der Medizin das umfassende Verständnis der Entstehungsbedingungen von Gesundheit und Krankheit weitgehend verloren ging. Gleichzeitig erhielt die Medizin eine ausschließliche Zuständigkeit für Gesundheit und Krankheit und somit ein „Quasi-Monopol" für die Definition der Begriffe. Damit entstand ein wissenschaftliches Konzept von Gesundheit und Krankheit, das sich von den Alltagskonzepten abkoppelte.

Diese Entwicklung wurde getragen durch die Fortschritte, die die Medizin in den letzten 150 Jahren sowohl in der Ansammlung wissenschaftlicher Erkenntnisse als auch in der Bekämpfung von Krankheiten erzielt hatte. Dadurch hat sie eine besondere gesellschaftliche Stellung erlangt. Diese Erfolge, die auf der naturwissenschaftlichen Orientierung der Medizin basieren, haben die Medizin darin bestärkt, sich nahezu ausschließlich auf diese Basis zu beziehen. Diese Entwicklung führte dazu, daß unsere heutige Medizin überwiegend

- krankheitsorientiert ist, d. h., ihre zentrale Aufgabe besteht darin, Erkrankungen zu heilen; ihre Zuständigkeit beginnt erst dann, wenn ein Mensch erkrankt ist,
- auf das Individuum bezogen ist, d. h. im Sinne des zuvor Gesagten, daß ihr Aufgabengebiet in erster Linie die individuelle Gesundheit und nicht die öffentliche Gesundheitsversorgung umfaßt,
- naturwissenschaftlich orientiert ist, d. h., ihr Handeln basiert ausschließlich auf naturwissenschaftlichen Erkenntnissen.

Die Bedeutung von Gesundheit und Krankheit ist das Ergebnis eines gesellschaftlichen Definitionsprozesses und somit sowohl von den kulturellen Wertvorstellungen einer Gesellschaft abhängig als auch einem Wandel über die Zeit unterworfen.

Wir werden im folgenden einige Veränderungen darstellen, die dazu geführt haben, daß das biomedizinische Modell als nicht mehr ausreichend für die Lösung der Gesundheitsprobleme moderner Gesellschaften erachtet und durch neue, übergreifende Ansätze ergänzt wurde. Diese Entwicklung hat letztlich zur Ausdifferenzierung der Gesundheitswissenschaften als eigenständige Disziplin geführt.

3 Gesellschaftliche Rahmenbedingungen für die Entwicklung der Gesundheitswissenschaften

In diesem Abschnitt werden wir einige Faktoren heraus arbeiten, die dazu geführt haben, daß in modernen Industriegesellschaften neue gesundheitliche Herausforderungen entstanden sind, zu deren Bewältigung neue Methoden und Modelle benötigt werden.

3.1 Demographische Veränderungen

Eine zentrale Ursache für die veränderten Anforderungen an das medizinische System unserer Gesellschaft ist die rapide Veränderung der Bevölkerungsstruktur in unserem Land. Die Entwicklung ist geprägt durch zwei zentrale Faktoren, die nicht unabhängig voneinander sind, nämlich durch

- Rückgang der durchschnittlichen Kinderzahl und der Kindersterblichkeit sowie
- Anstieg der durchschnittlichen Lebenserwartung.

Daraus haben sich dramatische Folgen ergeben. Immer mehr Menschen werden immer älter, und gleichzeitig nimmt der Anteil Erwerbstätiger im Verhältnis zu Nichterwerbstätigen ständig ab.

Abbildung 1 zeigt die Veränderung der Lebenserwartung für verschiedene Altersgruppen, getrennt nach dem Geschlecht im Vergleich zwischen 1900 und 1994.

Aus Abbildung 1 werden zwei grundlegende Fakten deutlich:

- Frauen haben eine höhere Lebenserwartung als Männer.
- Die durchschnittliche Lebenserwartung ist in diesen 94 Jahren bei Männern von 55 auf 73 Jahre und bei Frauen von 57 auf 80 Jahre gestiegen.

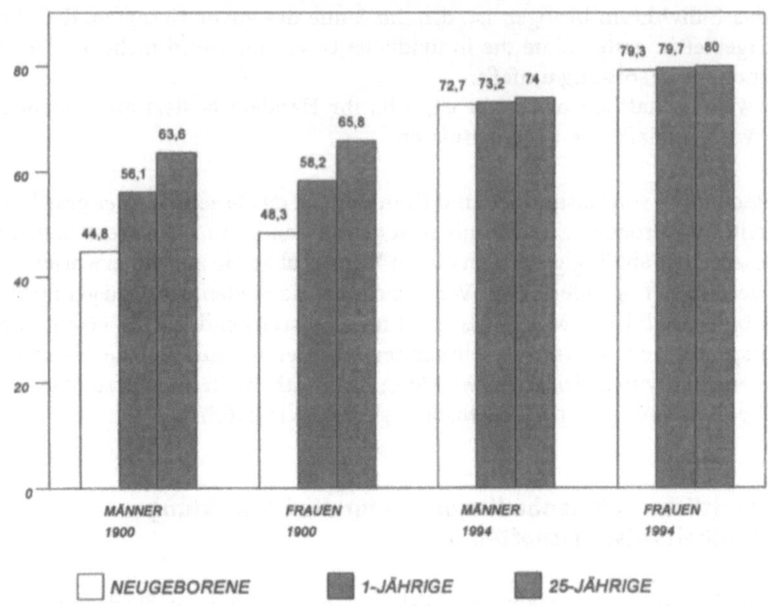

Abb. 1. Veränderung der Lebenserwartung. (Quelle: eigene Berechnungen auf der Basis von Daten des statistischen Bundesamtes)

Die möglichen Ursachen für die höhere Lebenserwartung der Frauen wollen wir im Kontext dieser Ausführungen nicht diskutieren. Der Anstieg der Lebenserwartung erklärt sich, wie Abb. 2 verdeutlicht, zu einem erheblichen Teil aus der verringerten Säuglingssterblichkeit. Zu Beginn des Jahrhunderts starben in Deutschland noch 17% aller weiblichen und 20% aller männlichen Neugeborenen. Gegen Ende des Jahrhunderts haben sich die Sterblichkeitsraten auf 0,5% verringert. Auch die Kindersterblichkeit (bis 15 Jahre) ist im gleichen Zeitraum von etwa 8% auf unter 0,4 Prozent zurückgegangen.

Der Rückgang der Säuglings- und Kindersterblichkeit und der damit verbundene Anstieg der Lebenserwartung sind v. a. eine Folge verbesserter hygienischer Bedingungen und des Fortschritts der kurativen Medizin. Dies konfrontiert die Gesellschaft jedoch mit neuen Problemen. Sie äußern sich v. a. in der aktuellen Diskussion um die Konsequenzen einer Überalterung der Bevölkerung und um die damit verbundenen Belastungen für das Sozialversicherungssystem – insbesondere für die Kranken-, Pflege- und Rentenversicherung.

Besonders das medizinische Versorgungssystem wird durch die Veränderung der Bevölkerungsstruktur vor veränderte Anforderungen gestellt. Dies betrifft einerseits den Umfang der von älteren Menschen in Anspruch genommenen medizinischen Leistungen – ältere Menschen nehmen mehr medizinische Leistungen in Anspruch. Andererseits haben sich auch die behandlungsbedürftigen Beschwerden geändert. Ein Teil der gesundheitlichen Beeinträchtigungen älterer Menschen ist der kurativen Medizin nur bedingt zugänglich. Es geht nicht nur darum, daß Menschen möglichst lan-

Gestorbene im Jahr 1900

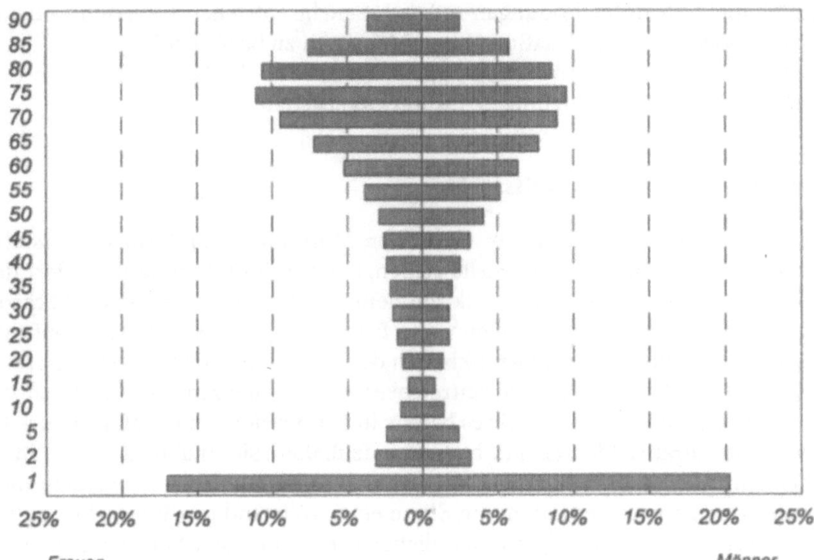

Gestorbene im Jahr 1990

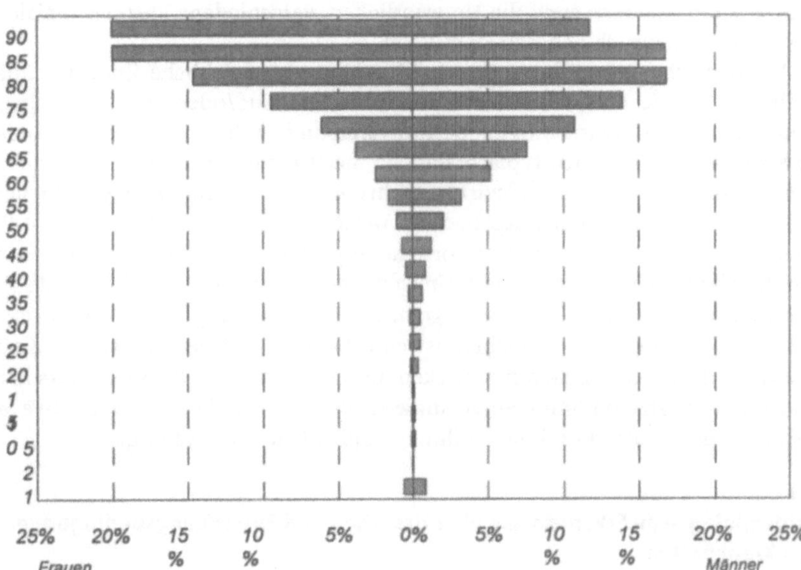

Abb. 2. Veränderung der Sterberaten. (Quelle: eigene Berechnungen auf der Basis von Daten des statistischen Bundesamtes)

ge leben, sondern auch darum, daß sie während ihres Lebens eine möglichst hohe Lebensqualität haben. Im Hinblick auf ihre gesundheitliche Situation erwächst daraus die Aufgabe, über die Behandlung manifester Erkrankungen hinaus, chronische gesundheitliche Beeinträchtigungen möglichst nicht entstehen zu lassen und zugleich auch die psychosoziale Situation älterer Menschen zu berücksichtigen.

Die demographischen Veränderungen sind ein Teil der Ursachen für die Veränderung des Krankheitsspektrums in unserer Gesellschaft.

3.2 Veränderungen des Krankheitsspektrums

Das Spektrum der Krankheiten, die in den Morbiditäts- und Mortalitätsstatistiken unserer Gesellschaft an erster Stelle stehen, hat sich im letzten Jahrhundert deutlich verändert. Waren früher Infektionskrankheiten dominant, so sind es heute chronisch-degenerative Erkrankungen – allen voran Erkrankungen des Herz-Kreislauf-Systems, bösartige Neubildungen und Krankheiten des Bewegungs- und Stützapparates.

Diese Veränderungen haben weitreichende Konsequenzen. Die chronisch-degenerativen Erkrankungen sind – wie es bereits in der Bezeichnung zum Ausdruck kommt – durch die kurative Medizin nur bedingt aufzuhalten. Sie sind nicht heilbar im klassischen Sinne. Zwar kann die kurative Medizin Linderung der Beschwerden und Symptome erreichen – eine Heilung im Sinne einer vollständigen Wiederherstellung der Leistungsfähigkeit und der gesundheitlichen Lebensqualität ist im allgemeinen jedoch nicht oder nur in eingeschränktem Umfang möglich.

Diese Erkrankungen sind häufig mit langen Patientenkarrieren verbunden. Sie beginnen oft schon im mittleren Lebensalter und führen häufig zu mittel- und langfristigen Einschränkungen der Leistungsfähigkeit und der Lebensqualität. Daraus resultieren nicht nur erhebliche ökonomische Belastungen für das Krankenversicherungssystem, sondern auch die Notwendigkeit, verschiedene Formen sozialer Unterstützung in Anspruch nehmen zu müssen.

Medizinische Behandlung ist darauf orientiert, ursächliche Zusammenhänge zu suchen, d.h., die entsprechenden biochemischen und/oder physiologischen „Fehlsteuerungen" im Organismus zu identifizieren und zu therapieren. Für chronische Erkrankungen ist es jedoch typisch, daß sie meist nicht abgrenzbare Ursachen haben, sondern durch ein Zusammenwirken mehrerer Faktoren auf unterschiedlichen Regulationsebenen des Organismus bedingt werden. Dabei können genetische Faktoren ebenso eine Rolle spielen wie erworbene Störungen und Einschränkungen, die z.B. durch Infektionen, Arbeits- und Umweltbelastungen oder psychosoziale Einflüsse hervorgerufen wurden. Um eine angemessene Behandlung und Vorbeugung chronischer Erkrankungen zu erreichen, ist eine Erweiterung des klinisch-medizinischen Ansatzes durch das Zusammenwirken unterschiedlicher Wissenschaftsdisziplinen und Praxisansätze im Sinne einer umfassenden ganzheitlichen Perspektive von Entstehungsbedingungen und Behandlungsmöglichkeiten notwendig.

3.3 Epidemiologische Erkenntnisse über Ursachen und Entstehungsbedingungen von Krankheiten

Zu den Ursachen chronischer Erkrankungen tragen auch Faktoren des Lebensstils bei. Die Ergebnisse epidemiologischer Forschung über die Zusammenhänge zwischen Erkrankungswahrscheinlichkeit einerseits und individuellem Verhalten, psychischen Dispositionen und sozialen Lebensumständen andererseits haben wesentlich zu einem erweiterten Verständnis von Gesundheit und Krankheit beigetragen.

Im Jahre 1964 wurde z.B. im Report der obersten amerikanischen Gesundheitsbehörde (US Public Health Service 1964) der Zusammenhang zwischen individuellem Rauchverhalten und der Wahrscheinlichkeit, an Lungenkrebs zu erkranken, beschrieben. Die Annahme, daß Rauchen das Risiko für Lungenkrebs drastisch erhöht, basierte auf den Ergebnissen statistischer Analysen, die sich auf bevölkerungsweite Untersuchungen (Survey) gründeten.

Auf Erkenntnissen dieser Art basiert das sog. Risikofaktorenmodell. Als Risikofaktoren bezeichnet man Verhaltensweisen und Einwirkungen auf den Organismus, die in einem statistischen Zusammenhang zu bestimmten Erkrankungen stehen. Das Vorliegen eines Risikofaktors erhöht rechnerisch die Wahrscheinlichkeit, an der entsprechenden mit diesem Risikofaktor verbundenen Krankheit zu erkranken und/oder daran zu sterben. Die Aussagen über Risikofaktoren beziehen sich immer auf Bevölkerungsgruppen. Sie sind nicht kausaler Art, sondern letztlich Wahrscheinlichkeitsaussagen. Die Erkenntnisse, die auf dem Risikofaktorenmodell basieren, sind somit für Fragen der öffentlichen Gesundheitsvorsorge von großer Bedeutung. Sie lassen Schätzungen des Gesundheitszustandes und des Krankheitsrisikos für die Bevölkerung oder für Untergruppen zu.

Risikofaktoren derjenigen Erkrankungen, die die Morbiditäts- bzw. Mortalitätsstatistiken in den Industrienationen dominieren, wie z. B. Herz-Kreislauf-Erkrankungen, Krebs, Diabetes und Rheuma, sind am besten erforscht.

„Dabei wird eine Unterscheidung getroffen zwischen verhaltens- und nicht-verhaltensgebundenen, d. h. sozialstrukturell bzw. ökologisch bedingten Risikofaktoren.

Als wichtigste verhaltens- bzw. persönlichkeitsgebundene Risikofaktoren für kardiovaskuläre und zerebrovaskuläre Erkrankungen sowie Krebs sind derzeit identifiziert.

- Tabakkonsum (Zigarettenrauchen),
- Bluthochdruck (Hypertonie),
- erhöhter Cholesterinspiegel (Hypercholesterinämie),
- Diabetes mellitus,
- Fehlernährung,
- Übergewicht,
- Bewegungsmangel,
- chronische Streßbelastung und -überlastung,
- „Typ-A-Verhaltensmuster" (Kontrollambitionen, übersteigertes Leistungsstreben und Ehrgeiz, Gehetztheit und Irritierbarkeit, latente Feindseligkeit).

Als bedeutsame nicht-verhaltensgebundene Risikofaktoren für koronare Herzerkrankungen und bösartige Neubildungen sind epidemiologisch nachgewiesen:

- berufliche bzw. ökologische Exposition gegenüber Schadstoffen (z. B. Strahlen, Asbest und Teer)" (Franzkowiak, P. 1996b).

Neben den Risikofaktoren, die mit einer spezifischen Erkrankung assoziiert sind, d. h. die Wahrscheinlichkeit des Auftretens dieser Erkrankung erhöhen, hat die epidemiologische Forschung auch den Zusammenhang zwischen sozioökonomischen Lebensbedingungen und der Erkrankungswahrscheinlichkeit untersucht. Für eine Vielzahl von Erkrankungen und insbesondere für die Erkrankungen, die die Morbiditäts- und Mortalitätsstatistiken dominieren, wurde ein enger Zusammenhang zwischen sozioökonomischem Status und Erkrankungswahrscheinlichkeit nachgewiesen. Dabei gilt allgemein: Je schlechter die sozioökonomische Situation, desto höher das Erkrankungsrisiko.

„Zusammenfassend können wir festhalten, daß die Sterblichkeit im Erwerbsalter in allen entwickelten Industrienationen, aus denen verwertbare Daten vorliegen, schichtenspezifisch variiert, und zwar bei Männern stärker als bei Frauen, bei Jüngeren stärker als bei Älteren. Die Zusammenhänge sind in der Regel linear: je ungünstiger der sozioökonomische Status, desto höher die Sterblichkeit. Faktoren wie Verfügbarkeit, Inanspruchnahme und Qualität medizinischer Dienstleistungen spielen bei der Erklärung lediglich eine untergeordnete Rolle" (Siegrist u. Möller-Leimkühler 1998).

Diese Ergebnisse verweisen auf den Einfluß der sozialen Situation auf Gesundheit und Krankheit und somit auf den Zusammenhang zwischen Ökonomie und Gesundheitschancen bzw. Gesundheitsrisiken.

Die Ergebnisse epidemiologischer Forschung haben die Bedeutung psychischer und sozialer Faktoren für die Verteilung von Gesundheit und Krankheit in der Bevölkerung belegt und somit die Bedeutung dieser Faktoren für die öffentliche Gesundheit einerseits und für die Erklärung von Gesundheit und Krankheit andererseits in das gesundheitspolitische Bewußtsein gerufen.

3.3.1 Kosten der gesellschaftlichen Modernisierung

Wir haben in den vorhergehenden Abschnitten die demographischen Veränderungen in unserer Gesellschaft und die damit einhergehenden Veränderungen im Krankheitsspektrum sowie die Konsequenzen dieser Entwicklungen dargestellt. Die Erkenntnisse der Epidemiologie liefern die Basis für die Annahme, daß Erkrankungen auch eine psychosoziale Komponente haben. Nun soll dargestellt werden, welche Erklärungsansätze die Wissenschaft für den Zusammenhang zwischen gesellschaftlicher Entwicklung und der Zunahme von Belastungen hat, die ihrerseits wiederum als Risikofaktoren für eine Vielzahl von Erkrankungen gelten.

Die sozialen Belastungen der Modernisierung wurden in der soziologischen Literatur aus unterschiedlichen Perspektiven analysiert und beschrieben. Wir wollen uns auf die psychosozialen Konsequenzen der Modernisierung für die Bürger moderner Gesellschaften beschränken. Es wird davon ausgegangen, daß die individuellen psychosozialen „Kosten", wie Vereinsamung, Isolierung, Streß, zu Belastungen führen, die Verhaltensauffälligkeiten hervorrufen können. Solche Verhaltensauffälligkeiten können zu sozialen Problemen führen, die dann als „gesellschaftliche Kosten" zu interpretieren sind. Dabei handelt es sich nicht nur um Krankheiten und Erkrankungen. Zu den auffälligen Phänomenen, die vermutlich durch Belastungen und Überforderungen (mit)verursacht werden, zählen z. B.:

- Delinquenz,
- Kriminalität,
- Aggressivität,
- Alkoholismus,
- Drogenkonsum,
- Medikamentensucht,
- Risikoverhalten (z. B. im Straßenverkehr),
- psychische Auffälligkeiten und Störungen,
- Selbstmord und Selbstmordversuche,
- Herz-Kreislauf-Erkrankungen,
- Krebserkrankungen und
- psychosomatische Beschwerden.

Wie lassen sich nun die gesellschaftlichen Anforderungen beschreiben, die zu derartigen Konflikten und Überbelastungen und deren Folgen führen?

Mit den Folgen der gesellschaftlichen Modernisierung hat sich die soziologische Forschung intensiv auseinandergesetzt. Die Ergebnisse beschreiben u. a. die Konsequenzen, die durch zunehmende Individualisierung entstehen. Einige Begriffe und Zusammenhänge, die sich aus den Forschungsarbeiten zur Modernisierung ergeben haben, liefern den Hintergrund zum Verständnis einer Reihe von Gesundheitskonzepten.

In Abbildung 3 sind die paradoxen Konsequenzen der Modernisierung der Gesellschaft dargestellt. Es berücksichtigt vier Dimensionen, die menschliches Handeln beeinflussen.

Struktur	Kultur
Maßstabsverkleinerung DIFFERENZIERUNG Maßstabsvergrößerung	Pluralisierung RATIONALISIERUNG Generalisierung
Verselbständigung INDIVIDUALISIERUNG Abhängig-Werden	Dekonditionierung DOMESTIZIERUNG Konditionierung
Person	**Natur**

Abb. 3. Paradoxe der Modernisierung. (Nach van der Loo und van Reijen 1992, S. 40)

Aus der strukturellen Perspektive wird die zunehmende Differenzierung und Spezialisierung in unserer Gesellschaft deutlich. Gewachsene Gruppierungen werden in unterschiedliche Einheiten aufgespalten, die immer spezifischere Aufgaben zu erfüllen haben. Diese Einheiten entwickeln ihre eigene Handlungslogik und gewinnen somit an Selbständigkeit in Institutionen und Organisationen. Das führt einerseits zur Maßstabsverkleinerung: jede Gruppierung kennt ihren spezifischen Aufgabenbereich mit seiner Logik, seinen Denkmodellen und Argumentationen. Andererseits führt die Differenzierung aber auch zur Maßstabvergrößerung, weil – gerade wegen der zunehmenden Spezialisierung – die Menschen viel mehr zusammenarbeiten müssen.

Bezogen auf Personen hat die Modernisierung zu zunehmender Individualisierung geführt. Die Menschen sind in eine Vielzahl unterschiedlicher Gruppierungen integriert. Daraus haben sie Freiheit vom Kollektiv gewonnen, haben sich verselbständigen können und Handlungsfreiheit erhalten. Individuelle Lebensentwürfe und -verläufe verdeutlichen diesen Gewinn an Selbständigkeit. Die andere Seite der Medaille zeigt jedoch im Zusammenhang mit der zunehmenden Differenzierung eine erhöhte Abhängigkeit von anderen zur Realisierung der Möglichkeiten von gewonnener Freiheit. Außerdem ist es in einer Welt, in der überkommene Werte keine verläßliche Basis mehr bieten, immer schwieriger, die eigene Identität zu finden und zu wahren.

Vor dem kulturellen Hintergrund hat der stete Zuwachs an Wissen und dessen Systematisierung zu einer fortschreitenden Rationalisierung des öffentlichen Lebens geführt. Unser Leben ist in weiten Teilen berechenbar geworden. Das Verhalten des Menschen, sein Denken und Handeln werden rationalisiert und sind auf die Beherrschung der Umwelt ausgerichtet. Durch die parallel verlaufende Differenzierung in Organisationen und Gruppen, die alle so rational wie möglich ihre Ziele verfolgen, kommt es zur Pluralisierung. Es gibt ungezählte abgegrenzte Logiken, die das Handeln von Menschen und Gruppen steuern. Daneben läuft jedoch ein Prozeß ab, der als Generalisierung beschrieben werden kann. Aus der Abgrenzung der einzelnen Gruppierungen entsteht die Notwendigkeit übergreifender, integrierender Systeme, die auf einer abstrakteren Ebene verhaltensbeeinflussend wirken.

Im Bereich der natürlichen Umgebung hat der Mensch seine gegebenen Grenzen durch die Beherrschung biologischer, physikalischer und chemischer Prozesse immer mehr überwunden. Durch Domestizierung kann er sich der Natur bedienen und hat durch den technologischen Fortschritt Mittel zur Verfügung, die ihm die freizügige Nutzung ermöglichen. In der Auseinandersetzung mit der Umwelt ist er nicht mehr auf seine ursprünglichen Fähigkeiten und Fertigkeiten angewiesen. Gleichzeitig bedingt die so gewonnene Freiheit aber auch ein erhöhtes Maß an Abhängigkeit von den Mitteln, die zur Beherrschung der Umwelt beitragen. Die Menschen wurden zwar weniger abhängig von ihren physischen Bedingungen, dafür aber abhängiger von technischen Hilfsmitteln.

Die vier beschriebenen Paradoxien stehen in einem engen Beziehungsgeflecht. Die Individuen in modernen Gesellschaften sind der Widersprüchlichkeit der Entwicklung und den daraus erwachsenden Anforderungen in ihrem Lebensvollzug ausgesetzt. Durch die Widersprüchlichkeit dieser Anforderungen sind Menschen jedoch häufig überfordert.

> „Die natürlichen, ökonomischen und sozialen Lebensbedingungen einer Gesellschaft schreiben die Parameter für die Lebensweise der Bevölkerung zu einem bestimmten historischen Zeitpunkt fest. Über die Arbeitstätigkeit hinaus sind es die Bedingungen der Lebenstätigkeit in allen Handlungs- und Lebensbereichen eines Menschen, die seine Lebensweise mitstrukturieren" (Hurrelmann 1988, S. 12f).

Die Lebensbedingungen in modernen Gesellschaften sind geprägt durch ein nie zuvor erreichtes Maß an individueller Freiheit und an individuellen Alternativen zur Gestaltung eigener Lebensweisen und Lebensentwürfe. Die Verhaltensmuster werden nur noch z. T. durch soziale Gruppen und Verbände – wie z. B. Familie oder Religionsgemeinschaften – bestimmt. Das Ausmaß, in dem soziale Gruppen durch die Vermittlung sozialer Normen individuelle Verhaltensmuster bestimmen, nimmt in den modernen Gesellschaften kontinuierlich ab. Für die Mitglieder moderner Gesellschaften ist es typisch, gleichzeitig in mehrere unterschiedliche soziale Gruppen eingebunden zu sein.

Die Mitglieder moderner Gesellschaften sind gleichzeitig auch in viele unterschiedliche soziale Kontexte eingebunden – sie müssen verschiedene soziale Rollen übernehmen. Dadurch sind sie gezwungen, unterschiedlichen, nicht immer kompatiblen Wertvorstellungen gerecht zu werden. Dies bedingt hohe Flexibilität in der Anpassung an soziale Werte und Normen und macht es notwendig, eigene Verhaltensprinzipien zu entwickeln.

Mit anderen Worten, die Sicherheit, die ein Mensch früher dadurch hatte, daß er einer definierten sozialen Gruppe angehörte und sich an ihren Normen und Wertvorstellungen orientieren konnte, geht im Zuge des gesellschaftlichen Wandels immer mehr verloren. Jeder Mensch kann und muß sich seine sozialen Bezugssysteme und seine Wertvorstellungen zum großen Teil selbst wählen. Eine solche Individualisierung bietet dem einzelnen natürlich auch eine Vielzahl von Chancen. Sie eröffnet den Menschen Entfaltungsmöglichkeiten, die nicht mehr in dem Maße wie früher von ihrer sozialen Herkunft vorbestimmt sind. Sie birgt jedoch auch enorme Risiken. Denn der einzelne kann sich vielen, oft auch widersprüchlichen Anforderungen kaum entziehen. Die Individualisierung ist ein gesellschaftlicher Prozeß, der vom Individuum nicht kontrolliert werden kann. Die Bewältigung der neuen Herausforderungen ist eine Aufgabe, die die Gesellschaft an alle ihre Mitglieder stellt. Ihre Überwindung entscheidet maßgeblich über die gesellschaftliche Position. Damit ist nicht nur eine neue Form der sozialen Ungleichheit verbunden, sondern es entstehen auch neue Formen von sozialem Streß und neue Risiken für das physische, psychische und soziale Wohlbefinden.

3.3.2 Grenzen des biomedizinischen Modells

Nachdem wir die Hintergründe der neuen Gesundheitsprobleme, mit denen unsere Gesellschaft konfrontiert ist, dargestellt haben, wollen wir zeigen, daß diese neuen Herausforderungen mit dem bislang in der Medizin dominanten biomedizinischen Modell nicht mehr bewältigt werden können. Für die Erklärung psychosozialer Entstehungsbedingungen von Krankheiten und die Integration psychosozialer Faktoren ist dieses Modell nicht geeignet.

Die Möglichkeiten und Grenzen dieses Ansatzes sollen am Beispiel von Krebs-, Herz-Kreislauf- und Suchterkrankungen aufgezeigt werden.

Krebserkrankungen sind im Rahmen des biomedizinischen Gesundheits- und Krankheitsverständnisses vergleichsweise gut zu beschreiben. Es lassen sich Veränderungen auf der Ebene der Zellen identifizieren. Diese Veränderungen können beschrieben werden, und die Erkrankung ist damit diagnostizierbar. Die medizinische Forschung ist bemüht, Auslöser für die feststellbaren Veränderungen zu identifizieren. Dabei werden sowohl genetische Ursachen als auch Viren diskutiert und erforscht. Auch Forschungsergebnisse, die belegen, daß individuelles Verhalten bzw. die Exposition gegenüber Schadstoffen die Erkrankungswahrscheinlichkeit bei bestimmten Krebsarten erhöhen, sind zu integrieren. Die bekanntesten Beispiele sind Zusammenhänge zwischen Rauchen oder Inhalieren von Asbeststaub und der Wahrscheinlichkeit für Lungenkrebs. Hier lassen sich statistische Zusammenhänge feststellen, die eine Ursache-Wirkungs-Beziehung nahelegen. Die wissenschaftliche Aufgabe besteht nun darin, zu erforschen, wie Asbest bzw. die Inhaltsstoffe des Zigarettenrauches Veränderungen auslösen und somit den Organismus schädigen können. Vernachlässigt werden darf jedoch auch hier nicht, daß die neuere neuro-psycho-immunologische Forschung von Auswirkungen psychosozialer Einflußfaktoren auf das Immunsystem und damit auch auf bösartige Neubildungen (Krebs) ausgeht. Diese Aspekte sind in das biomedizinische Modell nicht zu integrieren.

Bei der Beschreibung der Entstehung von Herz-Kreislauf-Erkrankungen stößt das klinisch-medizinische Modell bereits früher an seine Grenzen. Es wurde eine Vielzahl von Risikofaktoren identifiziert, die nur z. T. – wie z. B. erhöhter Blutdruck (Hypertonie) oder erhöhte Blutfettwerte (Hypercholesterinämie) – im Sinne kausaler organischer Ursache-Wirkungs-Zusammenhänge verstanden werden können. Andere Risikofaktoren sind psychischer Natur (z. B. Streß). Für ihre Erklärung bedarf es erweiterter Erklärungsansätze, die psychosomatische Prozesse integrieren. Diese Prozesse beschreiben Wechselwirkungen zwischen psychischem Ungleichgewicht und körperlichen, meist organischen Störungen (z. B. Magenschmerzen bei Prüfungsangst). Der Zusammenhang zwischen vielen Erkrankungen, insbesondere auch Herz-Kreislauf-Erkrankungen, und sozialem Status, wurde in einer Vielzahl von Untersuchungen belegt. Der soziale Status bezeichnet die gesellschaftliche Stellung von Menschen (z. B. Unterschicht, Mittelschicht, Oberschicht). Um solche Zusammenhänge verstehen und erklären zu können, müssen gesellschaftliche Rahmenbedingungen in die Analyse einbezogen werden.

Am Beispiel der Suchterkrankungen läßt sich besonders gut verdeutlichen, wie gesellschaftliche und kulturelle Entwicklungen das Verständnis von Gesundheit und Krankheit beeinflussen. Sucht wurde in unserer Gesellschaft nicht immer als Krankheit definiert. Übermäßiger Alkoholkonsum beispielsweise galt lange Zeit als individuelles Fehlverhalten – als Charakterschwäche. Als Krankheit anerkannt wurde Alkoholismus in Deutschland erst in den sechziger Jahren dieses Jahrhunderts. Ein weiterer zentraler Aspekt bei der Betrachtung der Suchterkrankungen liegt in der veränderten wissenschaftlichen Erklärung ihrer Entstehung. Wurde Sucht früher überwiegend als physische Abhängigkeit definiert und das Suchtpotential als Eigenheit der jeweiligen Droge gesehen (im Sinne von Inhaltsstoffen, die körperlich abhängig machen), so spielt dieser Aspekt heute eine untergeordnete Rolle. Die Ursachen einer Suchterkrankung werden heute eher in der psychischen und sozialen Entwicklung des Individuums gesehen. Verfügt ein Mensch nicht über bestimmte psychische und soziale Kompetenzen, die es ihm ermöglichen, mit den Anforderungen seiner Lebensumwelt adäquat umzugehen, so besteht eine erhöhte Wahrscheinlichkeit, daß er versucht, Belastungen durch den Konsum von Drogen – seien sie in unserer Gesellschaft legal oder nicht – zu bewältigen. Es wird dabei davon ausgegangen, daß das Erlernen psychischer und sozialer Kompetenzen im Verlauf der Sozialisation einen zentralen Einfluß auf die Wahrscheinlichkeit einer späteren Suchterkrankung hat. Eine solche Vorstellung von den Entstehungsbedingungen einer Krankheit ist mit dem biomedizinischen Modell nicht zu fassen.

Die Grenzen des biomedizinischen Ansatzes bei der Erklärung der Entstehungsbedingungen solcher Krankheiten, die in unserer Gesellschaft zunehmend an Bedeutung gewinnen, sind ein wesentlicher Grund für die Einsicht, daß dieses Modell einer Ergänzung bedarf. Ein weiterer Grund liegt darin, daß die Erfolge der modernen Medizin auch Konsequenzen haben, die in jüngerer Zeit zunehmend als problematisch angesehen werden.

Die Beschreibungsformen von Krankheiten in der modernen Medizin ermöglichten es der Gesellschaft und dem einzelnen Menschen, die Fragen nach Krankheit und Gesundheit als Sachfragen zu behandeln: Was naturwissenschaftlich bewiesen werden kann, bedarf keiner weiteren Begründung – sei sie religiös, moralisch oder kulturell. Je weiter die Anwendung wissenschaftlicher Methoden in der modernen Medizin jedoch fortschreitet, desto deutlicher wird es, daß Fragen nach dem Sinn eines erfüllten Lebens mit naturwissenschaftlichen Methoden nicht beantwortet werden können, sondern eine andere Sichtweise notwendig machen.

Die moralischen, ethischen, religiösen Fragen, die in diesem Zusammenhang auftreten, die berühmte Frage Kants: „Was sollen wir tun?" sind mit der Begrenzung auf eine naturwissenschaftliche Interpretation des Lebens ausgeklammert worden. Die aktuellen gesellschaftlichen Diskussionen um die Grenzen und den Wert der Apparatemedizin oder um die Gentechnologie zeigen jedoch, daß diese Dimension auf Dauer nicht ausgeklammert werden kann. Hier liegen die offenkundigen Grenzen eines naturwissenschaftlichen Ansatzes. Ethische, moralische oder religiöse Fragen können durch Naturwissenschaften nicht gelöst werden.

Die schwerpunktmäßige Ausrichtung der Medizin auf die Kuration, also die Heilung von Erkrankungen, ihre Orientierung an der Krankheit und am Individuum schränken die Möglichkeiten des medizinischen Systems im Hinblick auf die Lösung von Problemen der öffentlichen Gesundheit deutlich ein. Die hier angesprochenen Problemzusammenhänge beziehen sich auf die Bevölkerung politischer bzw. regionaler Einheiten – seien es Gemeinden, Länder, Staaten oder internationale bzw. supranationale Gebilde. Naturwissenschaftliche Erklärungsansätze allein sind hier nicht ausreichend.

3.4 Konsequenzen

Wir haben dargestellt, wie aus einer historischen Perspektive die Entwicklung zu verstehen ist, die zu einer Dominanz der naturwissenschaftlichen Weltsicht geführt hat und wie diese Entwicklung zu einer wissenschaftlichen Sicht der Welt geführt hat, die das Versprechen enthielt, mit weitergehendem Fortschritt die Welt in ihrer Funktion durch mathematische und physikalische Prinzipien erklären zu können und somit die Natur zum Wohle der Menschheit zu kontrollieren. In der Medizin führte dies zu einer Dominanz des biomedizinischen Modells. Dieses Modell erwies sich als funktional, und ein erheblicher Teil des medizinischen Fortschritts der letzten 150 Jahre basiert auf dieser naturwissenschaftlichen Orientierung. Durch die Differenzierung und Spezialisierung der Medizin ging jedoch ein wesentlicher Aspekt im Verständnis von Gesundheit und Krankheit verloren. Die ganzheitliche Sichtweise, die den Menschen als Teil der Natur und Gesundheit als eine Konsequenz einer gelungenen Harmonie mit der physischen und sozialen Umwelt verstand, wurde ersetzt durch eine mechanistische Sicht des Körpers, wobei Gesundheit mit dem reibungslosen Funktionieren des Organismus gleichgesetzt wurde.

Mehrere Faktoren haben dazu geführt, daß diese Sichtweise in die Kritik geriet. Die demographischen Veränderungen in unserer Gesellschaft – die typisch für moderne Industrienationen sind – führten zu einer dramatischen Veränderung der Altersstruktur der Bevölkerung und zu neuen Anforderungen an das Gesundheitssystem.

Parallel dazu – und teilweise durch diesen demographischen Übergang mitbedingt – veränderte sich das Spektrum der Krankheiten mit denen sich unsere Gesellschaft konfrontiert sieht. Chronisch-degenerative Erkrankungen stehen zunehmend im Brennpunkt und die dadurch entstehenden Probleme sind durch den am Individuum orientierten kurativen Ansatz nur bedingt lösbar.

Ergebnisse epidemiologischer Forschung belegen den Zusammenhang zwischen individuellem Verhalten und psychosozialen Faktoren und der Wahrscheinlichkeit des Eintretens bestimmter Erkrankungen.

Wissenschaftliche Erklärungsmodelle berücksichtigen die Konsequenzen gesellschaftlicher Modernisierungsprozesse und zunehmender psychosozialer Belastungen des Individuums. Diese Belastungen können zu Überlastungen und gesundheitlichen Beeinträchtigungen führen. Damit werden Entwicklungen auf der soziologischen Makroebene in Erklärungsmodelle zur Pathogenese integriert.

Der Glaube an die technische Beherrschbarkeit der Natur auf der Basis naturwissenschaftlicher Erkenntnisse hat in modernen Gesellschaften in dem Maße abgenommen, indem die negativen Konsequenzen der zunehmenden Technisierung gesellschaftlich diskutiert wurden. Die gesellschaftliche Diskussion um die ökologischen Folgen der Technisierung, die dazu führte, daß ökologische Aspekte in der Politik heute eine Rolle spielen, ist nur das augenfälligste Beispiel. Auch die moderne Medizin ist in den letzten Jahrzehnten in die Kritik geraten. Die Technisierung der Medizin wurde unter dem Schlagwort der „Apparatemedizin" zunehmend kritisiert und auch das Ausblenden der psychischen und sozialen Dimension aus der medizinischen Sicht wurde beklagt.

Im Zuge dieser wachsenden Kritik am naturwissenschaftlichen Paradigma wurde deutlich, daß die ethischen und philosophischen Probleme, die im Kontext der Fragen von Gesundheit und Krankheit aufgeworfen werden, durch die naturwissenschaftliche Medizin nicht gelöst werden können. Gerade diese Probleme gewinnen in modernen Gesellschaften jedoch an Bedeutung.

All diese Entwicklungen haben ihren Teil dazu beigetragen, daß eine Umorientierung stattfand. Die biomedizinische Perspektive wurde durch alternative Ansätze zur

Genese von Gesundheit und Krankheit aus anderen Wissenschaftsdisziplinen ergänzt. Diese Entwicklung fand nicht von heute auf morgen statt. Aus heutiger Sicht ist die Etablierung der Gesundheitswissenschaften die Konsequenz der hier skizzierten Veränderungen.

Wir wollen den gesundheitswissenschaftlichen Ansatz auf der Ebene theoretischer Modelle darstellen, die aus der Perspektive verschiedener Wissenschaftsdisziplinen versuchen, die Entstehung von Gesundheit und Krankheit im Kontext der physischen, psychischen und sozialen Rahmenbedingungen zu beschreiben, und wir wollen beschreiben welche Konsequenzen die Erkenntnisse über die psychosozialen Einflüsse auf die Genese mancher Erkrankungen und die Zunahme chronisch-degenerativer Erkrankungen auf der Handlungsebene hatten. Die individuenzentrierte, kurative Medizin wurde ergänzt durch einen vorbeugenden Ansatz, der sich im Entwicklungsverlauf zunehmend an der Perspektive der öffentlichen Gesundheit orientierte.

4 Prävention und Gesundheitsförderung als Handlungsfelder der Gesundheitswissenschaften

Wir werden nun Prävention und Gesundheitsförderung als bevölkerungsorientierte Ansätze zur Verhütung von Krankheiten und Erhaltung der Gesundheit in ihrer Bedeutung für die Gesundheitswissenschaften darstellen und gegeneinander abgrenzen.

4.1 Prävention

Die zuvor beschriebene Zunahme chronisch-degenerativer Erkrankungen, bei deren Behandlung die kurative Medizin an ihre Grenzen stieß, und die Erkenntnisse über die psychosozialen Bedingungen dieser Erkrankungen eröffneten eine neue Perspektive für ihre Bekämpfung. Es erschien einleuchtend, diese Erkrankungen präventiv, d.h. im Vorfeld ihrer Entstehung, zu behandeln. Das Risikofaktorenmodell legt die Umsetzung präventiver Ansätze in die Praxis nahe, denn ein großer Teil der identifizierten Risikofaktoren, die die Wahrscheinlichkeit einer zukünftigen Erkrankung erhöhen, wie z.B. Rauchen, Ernährungsgewohnheiten und Bewegungsmangel, kann durch Verhaltensänderungen beeinflußt werden.

Es gibt verschiedene Klassifikationskriterien für Präventionsmaßnahmen. Sie können nach Zeitpunkt und Zielgröße der Maßnahmen differenziert werden.

4.1.1 Formen und Ziele der Prävention

Nach dem Zeitpunkt einer Intervention lassen sich primäre, sekundäre und tertiäre Prävention unterscheiden. Dabei ist die Zielgruppe primärer Prävention die gesunde Bevölkerung. Primäre Prävention ist im eigentlichen Sinne Krankheitsverhütung. Das Auftreten von Risikofaktoren und Erkrankungen soll verhindert werden. Ziel der sekundären Prävention ist die Früherkennung von Erkrankungen. Dazu zählt auch die Identifikation von Risikofaktorenträgern (z.B. Personen mit Hypertonie oder Hypercholesterinämie) mit dem Ziel des Abbaus individueller Risikofaktoren im Vorfeld einer manifesten Erkrankung. Tertiäre Prävention zielt auf die Verhütung der Krankheitsverschlechterung. Vielfach wird hier auch von Rückfallverhütung gesprochen. Damit umfaßt die Tertiärprävention auch einen Großteil der rehabilitativen Maßnahmen.

Nach der Zielgröße läßt sich zwischen Verhaltensprävention und Verhältnisprävention unterscheiden. Verhaltenspräventive Maßnahmen richten sich an die Bevölkerung mit dem Ziel der Veränderung gesundheitsgefährdenden Verhaltens, wie z.B. Rauchen, übermäßiger Alkoholkonsum, übermäßiges Essen, zu wenig Bewegung. Methoden zum Erreichen dieses Zieles sind u. a. gesundheitliche Aufklärung, Gesundheitserziehung und Gesundheitsberatung.

Verhältnispräventive Maßnahmen zielen dagegen auf die Veränderung äußerer gesundheitsschädigender oder verhaltensmodifizierender Bedingungen und Einflüsse. Dabei kann es sich z.B. um Maßnahmen zur Reinhaltung der Luft, des Wassers, zur Kontrolle von Lebensmitteln oder um Geschwindigkeitsbegrenzungen handeln. Verhältnispräventive Maßnahmen sind somit primär politischer und rechtlicher Art.

In den 70er und 80er Jahren wurde eine Vielzahl von präventiven Programmen, Maßnahmen und Aktionen entwickelt und durchgeführt. Unter anderem wurden in mehreren west- und nordeuropäischen Ländern und in Nordamerika große gemeindezentrierte Interventionsstudien zur Prävention von Herz-Kreislauf-Erkrankungen durchgeführt. Dabei dominierten insgesamt gesehen die verhaltenspräventiven Maßnahmen im Vergleich zu den verhältnispräventiven, die am ehesten noch im Kontext der betrieblichen Prävention eine Rolle spielten.

Die Frage, ob individuelles Verhalten oder die bedingenden Verhältnisse den Ausgangspunkt für die Planung und Durchführung präventiver Maßnahmen bilden sollten, wurde häufig und kontrovers diskutiert. Diese Diskrepanz zwischen Verhaltens- und Verhältnisprävention besteht nicht nur auf der Ebene der Maßnahmen, sondern auch auf der Ebene der identifizierten Risikofaktoren, denn je nach Blickwinkel eröffnen sich andere Einflußfaktoren.

Der Ansatz der Prävention hat insofern eine neue Perspektive eröffnet, als er eine wesentliche Ergänzung zur kurativen Medizin bildet. Sein Ziel ist es, die Entstehung und Verbreitung von Krankheiten zu verhindern. Die Zielgruppe von primärpräventiven Maßnahmen ist die gesunde Bevölkerung. Für die Planung und Durchführung entsprechender Maßnahmen ist eine interdisziplinäre Zusammenarbeit verschiedener Berufe und Organisationen sinnvoll. Der Ansatz der Prävention hat daher die Kompetenz unterschiedlicher Berufe (z.B. Psychologen, Mediziner, Sozialwissenschaftler, Sportwissenschaftler, Ernährungswissenschaftler) zusammengebracht und damit wesentliche Voraussetzungen für den Aufbau interdisziplinärer Gesundheitswissenschaften geschaffen.

Auch der präventive Ansatz bleibt jedoch vorwiegend krankheitsorientiert, denn Präventionsmaßnahmen zielen auf die Verhütung von Krankheiten. Verhaltensprävention ist darüber hinaus in hohem Maße am Individuum orientiert. Zwar richten sich präventive Botschaften – in vielen Fällen in Form massenmedialer Kampagnen – an die Bevölkerung, aber dahinter steht häufig eine eher eingeschränkte Sichtweise individuellen Verhaltens. Präventionsmaßnahmen gehen davon aus, daß sich individuelles Verhalten am besten durch Aufklärung und Information verändern läßt. Dem liegt ein psychologisches Konzept zu Grunde, das davon ausgeht, daß durch Wissen über die gesundheitsgefährdenden Folgen einer bestimmten Verhaltensweise wie z.B.

Rauchen das Individuum seine Einstellungen zu diesem Verhalten verändert, d.h. es zunehmend kritisch bewertet, und dies in der Folge zu einer Verhaltensänderung führt. Dabei bleibt weitgehend unberücksichtigt, daß gesundheitsriskante Verhaltensweisen Teil eines Lebensstils sind, der auch durch die gesellschaftlichen Rahmenbedingungen geprägt wird.

Die Theorien, die zur Erklärung gesundheitsbezogener Verhaltensweisen herangezogen werden und auf denen die präventiven Ansätze aufbauen, sind überwiegend psychologisch orientiert und erklären Verhalten weitgehend aus psychologischen Faktoren des Individuums unter Vernachlässigung der gesellschaftlichen Einflüsse (vgl. Waller 1995).

4.1.2
Grenzen der Prävention

Vereinfacht ausgedrückt, basieren Präventionsmaßnahmen auf der Annahme, daß es genügt, den Menschen Wissen über die gesundheitlichen Folgen bestimmter Verhaltensweisen zu vermitteln, damit sie rational handelnd ihr Verhalten ändern. Diese Annahme hat sich jedoch als zu einfach erwiesen. Individuelles Verhalten und damit auch gesundheitsriskante Verhaltensweisen sind Teil eines Lebensstils. Dieser Lebensstil ist gesellschaftlich und kulturell geprägt. Verhaltensweisen sind nicht einfach austauschbare Bausteine des Lebensstils, sondern sie stehen in einem inneren Zusammenhang, bedingen sich gegenseitig und bilden häufig, wie z.B. in der Jugendkultur, ein identitätsstiftendes Lebensmuster. Deshalb ist es selten möglich, einzelne Verhaltensweisen allein durch Informationen zu verändern, denn es müssen Verhaltensalternativen aufgezeigt werden, die zum Lebensstil passen. Gesundheitsriskante Verhaltensweisen haben oft eine subjektive Bedeutung als Bewältigungsverhalten für Belastungen und Überforderungen, und sie sind für den jeweiligen Menschen in diesem Sinne durchaus funktional und sinnhaft. Ihre Veränderung ist deshalb häufig nur möglich, wenn sich auch die Rahmenbedingungen ändern, also die Belastungen reduziert werden bzw. verschwinden, oder wenn ein alternatives Bewältigungsverhalten aufgezeigt werden kann, das für den Betroffenen ebenso funktional und zugleich weniger gesundheitsschädlich ist.

In der gesellschaftlichen Bedingtheit individuellen Handelns liegt die Erklärung dafür, warum manche Risikofaktoren einfacher zu beeinflussen sind als andere. Um deutlich positive Veränderungen auf der Ebene individuellen Verhaltens zu bewirken, ist es immer auch notwendig, die politischen und gesellschaftlichen Normen zu beeinflussen. Dies läßt sich beispielhaft an der veränderten gesellschaftlichen Bewertung des Rauchens und körperlicher Aktivität deutlich machen.

Rauchen war lange Zeit ein gesellschaftlich akzeptiertes Verhalten (dies gilt in erster Linie für Männer), das mit einem positiven Image verknüpft war. Entsprechend attraktiv war es auch für Jugendliche, dieses Verhalten zu imitieren. Es ist – besonders in den USA, zunehmend jedoch auch in Deutschland – gelungen, einen Prozeß in Gang zu setzen, der die gesellschaftliche Akzeptanz des Rauchens verändert hat. Rauchen wird heute gesellschaftlich eher als „schlechte Angewohnheit" gesehen. Das Argument der Gefährdung der eigenen Gesundheit und zunehmend auch der Gesundheit anderer (Passivrauchen) spielt bei dieser Entwicklung eine hervorgehobene Rolle. Durch diese veränderte gesellschaftliche Bewertung ist die Attraktivität des

Rauchens gesunken, was sich in entsprechenden Rückgängen der Raucherquoten niederschlägt.

Eine ähnliche Entwicklung läßt sich für den Bereich der körperlichen Aktivität aufzeigen. Durch veränderte Schönheitsideale und die Verknüpfung des Images eines dynamischen, erfolgreichen und attraktiven Menschen mit körperlicher Leistungsfähigkeit und Fitneß wurde - auch hier zuerst und ausgeprägter in den USA - eine Bewegung in Gang gesetzt, die dazu geführt hat, daß Menschen zunehmend mehr körperliche Aktivitäten entfalten, um sich und ihren Körper in Form zu halten. Damit läßt sich zwar nicht vermeiden, daß die Mehrzahl der Menschen in ihrer beruflichen Tätigkeit nach wie vor unter Bewegungsmangel leidet, aber es wird zumindest teilweise ein Ausgleich geschaffen. Sportliche Betätigung wird als attraktive Möglichkeit der Freizeitgestaltung bewertet, die gesellschaftliche Anerkennung findet.

Eine immer schnellere Veränderung ist kennzeichnend für moderne Gesellschaften. Dieser stetige und schnelle Wandel verlangt immer mehr und schnellere Anpassungsleistungen und damit gehen zwangsläufig psychosoziale Belastungen einher. Der zunehmende Verlust sozialer Bezugssysteme, die Vielfältigkeit oft widersprüchlicher Rollenanforderungen und die wachsende Unsicherheit bezüglich langfristiger Lebensentwürfe stellen neue Anforderungen, denen sich die Menschen in modernen Gesellschaften nicht entziehen können.

Nicht zuletzt die Erkenntnis, daß manche Risiken in modernen Gesellschaften nicht vermeidbar sind, hat dazu geführt, die Perspektive zu wechseln und danach zu fragen, wie man Menschen helfen kann, mit Belastungen so umzugehen, daß ihre Gesundheit nicht beeinträchtigt wird.

Durch ihre Tendenz zur Individualisierung von Risikoverhalten liefen Präventionsmaßnahmen häufig noch eine weitere Gefahr: nämlich die, den betroffenen Menschen allein die Schuld für ihre Erkrankung zuzuweisen („blaming the victim“).

Viele Präventionsbotschaften blieben relativ erfolglos, solange sie die kulturellen und gesellschaftlichen Determinanten gesundheitsriskanter Verhaltensweisen unberücksichtigt ließen. Im Zuge der Durchführung und Bewertung präventiver Maßnahmen wuchs die Erkenntnis, daß die Determinanten menschlichen Verhaltens komplexer sind, als es die den frühen Präventionsmaßnahmen zu Grunde liegenden psychologischen Modelle postulierten. Dies führte, zusammen mit der Erkenntnis, daß sich manche Risiken nicht vermeiden lassen, zu einer Neuorientierung, in der verschiedene Handlungsmöglichkeiten und Herangehensweisen miteinander verbunden wurden.

4.2 Gesundheitsförderung

Der Ansatz der Gesundheitsförderung unterscheidet sich grundlegend vom Präventionsansatz. Von Troschke hat in diesem Zusammenhang von einem Paradigmenwechsel gesprochen, um den Übergang von Prävention zu Gesundheitsförderung zu beschreiben. Gesundheitsförderung zielt im Unterschied zu Prävention nicht primär auf die Vermeidung von Erkrankungen, sondern in erster Linie auf die Erhaltung und Entwicklung von Gesundheit. Dabei orientiert sich die Gesundheitsförderung an der Gesundheitsdefinition der Weltgesundheitsorganisation (WHO) von 1946, die Gesundheit als *„Zustand völligen körperlichen, geistigen und sozialen Wohlbefindens und nicht nur* (als) *das Freisein von Krankheit und Gebrechen“* beschreibt.

Die Frage „Welche Verhaltensweisen verursachen eine Erkrankung (mit)?" wird dabei ersetzt durch die Frage: „Was hilft Menschen, gesund zu bleiben?" bzw. „Was fördert die Gesundheit der Menschen?" Analog zum Begriff der Risikofaktoren wurde der Begriff der Protektivfaktoren geprägt. Im Gegensatz zum Risikofaktorenansatz wird der Begriff der Protektivfaktoren, entsprechend seiner Verankerung im Konzept der Gesundheitsförderung, in einem erweiterten Sinne gebraucht: Als Protektivfaktoren werden nicht nur individuelle Verhaltenskompetenzen bezeichnet, sondern auch soziale und kulturelle Ressourcen, über die Menschen verfügen.

Gesundheitsförderung versteht individuelles Verhalten immer auch als soziales Verhalten, und die Beeinflussung dieses Verhaltens wird als gesellschaftlicher Prozeß gesehen. Damit orientiert sie sich am Lebensweisenkonzept der WHO.

> „Lebensweisen umfassen alltägliche Routinen wie Haushaltsführung, Verhalten am Arbeitsplatz, Konsumgewohnheiten, Gestaltung sozialer Kontakte, Freizeitverhalten, Erziehungspraktiken, Ernährung, Gesundheits- und Altersvorsorge, laienmedizinische Behandlung von Krankheiten, ritualisierte Formen von Abschied und Trauer, Zeigen von Zugehörigkeitssymbolen wie Kleidung, Wohnungseinrichtung usw. Mit einbezogen sind aber auch gewohnte Formen der Inanspruchnahme sozialstaatlicher Leistungen und professioneller Hilfe. Beobachtbares Verhalten wird nicht als beliebig angesehen, sondern als Ausdruck einer sozio-kulturell gewachsenen und individuell relativ konstanten Lebensweise. Diese vertrauten Praktiken zeichnen sich durch Beharrlichkeit und Widerstandskraft gegenüber Veränderungen aus. Sie vermitteln Stabilität, Erwartbarkeit und Sicherheit im Alltag und sind normativ in gemeinsam geteilte Werten, Normen, Sprachformen, Interaktionsritualen eingebunden. Über Sozialisationsprozesse vermittelt sind sie stark im Gefühlshaushalt der Menschen verankert. Veränderungen in Lebensstil/Lebensweise sind eng mit allgemeinen Prozessen des gesellschaftlichen Wandels verbunden und zeigen sich in funktionalen Anpassungsleistungen an veränderte Lebens- und Arbeitsbedingungen" (Kardorff. 1996, S. 69).

Es handelt sich um einen ganzheitlichen Ansatz, der die Unterscheidung in Verhalten und Verhältnisse aufhebt und Gesundheit als Teil und Ergebnis der gesamten Lebensumwelt des Menschen versteht. Entsprechend vielfältig sind die Möglichkeiten der Förderung von Gesundheit. Der Gesundheitsförderungsansatz ist stärker auf die Beeinflussung der Lebensumstände gerichtet und hat damit eine ausgeprägte politische (nicht nur gesundheitspolitische) Orientierung.

Ein weiterer zentraler Aspekt der Gesundheitsförderung ist der, daß sie sich als partizipatorischer Ansatz versteht. Sie will Menschen dazu verhelfen, ein hohes Maß an Selbstbestimmung über ihre Gesundheit zu erlangen. Sie versteht sich nicht als ein Ansatz, bei dem Experten den Menschen vorgeben, was sie zu tun haben, um ihre Gesundheit zu erhalten bzw. wiederzuerlangen, sondern orientiert sich an den Bedürfnislagen und Belangen der Menschen und versucht sie zu befähigen, die Bedingungen für eine gesundheitsförderliche Lebenswelt selbst zu schaffen. Auch der Gedanke der anwaltschaftlichen Vertretung von Interessen spielt im Konzept der Gesundheitsförderung eine Rolle. So wird die Überwindung der sozioökonomischen Unterschiede in der Verteilung von Gesundheitsrisiken als wesentliche Aufgabe gesehen. Menschen, die gesellschaftlich benachteiligt sind und daher geringere Gesundheitschancen haben, sollen unterstützt werden. Immer jedoch ist der Aspekt der Partizipation zentral. Gesundheitsförderung hilft Menschen, ihre Gesundheit zu erhalten und zu fördern.

4.3 Abgrenzung von Prävention und Gesundheitsförderung

Theoretisch lassen sich die Konzepte von Prävention und Gesundheitsförderung relativ eindeutig voneinander abgrenzen. In der Praxis ist diese Unterscheidung schwieriger. Hier gehen die Ansätze mitunter ineinander über. Wir wollen am Beispiel der Deutschen Herz-Kreislauf-Präventionsstudie (DHP) verdeutlichen, wie sich ein solcher Übergang vollzieht und wo die Konzepte sich auf der Handlungsebene ergänzen.

Die DHP war eine gemeindebezogene Interventionsstudie zur Bekämpfung der Herz-Kreislauf-Erkrankungen. Ihr Ziel war es, in sieben ausgewählten Städten, Gemeinden und Landkreisen in der Bundesrepublik Deutschland (alte Länder) über einen Zeitraum von acht Jahren die Risikofaktoren für Herz-Kreislauf-Erkrankungen und damit die Morbidität und Mortalität durch geeignete Präventionsmaßnahmen zu senken. Die Senkung der Risikofaktoren sollte auf der Basis großer epidemiologischer Erhebungen - der sog. Gesundheits-Surveys - erfolgen. Dabei wurden im mehrjährigen Abstand in den Interventionsgemeinden und in der gesamten Bundesrepublik Daten zum Gesundheitszustand und zur Risikofaktorenverteilung erhoben. Ziel war es, zu untersuchen, ob im Studienverlauf die Riskofaktorenbelastung der Studienpopulation im Vergleich zur bundesrepublikanischen Bevölkerung zurückgeht. Die Studie hatte somit ein quasi-experimentelles Design, d.h. eine Gruppe (die Bevölkerung der Interventionsgemeinden) erhielt eine Behandlung (die Intervention) die Kontrollgruppe (die gesamte Bevölkerung der BRD mit Ausnahme der Interventionsgemeinden) erhielt die Behandlung nicht. Die Veränderung der Risikofaktoren in den Interventionsgemeinden in Relation zur Referenzpopulation war das Meßinstrument für die Wirksamkeit der Behandlung.

Der Interventionsansatz der DHP basierte auf dem Risikofaktorenkonzept und auf den Erfahrungen anderer gemeindebezogener Interventionsstudien im Ausland. Schwerpunkte der Interventionsmaßnahmen waren die klassischen Risikofaktoren „Ernährung", „Bewegungsmangel", „Bluthochdruck", „zu hohe Blutfettwerte" und „Rauchen". Konzeptionell war die DHP zu Beginn präventiv orientiert. In der Interventionspraxis dominierten verhaltenspräventive Maßnahmen.

Im Verlauf der Studie fand eine Umorientierung statt. Dieser Wechsel basierte auf den Erfahrungen im Studienverlauf. Die Grenzen der Möglichkeiten von Aufklärungsmaßnahmen zu einzelnen Risikofaktoren wurden im Studienverlauf deutlich. Die Umorientierung war auch durch die gesundheitspolitische Diskussion mitbestimmt, in der das Konzept der Gesundheitsförderung zunehmend an Bedeutung gewann. Allerdings ist es hier schwierig Ursache und Wirkung zu definieren. Wie alle großen internationalen Studien zur Prävention der Herz-Kreislauf-Erkrankungen hatte auch die DHP ein hohes gesundheitspolitisches Gewicht. Ihre Ergebnisse und Erkenntnisse haben die gesundheitspolitische Diskussion ebenso beeinflußt, wie das Interventionskonzept im Zeitverlauf durch die nationale und internationale gesundheitspolitische Entwicklung beeinflußt wurde. Die gemeindebezogenen Interventionsstudien haben insbesondere die Diskussion über die Grenzen des primärpräventiven Ansatzes belebt, weil deutlich wurde, daß ohne die Einbeziehung der sozialen Dimension des Verhaltens, die Aufklärung über die gesundheitlichen Risiken individuellen Verhaltens schnell an ihre Grenzen stößt.

In der Konsequenz wurde der primärpräventive, verhaltensorientierte Interventionsansatz zunehmend um Maßnahmen ergänzt, die am Konzept der Gesundheitsförderung orientiert waren. Es wurde ein größeres Gewicht auf die Beeinflussung kommunalpolitischer Strukturen und auf die Vernetzung der im Gesundheitsbereich tätigen Organisationen gelegt, und die Kooperation zwischen den Organisationen und Institutionen wurde gefördert, um die Kräfte zu bündeln. In der Praxis der Intervention ergab sich eine Vermischung beider Konzepte. Es wurden weiterhin präventive Maßnahmen zur Reduktion der Risikofaktoren - insbesondere auch sekundärpräventiv orientierte - durchgeführt, v. a. unter der Maßgabe, daß der Erfolg der Studie wesentlich an der Veränderung von Risikofaktoren gemessen wurde. Gleichzeitig aber wurden konzeptionell und strategisch die (kommunal)politische Dimension und das Ziel der Bündelung aller Kräfte auf Gemeindeebene stärker betont. Diese Umorientierung fand ihren Niederschlag auch auf der Ebene der Erfolgsbewertung. Die Frage, welche strukturellen Veränderungen die Studie induzierte, wurde als Bewertungskriterium für ihren Erfolg berücksichtigt.

Die Entwicklung, die in der DHP stattfand, führte vom Design der epidemiologisch orientierten „quasi-experimentellen" Studie mit einem primärpräventiven Interventionskonzept, dessen Schwerpunkt verhaltensorientiert war, zu einem immer stärker an den Prinzipien der Gesundheitsförderung orientierten Ansatz. Insofern reflektiert diese Studie die Gesamtentwicklung in der gesundheitspolitischen Diskussion (vgl. Forschungsverbund DHP 1998).

Das Beispiel der DHP macht auch deutlich, daß in der Praxis die Abgrenzung zwischen Prävention und Gesundheitsförderung nicht immer eindeutig möglich und auch nicht immer unbedingt sinnvoll ist. Auf der Ebene einzelner Maßnahmen können Prävention und Gesundheitsförderung sich durchaus sinnvoll ergänzen. Gesundheitsförderung ist in diesem Sinne eher eine Erweiterung der Präventionsperspektive. Eine Unterscheidung läßt sich eher auf der konzeptuellen Ebene treffen, bei der Frage, welche Ziele im Vordergrund stehen und in welcher Form die beteiligten Menschen einbezogen werden.

5
Theoretische Modelle von Gesundheit

In den bisherigen Abschnitten haben wir dargelegt, wie sich das Alltagsverständnis ebenso wie die wissenschaftlichen Konzepte von Gesundheit und Krankheit in Abhängigkeit von kulturellen und gesellschaftlichen Rahmenbedingungen entwickelte und wir haben beschrieben, wie sich das Verständnis dieser Begriffe in unserer Gesellschaft im Zeitverlauf verändert hat. Wir haben die Hintergründe beschrieben, die erklären, warum das biomedizinische Modell sich in unserer Gesellschaft durchgesetzt hat und sowohl die wissenschaftliche - insbesondere die medizinische - Definition von Gesundheit und Krankheit als auch die Alltagskonzepte so stark beeinflußt hat.

Im Anschluß wurden einige Entwicklungen beschrieben, die dazu geführt haben, daß unsere Gesellschaft und unser Gesundheitssystem mit neuen Herausforderungen konfrontiert sind, zu deren Lösung neue Modelle und Methoden gefunden werden müssen.

Mit den bevölkerungsbezogenen Ansätzen der Prävention und Gesundheitsförderung haben wir zwei solche Konzepte vorgestellt, die interdisziplinär orientiert sind und in Ergänzung zum kurativen Ansatz der Medizin versuchen, die Entstehung von Krankheiten zu verhindern bzw. die Gesundheit der Bevölkerung zu fördern.

Prävention und Gesundheitsförderung gehen von theoretischen Modellen und Konzepten aus, die umfassendere Erklärungsmodelle für die Pathogenese und die Salutogenese haben als das biomedizinische Modell. Wir werden im folgenden einige theoretische Modelle zur Genese von Krankheit und Gesundheit vorstellen, die ihren Ursprung in unterschiedlichen Wissenschaftsdisziplinen haben. Dabei werden wir, ausgehend vom klinischen Krankheitsmodell, zunächst erweiterte Modelle zur Pathogenese beschreiben, um dann einige ganzheitlich orientierte Ansätze vorzustellen. Danach sollen zwei komplexe Erklärungsmodelle für Gesundheit und Krankheit – das salutogenetische Modell und das sozialisationstheoretische Modell – beschrieben werden.

5.1 Krankheitsmodelle

Das klinische Krankheitsmodell, das sich mit der Anwendung der Naturwissenschaften in der Medizin durchgesetzt hat, basiert auf fünf grundlegenden Annahmen.

- Jede Erkrankung hat eine spezifische Ursache;
- jede Krankheit ist durch eine bestimmte Grundschädigung definiert. Diese Grundschädigung kann eine Schädigung von Zellen oder Gewebe sein oder eine Fehlsteuerung von internen Regulations- und Funktionsmechanismen;
- jede Krankheit hat definierte Symptome und kann deshalb von entsprechend ausgebildeten Experten – den Ärzten – diagnostiziert werden;
- jede Krankheit hat einen spezifischen Verlauf;
- für jede Krankheit gibt es entsprechend eine spezifische Therapie.

Die Grenzen dieses Krankheitsmodells haben wir bereits angesprochen. Es ist streng biologisch orientiert und dadurch in seiner Reichweite eingeschränkt. Psychische und soziale Prozesse können in ihrer Auswirkung auf Gesundheit und Krankheit nicht angemessen erfaßt werden. McKeown (1982) hat in seiner Kritik des klinischen Krankheitsmodells darauf hingewiesen, daß durch die Einschränkung der Sichtweise auf biologische Faktoren auch eine falsche Interpretation der Erfolge der Medizin zustande kommt. Er hat auf der Basis umfangreicher statistischer Analysen versucht, den Beitrag von Umweltveränderungen, Verhaltensänderungen und veränderter Ernährungsgewohnheiten zu den Verbesserungen des Gesundheitszustandes der Bevölkerung in den letzten Jahrhunderten aufzuzeigen. Als Beispiel führt er den Einfluß wichtiger medizinischer Fortschritte an, z. B. die Entdeckung des Tuberkelbazillus. Der Rückgang der Tuberkulosesterblichkeit setzte allerdings bereits lange vor der Entdeckung des Tuberkelbazillus (1880) ein. Daher muß angenommen werden, daß andere Faktoren, wie die Verbesserung der Arbeits-, Ernährungs- und der Wohnbedingungen, die vom medizinischen Krankheitsmodell nicht berücksichtigt werden, eine gleichermaßen wesentliche Rolle für diese positive Entwicklung gespielt haben, wie die Erfolge der Krankenbehandlung.

5.1.1 Belastungs-Bewältigungs-Modell

Eine Erweiterung des medizinischen Krankheitsmodells erfolgte in den letzten Jahrzehnten durch verschiedene psychologische Theorien, die den Einfluß psychischer Prozesse auf physische Erkrankungen beschreiben. Diese psychosomatischen Modelle, die wir hier nur sehr verkürzt darstellen können, basieren auf der Annahme, daß durch soziale und psychische Konflikte somatische Erkrankungen verursacht werden können. In der Erklärung der Vorgänge, die dabei eine Rolle spielen, unterscheiden sie sich entsprechend ihrer Herkunft aus verschiedenen Teilgebieten der Psychologie. Prinzipiell ist die Sichtweise psychosomatischer Erklärungsmodelle auf alle Erkrankungen anwendbar, auch wenn sich die Psychosomatik vorzugsweise mit vegetativ bestimmten Krankheitsbildern, wie z. B. Asthma oder Magengeschwüren befaßt, bei denen der psychische Einfluß besonders deutlich erscheint.

Das Streß-coping-Modell bezieht auch soziale Faktoren in die Erklärung ein. Die folgende Abbildung zeigt eine schematische Darstellung dieses Modells, die auf von Ferber zurückgeht.

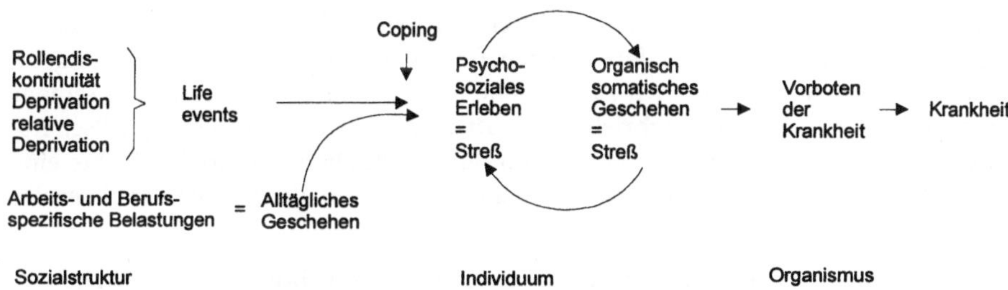

Abb. 4. Streß-Coping-Modell. (Aus: von Ferber 1978, S. 45)

Nach diesem Modell ist das Individuum sog. Stressoren ausgesetzt. Als Stressoren werden sowohl Arbeitsbelastungen als auch sog. „life-events", wie z. B. der Tod naher Angehöriger oder der Verlust des Arbeitsplatzes, verstanden. Der Begriff der Stressoren ist somit eng mit dem Belastungsbegriff verwandt. Die Frage, welche gesundheitlichen Konsequenzen es für das Individuum hat, solchen Stressoren ausgesetzt zu sein, hängt von seinen Möglichkeiten ab, mit diesen Belastungen sinnvoll umzugehen, d. h. von seinen Bewältigungsmöglichkeiten. Dabei wird zwischen persönlichen und kollektiven Bewältigungsmöglichkeiten unterschieden. Als persönliche Bewältigungsmöglichkeiten werden die psychischen Kompetenzen verstanden, die es dem Individuum erlauben, adäquate Bewältigungsstrategien – in Abgrenzung zu unangemessenen Bewältigungsstrategien, wie übermäßigem Alkoholkonsum oder Drogenmißbrauch – zu entwickeln. Als kollektive Bewältigungshilfen werden die Möglichkeiten gesehen, soziale Unterstützung zu erhalten. Dies umfaßt die Frage, wie eng eine Person in soziale Beziehungen eingebunden ist und welche emotionale Qualität diese Beziehungsnetzwerke haben.

Individuelle und kollektive Bewältigungsmöglichkeiten beeinflussen sich dabei gegenseitig. Die enge Einbindung in soziale Netzwerke und die Möglichkeit, soziale Unterstützung zu erhalten, haben einen positiven Einfluß auf die Ausbildung von Persönlichkeitsmerkmalen, wie z.B. Selbstbewußtsein oder Selbstvertrauen, die ihrerseits wiederum zentral sind für die individuellen Bewältigungsmöglichkeiten. Umgekehrt ist das Vorhandensein solcher Persönlichkeitsmerkmale durchaus ein Faktor, der die Einbindung in soziale Netze positiv beeinflussen kann.

5.1.2 Devianzmodell

Ein weiteres Modell ist das normorientierte Devianzmodell. Es hat seine Wurzeln in der Soziologie. Hintergrund ist die Analyse der Bedeutung gesellschaftlicher Strukturen für die Aufrechterhaltung sozialer Systeme. Dabei wird davon ausgegangen, daß das Medizinsystem auf der Grundlage der Krankenversicherung, ähnlich wie beispielsweise das Rechtssystem, eine soziale Kontrollfunktion hat. Das Medizinsystem übt soziale Kontrolle dadurch aus, daß einige seiner Akteure – die Ärzte – das Definitionsmonopol dafür haben, was Arbeitsunfähigkeit begründet. Aus dieser Sicht bedeutet Krankheit abweichendes (deviantes) Verhalten. Der Kranke entzieht sich durch seine Erkrankung seiner normalen gesellschaftlichen Rolle (z.B. als Arbeitnehmer) und den damit verbundenen Anforderungen. Dem Medizinsystem kommt die Aufgabe zu, dieses abweichende Verhalten zu kontrollieren. Parsons (1951) hat dies in seinem Konzept der Krankenrolle beschrieben. Die Krankenrolle ist dabei eine gesellschaftliche Definition. Dem Kranken werden von der Gesellschaft spezifische Rechte eingeräumt, er hat aber auch spezifische Pflichten, die ebenfalls mit der Krankenrolle verknüpft sind.

- Der Patient hat das Recht, seinen normalen Rollenverpflichtungen für einen gewissen Zeitraum nicht nachzukommen,
- er wird nicht dafür verantwortlich gemacht, daß er krank ist,
- er hat die Pflicht, gesund werden zu wollen, d.h. seine Krankenrolle zeitlich möglichst eng zu begrenzen und
- er hat die Pflicht, die Hilfe des Medizinsystems in Anspruch zu nehmen.

Dieses Modell ist kritisiert worden, weil es für chronische Erkrankungen nur bedingt zutrifft und weil die individuelle Verantwortung für die eigene Gesundheit, z.B. durch die Vermeidung gesundheitsriskanter Verhaltensweisen, in der Folgezeit verstärkte Bedeutung erhalten hat. Dennoch erhellt es den Blick auf den Rollencharakter des Krankheitsstatus, wie er z.B. in der Regelung der Arbeitsunfähigkeitsbescheinigung fixiert wurde.

5.2 Ganzheitliche Ansätze zum Verständnis von Gesundheit

Wie beim Übergang von der Prävention zur Gesundheitsförderung fand auch bei den theoretischen Erklärungsmodellen ein Wechsel der Perspektive statt. Während die zuvor beschriebenen Modelle zu erklären versuchen, wie Krankheiten entstehen, wurden zunehmend Erklärungsansätze entwickelt, die sich der Frage widmeten, wie

Gesundheit entsteht bzw. erhalten werden kann. Wir wollen zunächst einige grundsätzliche Gemeinsamkeiten moderner Gesundheitskonzepte darstellen und danach einige wesentliche Ansätze vorstellen.

Diese Ansätze beziehen sich alle auf die bereits erwähnte Gesundheitsdefinition der WHO aus dem Jahre 1946.

Diese Definition von Gesundheit hat ihren Wert nicht nur als Utopie und als gesundheitsprogrammatisches Leitbild. Sie macht auch eine gesellschaftspolitische Intention der WHO deutlich: Gesundheit und damit auch die Zuständigkeit für Gesundheit wird aus dem medizinisch definierten Kontext herausgenommen und um die psychosoziale Dimension erweitert. Damit wird die Grundlage für ein ganzheitliches, d.h. die physischen, psychischen und sozialen Lebensbereiche des Menschen umfassendes und diese integrierendes Konzept geschaffen. Diese Erweiterung des Verständnisses von Gesundheit ist sowohl eine Konsequenz aus der Erkenntnis bestimmter Grenzen des „klassischen" medizinischen Ansatzes als auch eine Folge des Wissens um die soziale Ungleichverteilung von Gesundheitschancen und Krankheitsrisiken.

Die solchermaßen erweiterte Gesundheitsdefinition hat neben der Integration des psychosozialen Bereiches drei weitere Implikationen, die sich in fast allen modernen Gesundheitskonzepten wiederfinden.

- Gesundheit hat Prozeßcharakter, sie ist kein Zustand, sondern ein immer wieder aufs Neue herzustellendes „Gleichgewicht".
- Gesundheit und Krankheit entziehen sich einer eindimensionalen, monokausalen Erklärung. Sie sind das Ergebnis eines von vielen Faktoren beeinflußten Prozesses.
- Gesundheit und Krankheit haben eine subjektive Dimension. In Abgrenzung von der medizinischen Sicht, in der Krankheit an eine (zumindest scheinbar) objektivierbare Diagnose gebunden wird, ist Wohlbefinden auch subjektiv bestimmt.

In unterschiedlichen Wissenschaftsdisziplinen sind unterschiedliche Auffassungen von Gesundheit theoretisch beschrieben worden, die sich auf diese grundlegenden Konsequenzen aus der WHO-Definition beziehen, jedoch unterschiedliche Schwerpunkte setzen. Hurrelmann beschreibt Gesundheit folgendermaßen:

> „Gesundheit bezeichnet den Zustand des objektiven und subjektiven Befindens einer Person, der gegeben ist, wenn diese Person sich in den physischen, psychischen und sozialen Bereichen ihrer Entwicklung in Einklang mit den Möglichkeiten und Zielvorstellungen und den jeweils gegebenen äußeren Lebensbedingungen befindet. Gesundheit ist beeinträchtigt, wenn sich in einem oder mehreren dieser Bereiche Anforderungen ergeben, die von der Person in der jeweiligen Phase im Lebenslauf nicht erfüllt und bewältigt werden können. Die Beeinträchtigung kann sich, muß sich aber nicht, in Symptomen der sozialen, psychischen und physisch-physiologischen Auffälligkeit manifestieren" (Hurrelmann 1988, S. 16).

Gesundheit hat aus dieser Perspektive eine physische, psychische und soziale Dimension, die nicht unabhängig verstanden werden, sondern in gegenseitiger Abhängigkeit miteinander verbunden sind. Gleichzeitig wird Gesundheit an individuellen und sozialen Wertvorstellungen gemessen. Gesundheit muß im Sinne einer Balance immer wieder neu erreicht und erhalten werden. Sie kann nicht definitiv objektiviert werden, sondern ist von den Lebensbedingungen und Entwicklungsmöglichkeiten des Individuums abhängig. Vor dem Hintergrund dieser kulturell, sozial und ökologisch geprägten Chancen entwickelt sich die Gesundheit des Individuums.

5.3 Belastungen und Ressourcen

Gesundheit und Krankheit sind im oben erläuterten Sinne keine Zustandsbeschreibungen, sondern sie stellen die Endpunkte eines Kontinuums dar, auf dem sich das Individuum immer wieder neu einordnet. Gesundheit ist ein dynamischer Gleichgewichtszustand, der es dem Individuum ermöglicht, sein alltägliches Leben zu meistern. Das Gleichgewicht wird bestimmt durch Belastungen einerseits und Ressourcen andererseits.

Belastungen sind als immer neue Herausforderungen an das individuelle Gleichgewicht zu verstehen. Sie können physischer, psychischer und sozialer Art sein. Solche Belastungen lösen nicht bei allen Menschen die gleichen Konsequenzen aus, und auch bei der gleichen Person können die gleichen Belastungen zu unterschiedlichen Zeitpunkten unterschiedliche Folgen haben.

Der Forschungsbereich, der sich mit diesen Fragestellungen beschäftigt, wird als „Belastungsforschung" bezeichnet. Aus diesem Arbeitsbereich stammt der Begriff des Risikofaktors, dem wir uns nochmals zuwenden wollen, da er weite Verbreitung gefunden hat und durchaus unterschiedlich verstanden wird, nämlich in einer engeren und in einer weiteren Interpretation. Grundsätzlich ist das Konzept der Risikofaktoren von dem der Ursachen abzugrenzen. Ursache bezeichnet einen kausalen Zusammenhang, wie er in der Medizin z. B. bei bakteriologisch bedingten Erkrankungen angenommen wird. Der Begriff Risikofaktor bezeichnet demgegenüber keinen kausalen Zusammenhang, sondern eine Wahrscheinlichkeitsaussage.

Nach Pflanz ist ein Risikofaktor *„das kalkulierbare Risiko einer Person mit einem bestimmten Charakteristikum (z. B. Zigarettenrauchen, erhöhter Blutdruck), in einem definierten Zeitraum von einer bestimmten Krankheit befallen zu werden. Besteht zwischen diesem Risiko und dem Risiko einer Person ohne Charakteristikum ein statistisch signifikanter Unterschied, so bezeichnet man das Charakteristikum als Risikofaktor"* (Pflanz 1973, S. 13).

Annahmen über Risikofaktoren sind somit immer Wahrscheinlichkeitsaussagen, die auf statistischen Zusammenhängen beruhen und keine Ursache-Wirkungs-Aussagen. Auf der Basis des Risikofaktorenkonzeptes läßt sich feststellen, daß Raucher mit einer deutlich höheren Wahrscheinlichkeit an Lungenkrebs oder koronaren Herzkrankheiten erkranken als Nichtraucher. Aus dieser erhöhten Erkrankungswahrscheinlichkeit läßt sich die Aussage ableiten, daß Rauchen ein (mit)verursachender Faktor für diese Erkrankungen ist. Über die Art und Weise, wie eine gesundheitliche Schädigung durch das Rauchen hervorgerufen wird, lassen sich jedoch auf der Basis des Risikofaktorenkonzeptes keine Aussagen treffen.

Das Risikofaktorenkonzept ist v. a. im Kontext von Herz-Kreislauf-Erkrankungen bekannt geworden. Dabei standen in erster Linie individuelle Verhaltensweisen im Vordergrund, von denen aufgrund vielfältiger Forschungsergebnisse angenommen werden durfte, daß sie das Risiko einer Herz-Kreislauf-Erkrankung erhöhen. In dieser klassischen Form greift das Risikofaktorenmodell jedoch zu kurz und ist mit einer

Gefahr verbunden, die nicht übersehen werden darf. Beschränkt man die Sicht von Risikofaktoren auf individuelles Verhalten, so kann man leicht zu der falschen Erkenntnis gelangen: Das Individuum kann sein Verhalten und damit sein Erkrankungsrisiko weitgehend selbst bestimmen und trägt damit auch die Verantwortung für seine Gesundheit.

Kühn (1993) hat gezeigt, wie eine solche Sichtweise dazu führen kann, die Verantwortung auf das Individuum abzuwälzen und den Einfluß struktureller Rahmenbedingungen für individuelles Verhalten auszublenden. Eine solche Interpretation vernachlässigt die Tatsache, daß individuelles Verhalten immer auch sozial bedingt ist. Rauchen, Alkoholkonsum, der Konsum von Drogen oder andere Risikoverhaltensweisen müssen stets auch als individuelle Formen der Bewältigung von Belastungen verstanden werden. So betrachtet ist das Individuum nicht eigentlich „frei" in der Wahl seiner Verhaltensweisen. Folgerichtig kann auch gesundheitliches Risikoverhalten nicht einfach dadurch geändert werden, daß man das Individuum informiert und aufklärt, sondern nur dadurch, daß man parallel dazu die strukturellen Rahmenbedingungen schafft, die dem Individuum echte Wahlmöglichkeiten geben.

Wir wollen den Begriff des Risikofaktors hier in einem umfassenden Sinne benutzen. Mit Risikofaktoren bezeichnen wir in dieser Erweiterung physische, psychische und soziale Belastungen, die zu Verhaltensauffälligkeiten führen können. Im folgenden wollen wir nur einige dieser Risikofaktoren, die in der Belastungsforschung identifiziert wurden, darstellen. Für eine ausführliche Beschreibung verweisen wir auf Hurrelmann (1988).

5.3.1
Belastungen im Lebenslauf

Die Beschreibung der physischen, psychischen und sozialen Belastung im Sinne von Risikofaktoren führt zu einem komplexen Modell. Es stehen nicht einzelne Risikofaktoren mit ihren Konsequenzen im Vordergrund, sondern Risikofaktorenkonstellationen, die in ihrem Zusammenwirken als Faktorenbündel Gesundheit bzw. Wohlbefinden beeinträchtigen können.

Das Spektrum der physischen, psychischen und sozialen Belastungsfaktoren, die als Risikofaktoren für auffällige Verhaltensweisen gelten, ist breit gefächert und nur schwer zu systematisieren. Einen wichtigen Faktor stellen – trotz der Nivellierung der ökonomischen Lebensverhältnisse in den Wohlfahrtsgesellschaften – unzureichende wirtschaftliche Bedingungen dar. Gesundheit ist nach wie vor ökonomisch ungleich verteilt. Unzureichende ökonomische Lebensverhältnisse sind insbesondere im Hinblick auf die Sozialisation von Kindern ein wesentlicher Risikofaktor; zum einen, weil sie die Rahmenbedingungen der kindlichen Sozialisation unmittelbar definieren (wie z. B. die Wohnverhältnisse und damit die unmittelbare soziale Umwelt – beispielsweise die Verkehrssituation in der Wohnumgebung), zum anderen aber auch, weil unter starken ökonomischen Zwängen eine Überlastung der Eltern wahrscheinlich wird, so daß die Zuwendung, die das Kind erhält und die eine unabdingbare Voraussetzung für die Ausbildung wesentlicher psychischer und sozialer Kompetenzen ist, nicht ausreicht.

Neben den bedeutsamen materiellen Lebensumständen lassen sich für das Kindes- und Jugendalter zwei weitere typische Arten von Belastungen beschreiben. Zum einen sind dies Faktoren, die im sozialen Verband der Familie begründet liegen und wesentlich darüber entscheiden, ob es dem Kind oder Jugendlichen gelingt, psychische und soziale Kompetenzen auszubilden. Es sind dies z. B. bestimmte Erziehungsstile, das Maß an Zuwendung, die ein Kind erfährt etc. Zum anderen sind es plötzlich eintretende Lebensereignisse, die als stark belastend empfunden werden, wie z. B. der Tod eines Elternteils oder auch nur die Erfahrung, in der Schule eine Klasse wiederholen zu müssen.

Für das Erwachsenenalter wurde ebenfalls eine Vielzahl von Risikofaktoren beschrieben, die zu gesundheitlichen Beeinträchtigungen führen können. Auch hier gelten die materiellen Lebensumstände als ein wichtiges Kriterium. Eine zentrale Rolle spielt in der Forschung die Frage der beruflichen Belastung. Es wurden viele berufsbezogene Risiken identifiziert, die von Unfallgefahren, dem Umgang mit toxischen Stoffen über ungünstige ergonomische Arbeitsbedingungen bis zum Grad der Autonomie in der beruflichen Tätigkeit reichen. Auch für das Erwachsenenalter wurden akut belastende Lebensereignisse identifiziert, wie z. B. der Verlust des Partners bzw. anderer nahestehender Personen oder Arbeitslosigkeit. Es ist jedoch wichtig zu betonen, daß neben den akuten auch die Dauerbelastungen, seien sie beruflicher Art oder die Konsequenz unglücklicher privater Beziehungen, eine starke Gefährdung bedingen können.

All diesen Risikofaktoren ist letztlich gemeinsam, daß sie belastend sind und vom Individuum eine Reaktion erfordern. Sie sind eine Beeinträchtigung des beschriebenen Gleichgewichts zwischen Individuum und Umwelt. Mit dem Eintreten der Belastungssituation ist das Individuum gefordert, Bewältigungsstrategien zu entwickeln, die es ihm ermöglichen, einen neuen Balancezustand herzustellen und somit seine Gesundheit zu erhalten bzw. neu zu erlangen. Die Frage, warum es manchen Menschen gelingt, solche Belastungen zu bewältigen, während andere an dieser Aufgabe scheitern, führt zum Konzept der Ressourcen. Wenn wir das Bild von der Balance weiter benutzen wollen, dann könnte man sagen, daß diese Ressourcen die „Gewichte" darstellen, die ein Mensch in die Waagschale werfen kann, um die Belastungen zu kompensieren.

Solche Ressourcen lassen sich analytisch in physische, psychische und soziale Ressourcen unterteilen, wobei diese sich gegenseitig bedingen und ergänzen können.

5.3.2 Physische Ressourcen

Als physische Ressourcen werden beispielsweise günstige angeborene oder erworbene konstitutionelle Dispositionen verstanden. (vgl. Becker 1992). Physische Ressourcen sind ein Maß dafür, wie stark der Organismus auf bestimmte Schädigungen durch Erkrankungen reagiert. Diese physische „Vulnerabilität" bzw. „Invulnerabilität" kann sowohl genetisch bedingt als auch erworben sein (vgl. Waller 1995).

5.3.3 Psychische Ressourcen

Der Frage, welche psychischen Eigenschaften der Gesundheit förderlich und daher als Ressourcen zu betrachten sind, wurde in den letzten Jahren viel Aufmerksamkeit gewidmet. Die Forschungsergebnisse deuten darauf hin, daß eine ganze Reihe von psychischen Dispositionen hier eine Rolle spielt (vgl. Waller 1995):

- Zuversicht,
- internale Kontrollüberzeugung (die Überzeugung, wesentliche Ereignisse beeinflussen zu können),
- Selbstvertrauen,
- positives Selbstwertgefühl,
- stabiles Selbstsystem,
- unbekümmerte Selbsteinschätzung,
- interpersonales Vertrauen,
- „commitment" (Gegenteil von Entfremdung, Neugier auf das Leben, Sinn im Leben sehen),
- Herausforderung (Veränderungen werden positiv gesehen),
- Selbstaufmerksamkeit.

Psychische Ressourcen stellen Persönlichkeitsmerkmale dar. Es gibt jedoch auch Ansätze, die psychische Ressourcen im Sinne von Persönlichkeitskonstrukten verstehen. Auf das Persönlichkeitskonstrukt „Kohärenzsinn" werden wir später bei der Diskussion des salutogenetischen Ansatzes von Antonovsky noch näher eingehen. Ein anderes Persönlichkeitskonstrukt ist das der Handlungskompetenz.

Handlungskompetenz bezeichnet die dem Individuum zur Verfügung stehenden Fähigkeiten, sich mit seiner sozialen und physischen Umwelt erfolgreich auseinanderzusetzen. Voraussetzung für die Ausbildung von Handlungskompetenz ist die Entwicklung grundlegender Fähigkeiten im Sozialisationsprozeß. Dazu gehören sensorische (z. B. Schmecken, Sehen), motorische (z. B. körperliche Beweglichkeit), interaktive (z. B. Perspektiveübernahmefähigkeit, Kontaktbereitschaft), intellektuelle (z. B. Kapazität zur Informationsverarbeitung und Wissensspeicherung) und affektive Fähigkeiten (z. B. Gefühlsempfindungen, Bindungsfähigkeit, Empathie).

Handlungskompetenzen werden zum großen Teil in frühen Lebensjahren erworben. Jedoch sollte der Begriff nicht statisch verstanden werden. Die Entwicklung der Handlungskompetenzen ist ein Prozeß, der lebenslang bewältigt werden muß. Handlungskompetenzen bezeichnet das einem Menschen zur Verfügung stehende Potential, sich mit seiner Umwelt auseinanderzusetzen. Sie bilden damit die Grundlage für die Bewältigung von Belastungsanforderungen (vgl. Hurrelmann 1988; Becker 1992; Waller 1995).

5.3.4 Soziale Ressourcen

Die dritte Form der Gesundheitsressourcen sind soziale Ressourcen. Sie werden als soziale Unterstützung, soziale Bindungen oder soziale Netzwerke bezeichnet. Die Qualität der sozialen Beziehungen wird hinsichtlich ihrer Intensität und damit auch hinsichtlich der durch diese Beziehung geleisteten Unterstützung unterschieden. Badura (1981) hat vier Intensitätsstufen sozialer Beziehungen unterschieden, die hier in verkürzter Form wiedergegeben werden.

- Confidantbeziehungen:
  Damit sind Beziehungen zu Personen gemeint, mit denen Probleme besprochen werden können und denen eine Person uneingeschränktes Vertrauen entgegenbringt.
- Enge Beziehungen:
  Enge Beziehungen definieren sich über zwei unterschiedliche Kriterien, über die Häufigkeit der sozialen Kontakte, die ein Maß für die Gemeinsamkeit der Wertvorstellungen ist, und über das Maß gegenseitiger Wertschätzung und positiver Gefühle.
- Eher oberflächliche Bekanntschaften:
  Hier bestehen nur geringe gegenseitige Verpflichtungen und es ist auch keine starke emotionale Bindung vorhanden. Man kennt und respektiert sich. Diese eher oberflächlichen Beziehungen können Ausgangspunkt neuer, auch engerer Beziehungen sein.
- Keine informellen Beziehungen:
  Diese Stufe bezeichnet den Fall sozialer Marginalität oder völliger sozialer Isolation. Dieser Zustand kann sowohl zeitlich begrenzt als auch dauerhaft sein.

Es gibt einige Strukturmerkmale sozialer Netzwerke, die Auskunft über ihre Qualität und ihr Unterstützungspotential geben können:

- ihre Größe, d.h. die Zahl der in das Netzwerk eingebundenen Individuen,
- ihre Dichte, d.h. die in einem sozialen Netzwerk tatsächlich bestehenden sozialen Kontakte in Abgrenzung zu den entsprechend der Größe theoretisch möglichen,
- die Häufigkeit der Kontakte,
- die Intensität der Kontakte, d.h. emotionale Qualität und Wichtigkeit für die Individuen,
- ihre zeitliche Dauer,
- ihre Inhalte; dies spiegelt die zuvor besprochenen Unterschiede zwischen engen und eher oberflächlichen Beziehungen wider und gibt Antwort auf die Frage, ob auch sehr persönliche Themen in einer Beziehung ansprechbar sind,
- ihre Vielfalt, d.h. die Verbindung eines Netzwerks mit anderen sozialen Netzwerken.

Soziale Unterstützung wurde in vielen Untersuchungen als wesentlicher Faktor für Gesundheit beschrieben. Dies gilt besonders für viele enge soziale Bindungen. Aber auch das Vorhandensein weniger, jedoch besonders enger Beziehungen hat einen positiven Einfluß. Waller (1995) beschreibt ein vierfach erhöhtes Mortalitätsrisiko von sozial besonders isolierten im Vergleich zu sozial besonders integrierten Personen.

Der positive Einfluß sozialer Netzwerke wird durch Hilfe und Unterstützung für das Individuum wirksam zur Verfügung gestellt. Die Art der Hilfe kann unterschiedlich sein. In den Konzepten zu sozialen Ressourcen werden mehrere unterschiedliche Formen der Hilfe durch soziale Netzwerke unterschieden:

- Emotionale Unterstützung:
  Das Individuum wird durch seine soziale Umwelt akzeptiert und erfährt Wertschätzung, was wiederum seine psychischen Ressourcen stärkt.
- Instrumentelle Unterstützung:
  Das Individuum erhält Unterstützung in schwierigen Situationen, die ihm helfen, diese zu bewältigen. Dabei kann es sich z.B. um finanzielle Hilfen, um das Bereit-

stellen notwendiger Informationen oder um Ratschläge zur Bewältigung bestimmter Situationen handeln.

- Gefühl der Zugehörigkeit:
  Das Individuum fühlt sich durch die gegenseitigen Verpflichtungen und die Kommunikation einer Gruppe oder sozialen Einheit zugehörig.

Zusammenfassend läßt sich sagen, daß Belastungen in ihren vielfältigen physischen, psychischen und sozialen Erscheinungsformen einerseits und dem Individuum zur Verfügung stehende physische, psychische und soziale Ressourcen andererseits die Rahmenbedingungen bilden, vor deren Hintergrund das Gleichgewicht der Gesundheit immer wieder neu hergestellt werden muß.

5.4 Erklärungsmodelle

Die Entwicklung der Erklärungsansätze und -modelle von Gesundheit und Krankheit läßt sich dahingehend charakterisieren, daß monokausale Erklärungsansätze von komplexen übergreifenden Konzepten ersetzt werden. Die neueren Erklärungsansätze heben sich auch dadurch hervor, daß sie nicht primär die Entstehung von Krankheiten erklären, sondern eher die Entstehung und Erhaltung von Gesundheit. Die Erweiterung der klinisch-medizinischen Sicht von Krankheit und Gesundheit um die psychische und soziale Dimension, die in den vorhergehenden Kapiteln beschrieben wurde, findet ihren Niederschlag in diesen Modellen.

Komplexe Erklärungsmodelle für Gesundheit und Krankheit wurden in unterschiedlichen Wissenschaftsdisziplinen entwickelt. Sie gleichen sich insofern, als sie die physische, psychische und soziale Dimension berücksichtigen und die Auseinandersetzung des Individuums mit seiner sozialen Umwelt einbeziehen, aber sie setzen entsprechend ihrer jeweiligen Herkunftsdisziplin unterschiedliche Schwerpunkte. Es gibt soziologische, gesundheitssoziologische, psychologische, psychosomatische, sozialmedizinische und medizinische Theorien zur Erklärung von Gesundheit und Krankheit. Diese Erklärungsansätze im einzelnen umfassend auszuführen und ihre Unterschiede herauszuarbeiten, würde an dieser Stelle zu weit führen. Dafür verweisen wir beispielhaft auf Hurrelmann (1988), Schäfer u. Blohmke (1972), Waller (1995) und Hurrelmann u. Laaser (1993). Im folgenden werden wir das salutogenetische sowie das sozialisationstheoretische Modell und den Setting-Ansatz darstellen.

5.4.1 Der salutogenetische Ansatz

Der salutogenetische Ansatz (Antonovsky 1987) hat die Orientierung an der Krankheit konsequent gegen die Orientierung an Gesundheit ausgetauscht und dies auch im Namen zum Ausdruck gebracht. *Salutogenese* ist die „Entstehung von Gesundheit". Der Ansatz knüpft an die Überlegungen an, daß die Gesundheit des Menschen gefördert werden kann, indem seine Widerstandsfähigkeit gegenüber Belastungen gestärkt wird. Seine grundlegende Frage lautet nicht: „Wie und wodurch entsteht Krankheit?", und auch nicht in erster Linie: „Was macht die Leute gesund?", sondern wie es Antonovsky formulierte:

„Was rückt die Leute in Richtung auf das gesunde Ende des Health-ease/Disease-Kontinuums?" (Antonovsky 1987, S. 122).

Damit wird zum Ausdruck gebracht, daß eine eindeutige Trennung zwischen Gesundheit und Krankheit im Sinne eines Entweder-Oder in diesem Modell nicht vorgesehen ist. Gesundheit und Krankheit werden vielmehr als die beiden Endpunkte eines Kontinuums verstanden. Die Verortung des Individuums auf diesem Kontinuum entscheidet sich als Balance zwischen Belastung und Ressourcen. Analog zur Vorstellung von Belastungen als Risikofaktoren prägt Antonovsky den Begriff der Schutz- oder auch Protektivfaktoren. Gesundheit ist das Resultat eines immer wieder aufs Neue herzustellenden Gleichgewichtes zwischen Risikofaktoren einerseits und Protektivfaktoren andererseits. Die Schutzfaktoren befähigen das Individuum, physische, psychische und soziale Belastungen auszugleichen. Sie lassen sich auf allen Ebenen, der physisch-biochemischen, der psychischen und der sozialen, identifizieren. Ebenso sind strukturelle, in der Gesellschaft begründete Schutzfaktoren zu berücksichtigen. Abbildung 5 liefert eine schematische Darstellung des Modells:

Eine wichtige Rolle im salutogenetischen Ansatz spielt der „Kohärenzsinn" („sense of coherence"). Unter Kohärenzsinn wird ein positives Selbstbild verstanden, das geprägt ist von dem Vertrauen in die eigenen Fähigkeiten, mit der sozialen Umwelt umgehen zu können. Er drückt die Erfahrung aus, daß sich die sozialen Beziehungen zur Umwelt beeinflussen lassen und geprägt sind durch Rationalität und Vorhersagbarkeit. Vereinfacht ausgedrückt kann man sagen, mit dem Begriff „Kohärenzsinn" wird die Erfahrung beschrieben, daß man selbst seine Umwelt bis zu einem gewissen Grad begreifen und beeinflussen kann, und das Vertauen darauf, daß dies auch in Zukunft so sein wird. Man hat eine Grundsicherheit darüber, wie die soziale und materielle Umwelt strukturiert ist, und man kann sich darauf verlassen, daß diese Sicht der Dinge auch von anderen Menschen so geteilt wird.

Das salutogenetische Modell ist sehr komplex. Es berücksichtigt den gesellschaftlichen Makrobereich, also den kulturellen und geschichtlichen Hintergrund einer Gesellschaft, die individuellen Schutzfaktoren auf der physischen, psychischen und sozialen Ebene, die individuelle Lebenserfahrung als Basis des Kohärenzgefühls, die Belastungen physischer, psychischer und sozialer Art und die Art der Konfliktbewältigung. Dabei ist das Modell nicht statisch, sondern es berücksichtigt vielfältige Rückkoppelungsprozesse zwischen den einzelnen Modellkomponenten.

Es ist damit das vielleicht weitreichendste interdisziplinäre Modell. In der enormen Komplexität des Modells liegt jedoch auch seine Schwäche. Der Versuch, möglichst alle für Gesundheit relevanten Faktoren, in einem Modell zu erfassen und in ihrem Zusammenwirken zu erklären, führt zwangsläufig zur Unübersichtlichkeit. Insbesondere für eine Umsetzung des Modells in die Praxis der Gesundheitsförderung sind hier Grenzen gesetzt.

5.4.2 Das sozialisationstheoretische Gesundheitsmodell

Auch in diesem von Hurrelmann vorgeschlagenen Modell ist die Verortung des Individuums auf dem Gesundheits-Krankheits-Kontinuum die Konsequenz eines interdependenten Zusammenwirkens von Belastungen, Ressourcen und ökonomischen wie ökologischen Rahmenbedingungen. Krankheiten bzw. ihre Symptome sind die Folge

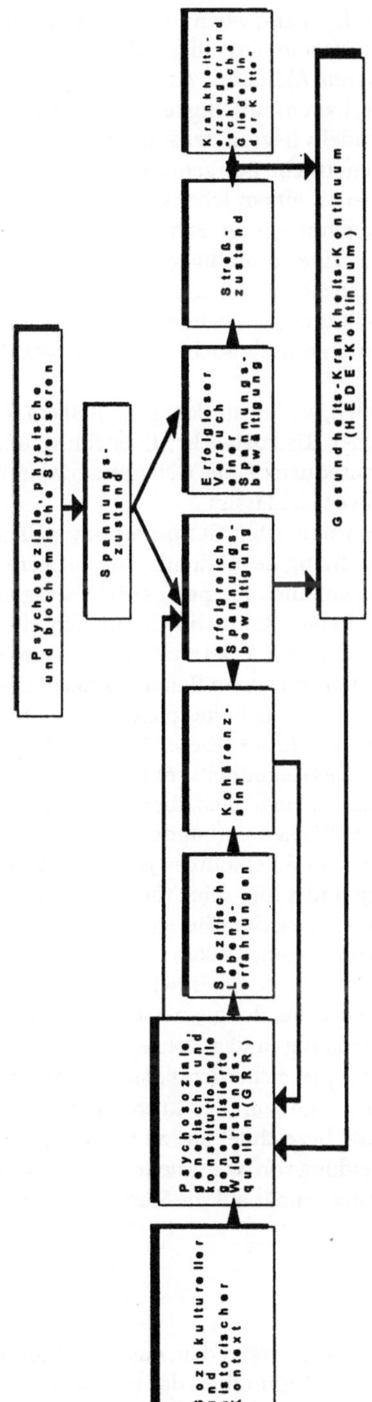

Abb. 5. Schematische, verkürzte Darstellung der Gesundheitstheorie nach Antonovsky. (Aus: Waller 1995, S. 16)

von Überlastungen. Sie treten dann auf, wenn im Lebensverlauf die Bewältigungskapazitäten (d. h. die Gesundheitsressourcen) eines Individuums nicht mehr ausreichen, um Belastungen zu kompensieren. Abbildung 6 zeigt den Entstehungsprozeß von Gesundheitsbeeinträchtigung, Verhaltensauffälligkeit und sozialer Devianz.

Die Besonderheit dieses Modells liegt in der Integration des Sozialisationskonzeptes in die gesundheitswissenschaftliche Betrachtung. Die Entwicklung und Erhaltung der Gesundheit werden ebenso zu einem lebenslangen Prozeß wie die Entwicklung und Erhaltung der Identität, auch wenn ein Schwerpunkt sicherlich im Kindes- und Jugendalter liegt. Damit ist auch eine Verbindung zwischen Erkrankungen und Krankheitssymptomen als Konsequenz einer Überlastung bzw. eines Ungleichgewichtes zwischen Belastung und Bewältigungsressourcen einerseits und Formen sozial auffälligen Verhaltens wie z. B. Drogenmißbrauch, Aggressivität oder Delinquenz andererseits möglich.

Kritisiert wurde dieses Modell, weil es stark auf die Risiken fokussiert. Gesundheit ist die Konsequenz erfolgreicher Risikoabwehr; Entstehung und Erhaltung der Gesundheit sind also nur die Konsequenz einer Gefahrenabwehr. Der aktive Aspekt im Sinne einer Salutogenese wird vernachlässigt.

Den sozialwissenschaftlich orientierten Gesundheitsmodellen gemeinsam ist, daß sie Bedingungen, die die Einordnung des Individuums auf dem Gesundheits-Krankheits-Kontinuum beeinflussen, auf allen Ebenen berücksichtigen, d. h., die ökonomischen, ökologischen und kulturellen Rahmenbedingungen ebenso einbeziehen wie die physischen, psychischen und sozialen Determinanten – und dabei auch die Interdependenzen aufzeigen. Sie gehen von einem Balancekonzept aus, in dem Risiken und Ressourcen auf allen diesen Ebenen eine Rolle spielen.

Dies verweist auf einen weiteren Aspekt dieser Modelle: Implizit enthalten sie Ansatzpunkte und Richtlinien für die Gesundheitspolitik. Sie machen deutlich, welche Risiken für die Gesundheit auf unterschiedlichen Ebenen existieren und welche Ressourcen für die Bewältigung solcher Risiken vorhanden sein sollten. Damit werden Wege aufgezeigt, wie Risiken minimiert und Ressourcen gefördert werden können. Das Konzept der Gesundheitsförderung findet hier seine theoretischen Grundlagen. Wenn Gesundheit ein Zustand der Balance zwischen Belastungen und Gesundheitsressourcen ist, dann kann es nicht nur darum gehen, Risiken bzw. Belastungen zu vermeiden, sondern das Ziel muß auch darin bestehen, die Entwicklung von Ressourcen zu fördern. Diese beiden Strategien – Risikovermeidung einerseits und Ressourcenförderung andererseits – finden ihre Entsprechung in den Konzepten der Prävention und Gesundheitsförderung. Diese Darstellung ist sicherlich polarisierend und trifft nicht in jeder Hinsicht zu, sie eignet sich jedoch gut, um den grundsätzlichen Unterschied, den von Troschke als Paradigmenwechsel bezeichnet hat, zu verdeutlichen. Während Prävention in erster Linie auf die Vermeidung von Krankheiten zielt, also auf den Abbau von Risiken, zielt Gesundheitsförderung primär auf die Stärkung der Ressourcen.

5.4.3
Der Setting-Ansatz

Als Setting wird ein soziales System verstanden, das in vielfältiger Weise die alltäglichen Rahmenbedingungen für die Gesundheit des Individuums definiert. Als Setting kann z. B. die Gemeinde, der Betrieb, die Schule oder das Krankenhaus bezeichnet

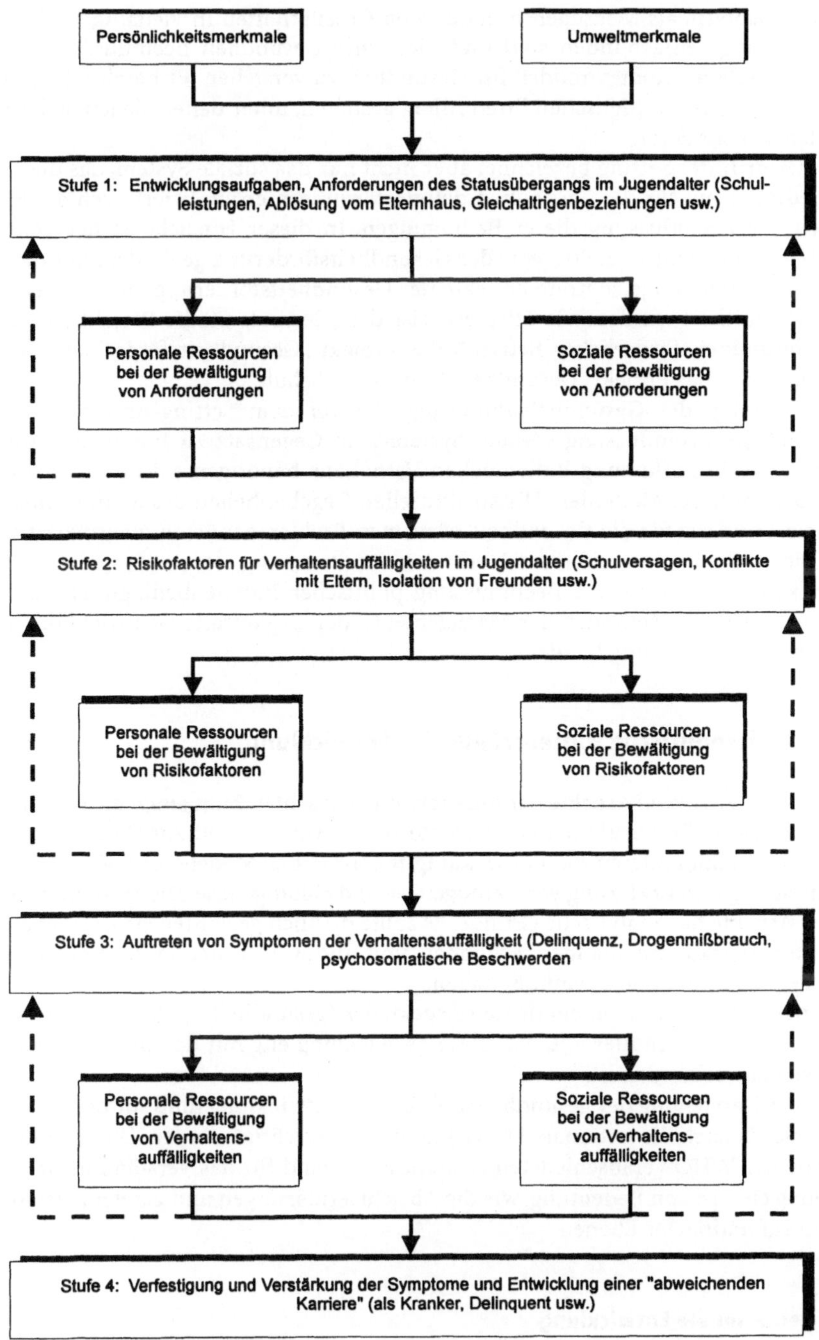

Abb. 6. Sozialisationsmodell für den stufenweisen Entstehungsprozeß sozialer Abweichung, Verhaltensauffälligkeit und Gesundheitsbeeinträchtigung. (Aus: Hurrelmann 1988, S. 159)

werden. Insofern, als Menschen in modernen Gesellschaften in vielfältiger Weise in solche Settings eingebunden sind und diese ihre Gesundheit beeinflussen, ist der Setting-Ansatz als Kontextmodell für Gesundheit zu verstehen. Er beschreibt Bedingungen, unter denen Menschen ihren Alltag gestalten, unter denen sie leben, lernen, arbeiten, konsumieren.

Der Begriff des Setting bezeichnet aber nicht nur das soziale System, das die Rahmenbedingungen für die Gesundheit definiert, sondern er impliziert auch die Möglichkeit zur Beeinflussung dieser Bedingungen. In dieser Hinsicht ist der Setting-Ansatz zu einer zentralen Strategie der Gesundheitsförderung geworden. Auf diesem Ansatz basieren einige zentrale Projekte der Gesundheitsförderung, die zumeist von der WHO initiiert wurden, wie beispielsweise das „Gesunde-Städte-Projekt", das Projekt „Gesundheitsförderlicher Betrieb", das Projekt „Gesundheitsförderliches Krankenhaus" oder das Projekt „Gesundheitsförderliche Schule".

Maßnahmen der Gesundheitsförderung, die auf dem Setting-Ansatz basieren, zielen auf die Beeinflussung sozialer Systeme. Im Gegensatz zu Interventionsmaßnahmen zur Beeinflussung individuellen Verhaltens benötigen solche Maßnahmen strukturorientierte Methoden. Die strukturellen Gegebenheiten des Settings müssen analysiert und die für die Gesundheit relevanten Probleme müssen identifiziert werden. Die Maßnahmen greifen auf Methoden zur Steuerung sozialer Systeme zurück. Dabei kann es sich um die Beeinflussung politischer Rahmenbedingungen in Gemeinden oder um Methoden des Managements, der Organisationsentwicklung oder der Personalentwicklung handeln.

6 Gesundheitspolitische Hintergründe der Entwicklung

Wir haben bisher zwei Aspekte der Entwicklung betrachtet: Zum einen die eher handlungsorientierte Entwicklung der Konzepte zur Prävention und zur Gesundheitsförderung und zum anderen die Entwicklung theoretischer Modelle und Konzepte zur Beschreibung und Erklärung von Pathogenese und Salutogenese. Die Trennung dieser beiden Aspekte hat analytische Gründe. Es sollte deutlich geworden sein, wie eng diese beiden Aspekte miteinander verbunden sind und wie sie sich in der Entwicklung gegenseitig bedingt und beeinflußt haben.

Wir werden uns nun einem dritten Aspekt, der (gesundheits)politischen Entwicklung zuwenden. Auch hier gilt, daß diese Entwicklung eng mit den beiden zuvor beschriebenen verbunden ist.

Bei der Darstellung der gesundheitspolitischen Entwicklung muß sowohl die internationale als auch die nationale Entwicklung berücksichtigt werden. Die verschiedenen von der WHO verabschiedeten Deklarationen sind für das Verständnis der Entwicklung ebenso von Bedeutung, wie die Absichtserklärungen und gesetzlichen Regelungen auf nationaler Ebene.

6.1 Die internationale Entwicklung

Die Weltgesundheitsorganisation (WHO) hat mit ihrer Definition von Gesundheit schon 1946 einen wesentlichen Anstoß für diese Entwicklung gegeben. Nur auf der

Basis einer so umfassenden, auf die physische, psychische und soziale Dimension bezogenen Gesundheitsdefinition konnte sich eine New Public Health entwickeln.

Gleichzeitig wurde in der Verfassung der WHO das Recht, sich des bestmöglichen Gesundheitszustandes zu erfreuen, als Grundrecht für die Menschen aller Ländern erklärt. Damit wurde auf internationaler Ebene die Verantwortung der Regierungen für die Gesundheit der Bevölkerung festgeschrieben.

Im Jahre 1977 wurde in der Resolution der 30. Weltgesundheitsversammlung festgestellt,

„daß das vorrangige Ziel von Regierungen und WHO in den kommenden Jahrzehnten die Erreichung eines Grades von Gesundheit für alle Bürger der Welt bis zum Jahr 2000 sein soll, der ihnen erlaubt, ein sozial und ökonomisch produktives Leben zu führen.“

Ein weiterer wesentlicher Schritt war die Deklaration der internationalen Konferenz zur primären Gesundheitsversorgung von Alma Ata im Jahre 1978. In dieser Deklaration wird nochmals das Recht auf Gesundheit als Menschenrecht betont und es wird die Notwendigkeit politischen Handelns nicht nur im Bereich der Gesundheitspolitik, sondern im Sinne der Zuständigkeit unterschiedlicher Politikbereiche für die Erreichung dieses übergeordneten Zieles hervorgehoben:

> „Die Konferenz bekräftigt nachdrücklich, daß Gesundheit, die ein Zustand des vollständigen körperlichen, geistigen und sozialen Wohlbefindens und nicht lediglich das Freisein von Krankheit und Gebrechen ist, ein grundlegendes Menschenrecht darstellt und daß das Erreichen des höchstmöglichen Gesundheitszustandes ein äußerst wichtiges Ziel ist, dessen Realisierung das tatkräftige Handeln zahlreicher anderer sozialer und ökonomischer Sektoren außer dem Gesundheitssektor erfordert.“

Damit wird die alleinige Zuständigkeit der Medizin relativiert und zugleich das Zusammenwirken aller politischen Kräfte eines Staates zur Erreichung des Zieles einer bestmöglichen Gesundheit für die Bevölkerung gefordert. An anderer Stelle wird in dieser Deklaration auf die enge Verknüpfung von sozialer Ungleichheit und ungleichen Gesundheitschancen hingewiesen und es wird der Abbau dieser Ungleichheit als wichtiges Ziel internationaler Bemühungen definiert:

> „Die bestehende flagrante Ungleichheit im Gesundheitszustand der Menschen, besonders zwischen entwickelten und Entwicklungsländern, aber auch innerhalb von Ländern, ist politisch, sozial und ökonomisch unannehmbar und ist daher eine Angelegenheit, die alle Länder angeht.“

Diese Verknüpfung von ökonomischer und gesundheitlicher Ungleichheit ist eine Basis für Ansätze, die Ziele der Gesundheitsförderung als gesamtgesellschaftliche Aufgabe definieren.

Eine weitere Aussage in dieser Deklaration kann ebenfalls als für die Gesundheitswissenschaften zentral angesehen werden:

„Die Menschen haben das Recht und die Pflicht, einzeln und in der Gemeinschaft an der Planung und Verwirklichung ihrer Gesundheitsversorgung mitzuwirken.„

Der Grundgedanke dieser Aussage findet sich in den neueren Konzepten der Gesundheitsförderung wieder. Die Menschen sind nicht länger Objekt einer professionellen gesundheitlichen Versorgung, sondern sie sind handelndes und gestaltendes Subjekt. Dieser Gedanke zeigt deutlich die Abgrenzung zum medizinischen System. In der traditionellen Arzt-Patient-Beziehung hatte der Patient die Rolle des Passiven, des Laien, der die Verantwortung für seine Gesundheit an den Arzt delegiert und damit zum Objekt der medizinischen Versorgung wird. Im Sinne einer New Public Health haben die Menschen das Recht – aber eben auch die Pflicht –, Verantwortung für ihre Gesundheit zu übernehmen und die dafür maßgeblichen Bedingungen aktiv mitzugestalten.

6.1.1
Die konzeptionelle Bedeutung der Gesundheitsförderung

Bereits 1984 hatte das Regionalbüro für Europa der WHO versucht, das Konzept der Gesundheitsförderung in einer programmatischen Schrift zu umreißen. Dort heißt es in der Einleitung:

> „Gesundheitsförderung ist Ausdruck einer gemeinsamen konzeptuellen Grundlage für Programmansätze, die die Verbesserung von Lebensweisen und Lebensbedingungen anstreben. Sie setzt bei den jeweiligen Lebenszusammenhängen an und ist bemüht, persönliche und gesellschaftliche Verantwortlichkeiten miteinander in Einklang zu bringen, um auf eine gesündere Zukunft hinzuwirken.
>
> Einkommen, Wohnung und Nahrung sind Grundvoraussetzungen der Gesundheit. Ohne diese Grundlage ist eine Verbesserung der Gesundheit nicht möglich. Darüber hinaus sind wesentlich: Kenntnisse und Fertigkeiten, eine unterstützende Umgebung, die „gesunde" Wahlmöglichkeiten zwischen Waren und Dienstleistungen erlaubt, sowie ökonomische, soziale, kulturelle und ökologische Faktoren, die Gesundheit positiv beeinflussen" (Franzkowiak u. Sabo 1993, S. 79).

Als Ziel der Gesundheitsförderung wird definiert:

„Gesundheitsförderung zielt darauf ab, die Menschen zu befähigen, größeren Einfluß auf die Erhaltung und die Verbesserung ihrer Gesundheit zu nehmen.„

Als Maßstab für Gesundheit wird dabei die Möglichkeit des einzelnen und von Gruppen gesehen, einerseits ihre Wünsche und Bedürfnisse zu befriedigen und andererseits mit ihrer Umwelt übereinzustimmen oder sie bewußt zu verändern. Gesundheit wird somit als wesentliche Grundbedingung alltäglichen Lebens und nicht als Lebensziel verstanden. Sie wird als positive Aufgabe gesehen, zu deren Verwirklichung gesellschaftliche und persönliche sowie physische Ressourcen beitragen.

Ferner wird darauf verwiesen, daß Gesundheitsförderung nicht ausschließlich auf bestimmte Risikogruppen zielt, sondern die Gesamtbevölkerung in ihren alltäglichen Lebenszusammenhängen umfaßt, und daß Gesundheitsförderung die Ursachen von Gesundheit zu beeinflussen sucht. In diesem Kontext wird ausdrücklich die politische Verantwortung betont:

> „Regierungen und lokale Verwaltungen tragen dabei die besondere Verantwortung, angemessen und rechtzeitig dafür zu sorgen, daß die Umweltbedingungen, die außerhalb der unmittelbaren Kontrolle von einzelnen oder Gruppen liegen, der Gesundheit zuträglich sind."

Die Länder der europäischen Region haben 1985 in Kopenhagen „Einzelziele für Gesundheit für alle in Europa bis zum Jahre 2000" verabschiedet, die der zuvor dargelegten Philosophie folgen.

Bei der Verabschiedung dieser Einzelziele handelte es sich um das erste gemeinsame gesundheitspolitische Konzept der 33 Mitgliedsstaaten. Dabei haben sich diese Staaten verpflichtet, über die Erreichung der Ziele regelmäßig zu berichten, was die Verpflichtung zu einer nationalen Überprüfung der Umsetzung dieser Strategie beinhaltet (vgl. Franzkowiak u. Sabo 1993).

6.1.2 Ottawa-Charta der WHO

Im Jahre 1986 wurde die Charta der 1. Internationalen Konferenz zur Gesundheitsförderung in Ottawa verabschiedet. Diese zumeist kurz als Ottawa-Charta zitierte Deklaration hat die dargestellten Ansätze und Konzepte weitergeführt. Sie geht in ihren Feststellungen und Forderungen sehr weit und viele ihrer Positionen haben die Entwicklung der Gesundheitswissenschaften beeinflußt. Das Ziel von Gesundheitsförderung in dieser Deklaration wird im Vergleich zur zuvor zitierten Diskussionsgrundlage nochmals weiter gefaßt:

„Gesundheitsförderung zielt auf einen Prozeß, allen Menschen ein höheres Maß an Selbstbestimmung über ihre Gesundheit zu ermöglichen und sie damit zur Stärkung ihrer Gesundheit zu befähigen."

Es wird deutlich, daß Gesundheitsförderung ein Ansatz ist, in dem Menschen als handelnde Subjekte gesehen werden. Nicht Gesundheit für Menschen zu schaffen, ist das Ziel, sondern sie zu befähigen, selbst die Initiative und Verantwortung für ihre Gesundheit übernehmen zu können. Diese partizipatorische Grundposition kommt auch in der Aufforderung zum Ausdruck, gesundheitsbezogene Gemeinschaftsaktionen zu unterstützen.

Die Deklaration betont, daß Gesundheitsförderung im Rahmen konkreter und wirksamer Aktivitäten von Bürgern in ihrer Gemeinde, im Erarbeiten von Prioritäten, dem Herbeiführen von Entscheidungen sowie beim Planen und Umsetzen von Strategien realisiert wird. Die Unterstützung von Nachbarschaften und Gemeinden im Sinne einer vermehrten Selbstbestimmung wird als zentraler Angelpunkt der Gesundheitsförderung angesehen. Es gilt, die Autonomie und Kontrolle der Menschen für ihre Gesundheitsbelange zu stützen und zu intensivieren.

Eine derartige Stärkung von Nachbarschaften und Gemeinden baut auf vorhandenen menschlichen und materiellen Möglichkeiten auf.

> *„Selbsthilfe und soziale Unterstützung sowie flexible Möglichkeiten der größeren öffentlichen Teilhabe und Mitbestimmung für Gesundheitsbelange sind dabei zu unterstützen bzw. neu zu entwickeln. Kontinuierlicher Zugang zu allen Informationen, die Schaffung von gesundheitsorientierten Lernmöglichkeiten sowie angemessene finanzielle Unterstützung gemeinschaftlicher Initiativen sind dazu notwendige Voraussetzungen."*

Es wird nochmals ausdrücklich die Zuständigkeit aller Politikbereiche für die Schaffung gesundheitsförderlicher Lebensverhältnisse betont.

> „Unsere Gesellschaften sind durch Komplexität und enge Verknüpfung geprägt; Gesundheit kann nicht von anderen Zielsetzungen getrennt werden. Die enge Bindung zwischen Mensch und Umwelt bildet die Grundlage für einen sozialökologischen Weg zur Gesundheit."

Die Voraussetzungen für Gesundheit werden nochmals weiter gefaßt, wobei ökologische Aspekte ebenso einbezogen werden wie soziale Aspekte und Frieden:

> „Grundlegende Bedingungen und konstituierende Momente von Gesundheit sind Frieden, angemessene Wohnbedingungen, Bildung, Ernährung, ein stabiles Öko-System, eine sorgfältige Verwendung vorhandener Naturressourcen, soziale Gerechtigkeit und Chancengleichheit. Jede Verbesserung des Gesundheitszustandes ist zwangsläufig fest an diese Grundvoraussetzungen gebunden."

In der Charta werden fünf vorrangige Handlungsfelder und drei grundsätzliche Handlungsstrategien der Gesundheitsförderung formuliert. Die fünf Handlungsfelder sind:

- *Entwicklung einer gesundheitsfördernden Gesamtpolitik („build healthy public policy"):*
  Gesundheit muß in allen relevanten Politikbereichen thematisiert werden, und der Politik muß ihre Verantwortung für die Gesundheit bewußt gemacht werden.
- *Gesundheitsfördernde Lebenswelten schaffen („create supportive environment", auch übersetzt als „unterstützende Umweltbedingungen schaffen"):*
  Gesundheitsförderung geht einen sozialökologischen Weg; sie schafft sichere und befriedigende Lebensbedingungen und setzt sich für den Schutz der Umwelt ein.
- *Unterstützung gesundheitsbezogener Gemeinschaftsaktionen („strengthen community action"):*
  Ziel ist die Stärkung von Gemeinschaftsaktionen und Selbsthilfe-Initiativen, um Bürgern zu mehr Selbstbestimmung und Kontrolle über ihre Gesundheit zu verhelfen.
- *Entwicklung persönlicher Kompetenzen („develop personal skills"):*
  Gesundheitsförderung zielt im Sinne eines lebenslangen Prozesses auf die Entwicklung persönlicher Kompetenzen und Ressourcen, die es den Menschen ermöglichen, ihre Gesundheit zu erhalten.

- *Neuorientierung der Gesundheitsdienste („reorient health services"):*
  Gesundheitsförderung will Gesundheitsdienste schaffen, die über die medizinische Betreuung hinausgehen, sich an den Bedürfnissen der Menschen orientieren und die Kooperation zwischen dem Gesundheitssektor und anderen relevanten gesellschaftlichen Subsystemen verbessern.

Die fünf Aktionsfelder hängen eng miteinander zusammen, wobei das erste, die Entwicklung einer gesundheitsfördernden Gesamtpolitik, den übergeordneten Rahmen bildet, in dem die Umsetzung der anderen Aktionsfelder überhaupt erst möglich wird.

Als Handlungsstrategien der Gesundheitsförderung werden genannt:

- *Anwaltschaft für Gesundheit übernehmen:*
  Gesundheitsförderung als anwaltschaftliches Handeln will politische, ökonomische, soziale und kulturelle Faktoren beeinflussen und so gestalten, daß sie der Gesundheit der Menschen zuträglich sind.
- *Befähigen und ermöglichen:*
  Gesundheitsförderung will die durch soziale Ungleichheit bedingten ungleichen Zugangschancen der Menschen zu sozialen, kulturellen und gesellschaftlichen Ressourcen ausgleichen und damit die Chancengleichheit insgesamt verbessern.
- *Vermitteln und vernetzen:*
  Gesundheitsförderung verfolgt als gesamtgesellschaftliche Aufgabe das Ziel, unterschiedliche gesellschaftliche Bereiche zusammenzubringen und so gemeinsames Handeln zu ermöglichen.

In den Empfehlungen der 2. Internationalen Konferenz zur Gesundheitsförderung in Adelaide im Jahre 1988 wurde dazu aufgefordert, den Geist von Alma-Ata, der seine Fortsetzung in der Ottawa-Charta gefunden hatte, auch weiterhin fortzuführen. Es wurden neue, zusätzliche Aspekte berücksichtigt. Dabei wurde betont, daß neben den Regierungen und staatlichen Verwaltungen auch nichtstaatliche Organisationen und Wirtschaftsunternehmen als Partner für die Schaffung einer gesundheitsförderlichen Gesamtpolitik gewonnen werden müssen. Es wurde hervorgehoben, daß für die Erreichung der Ziele neue Bündnisse geschlossen werden müssen. Dazu wurde den lokalen, nationalen und internationalen Entscheidungsgremien empfohlen, Anlauf- und Koordinationsstellen zur Unterstützung und Verbreitung beispielhafter Praxismodelle und Aktivitäten zu schaffen. Es sollten Netzwerke von Forschern, Ausbildern, Planern und Verwaltungsfachleuten gebildet werden, die bei der Analyse und Umsetzung einer gesundheitsfördernder Gesamtpolitik mitwirken sollen.

Es wurden vier zentrale Aktionsfelder benannt:

- Gesundheit von Frauen,
- Nahrungsmittel und Ernährung,
- Tabak und Alkohol und
- Schaffung gesundheitsfördernder Lebens- und Umweltbedingungen.

6.1.3 Neuere Programmpapiere der WHO

Ihre Fortsetzung fanden die strategischen Überlegungen der WHO zur Weiterentwicklung der Gesundheitsförderung in der Stellungnahme der 3. Internationalen Konferenz für gesundheitsförderliche Lebenswelten in Sundsvall 1991. Ein Schwerpunkt wurde hier auf den Bereich der Umwelt gelegt, wobei insbesondere der internationale Aspekt der Umweltproblematik und somit die Notwendigkeit koordinierten und gemeinsamen Handelns hervorgehoben wurde. Auch diese Empfehlung steht in der Tradition von Alma-Ata, Ottawa und Adelaide. Sie versuchte, zusätzliche Aspekte ins Blickfeld zu rücken und die Aufforderung zum Handeln an Politiker und Entscheidungsträger zu bekräftigen. Die bislang letzte Deklaration wurde im Jahre 1997 auf der 4. Internationalen Konferenz zur Gesundheitsförderung „Neue Akteure für eine neue Ära" in Jakarta verabschiedet. Sie schließt sich inhaltlich an die vorhergehenden Deklarationen an, wobei Gesundheitsförderung als Schlüsselinvestition bezeichnet und ihre Wirksamkeit betont wird. Die Deklaration fordert die Weiterführung der bisherigen Strategie auch im neuen Jahrtausend. Die Perspektive wird erneut erweitert und es werden Aspekte der Globalisierung und der Informationsgesellschaft angesprochen. Als Prioritäten der Gesundheitsförderung für das 21. Jahrhundert werden genannt:

- Förderung sozialer Verantwortung für Gesundheit,
- Ausbau der Investitionen in die Gesundheitsentwicklung,
- Festigung und Ausbau von Partnerschaften für Gesundheit,
- Stärkung der gesundheitsfördernden Potentiale der Gemeinschaften und der Handlungskompetenzen des Einzelnen und
- Sicherstellung einer Infrastruktur für Gesundheitsförderung.

Betrachtet man die Entwicklung des Gesundheitsförderungskonzeptes in den Dokumenten der WHO, so wird deutlich, daß dieses Konzept sowohl eine Ausweitung als auch eine Differenzierung erfahren hat. Eine Ausweitung insofern, als versucht wurde, alle Entwicklungen, die die Gesundheit von Menschen beeinflussen können, zu integrieren und dabei insbesondere auch den Aspekt der sozialen Ungleichheit sowohl innerhalb einzelner Länder, als auch zwischen Industrienationen und Entwicklungsländern zu berücksichtigen. Eine Differenzierung insofern, als die Probleme gesellschaftlich benachteiligter Gruppen in ihrer Bedeutung für die Gesundheit thematisiert wurden.

In den Dokumenten und Stellungnahmen der WHO drückt sich ein umfassendes Gesundheitsverständnis aus. Die Konzepte und Strategien der WHO zur Gesundheitsförderung sind kritisiert worden, weil sie zu vage und utopisch seien. Diese Kritik geht am Wesen der Erklärungen vorbei. Sie sind nicht als Handlungsanleitung für eine gesundheitsfördernde Politik gedacht, sondern sie sind programmatisch zu verstehen, als Richtlinien, Wegweiser und Unterstützung für ein neues umfassendes Verständnis von Gesundheit und für neue, die gesamte Gesellschaft und ihre Politikbereiche einschließende Wege zur Realisierung des Ziels „Gesundheit für alle".

Die Entwicklung der Gesundheitswissenschaften und die Deklarationen und Strategien der WHO haben sich gegenseitig beeinflußt. Die Konzepte, die in den Dokumenten der WHO niedergelegt sind, haben die Richtung vorgegeben, in die sich New Public Health entwickelt hat, sie sind gleichzeitig aber auch Ausdruck und Ergebnis dieser Entwicklung. Sie bilden die politischen Rahmenbedingungen. Auf die Deklarationen und Strategien der WHO können sich die (gesundheits)politischen Forderungen berufen, die in den einzelnen Ländern eine Umsetzung dieser Strategien anstreben. Darüber hinaus sind sie durch die Tatsache, daß sie über die Grenzen der Mitgliedsstaaten hinweg gemeinsame Ziele und Vorgehensweisen festlegen, von Bedeutung. Die Bedingungen in entwickelten Ländern und in Entwicklungsländern sind sehr unterschiedlich und entsprechend unterschiedlich sind auch die Schwerpunktsetzungen. Aber allein die Tatsache, daß ungleiche Gesundheitschancen nicht nur auf der nationalen Ebene gesehen, sondern auch im Ländervergleich thematisiert werden, und ihre Überwindung zum Ziel erklärt wird, hat erhebliche Auswirkungen auf die konzeptionelle und politische Diskussion.

6.2 Die Entwicklung in Deutschland

Die neuen Konzeptionen und Absichtserklärungen, die die internationale Entwicklung beeinflußt haben, fanden ihren Niederschlag auch auf nationaler Ebene.

In der Bundesrepublik Deutschland verabschiedete die 50. Konferenz der für das Gesundheitswesen zuständigen Minister und Senatoren (GMK) 1982 in Berlin eine Entschließung zur Gesundheitserziehung. Dabei wird der Begriff „Gesundheitserziehung" so benutzt, daß er sich nicht nur auf Maßnahmen mit der Zielgruppe Kinder und Jugendliche bezieht, sondern alle Maßnahmen der „Anleitung" der Bevölkerung zu einer gesunden Lebensweise umfaßt. Eine inhaltliche Abgrenzung zur Prävention ist kaum sichtbar. Selbst eine Abgrenzung zur Gesundheitsförderung ist insofern nicht eindeutig, als die Grundpositionen der WHO angesprochen werden und es als,unumgänglich bezeichnet wird, diese zu beachten.

In dieser Entschließung stimmt die GMK der damaligen Expertenmeinung zu, daß der Stand der Gesundheitserziehung in der Bundesrepublik nicht den Erwartungen und Anforderungen entspricht, und weist dem öffentlichen Gesundheitsdienst (ÖGD) eine verantwortliche Rolle für die Intensivierung und Verbesserung der Gesundheitserziehung zu. Die Empfehlungen der GMK gehen dahin, Gesundheitserziehung mittelfristig als Aufgabe beim ÖGD organisatorisch zu verankern. Die Gründung neuer und der Ausbau bestehender regionaler Arbeitsgemeinschaften soll durch den ÖGD angeregt werden, wobei dem ÖGD insbesondere die Aufgabe der Koordination zukommt.

Im Jahre 1988 wurden Aufgaben der Krankheitsverhütung und Gesundheitsförderung im Rahmen des Gesundheits-Reform-Gesetzes (GRG), das am 1. Januar 1989 in Kraft trat, als Aufgabe der Krankenversicherungsträger gesetzlich verankert.

Im § 20 des Sozialgesetzbuches V (SGB V) wurde festgelegt, daß die Krankenkassen ihre Versicherten über Gesundheitsgefährdungen und über die Verhütung von Krankheiten aufzuklären und zu beraten haben. Ihnen wurde die Möglichkeit eingeräumt, in Zusammenarbeit mit den Trägern der gesetzlichen Unfallversicherung bei der Verhütung arbeitsbedingter Gesundheitsgefahren mitzuwirken. Vor allen Dingen aber wurde ihnen die Möglichkeit gegeben, im Rahmen von Ermessensleistungen, die in der Satzung zu bestimmen sind, Maßnahmen zur Erhaltung und Förderung der Gesundheit und zur Verhütung von Krankheiten vorzusehen.

Im Jahre 1989 hat der Bundesgesundheitsrat ein Votum zur WHO-Strategie „Gesundheit für alle bis zum Jahr 2000" abgegeben. Darin spricht sich der Bundesgesundheitsrat dafür aus, ergebnisorientierte inhaltliche Ziele für das Gesundheitswesen zu erarbeiten und darüber hinaus die Umsetzung der WHO-Ziele zur Förderung gesunder Lebenswelten in Angriff zu nehmen.

Im Jahre 1991 wurde in der Entschließung der 64. GMK der Begriff Gesundheitsförderung aufgegriffen. Die zunehmende Bedeutung einer „präventiven Gesundheitspolitik" wird hervorgehoben, und die nationalen und internationalen Programme zur Gesundheitsförderung werden begrüßt. Insbesondere wird darauf verwiesen, daß gesundheitliche Belange bei allen öffentlichen Planungen „über den Krankheitsbezug hinaus" zu berücksichtigen sind. Damit wird die ressortübergreifende Bedeutung von Gesundheitsförderung anerkannt. Die GMK begrüßt in ihrer Entschließung auch ausdrücklich die Tatsache, daß Gesundheitsförderung im Rahmen des SGB V als gesetzliche Aufgabe der Krankenkassen fest verankert wurde.

Im Jahre 1992 wurde der § 20 im Gesundheits-Struktur-Gesetz (GSG) ergänzt. Den Krankenkassen wurde die Möglichkeit gegeben, Selbsthilfegruppen und Selbsthilfekontaktstellen mit gesundheitsfördernder oder rehabilitativer Zielsetzung zu bezuschussen.

Im Jahre 1993 fand der Kongreß „Zukunftsaufgabe Gesundheitsvorsorge" statt. Mehr als 200 Fachleute sollten auf Einladung des Bundesministers für Gesundheit (BMG) Empfehlungen und Vorschläge für eine stärker an Gesundheitsvorsorge und Gesundheitsförderung orientierte Politik in Deutschland erarbeiten. Es wurde ein Konsensuspapier entwickelt und dem Bundesminister als Empfehlung überreicht. Darin wurde eine Verstärkung der Bemühungen im Bereich Prävention und Gesundheitsförderung gefordert.

Im Jahre 1996 wurde der § 20 SGB V im Rahmen des sog. „Sparpakets" durch das Beitragsentlastungsgesetz so geändert, daß die Träger der gesetzlichen Krankenversicherung nur noch eingeschränkte Möglichkeiten haben, Maßnahmen der Gesundheitsförderung als Satzungsleistung anzubieten. Damit wurde im Hinblick auf die gesetzliche Situation eine von Gesundheitswissenschaftlern als gefährlich eingestufte Kehrtwendung vollzogen, die von vielen Experten und Organisationen öffentlich kritisiert wurde.

Zehn Jahre nach Verabschiedung der Ottawa-Charta fand im Dezember 1996 in Magdeburg eine Tagung zum „Handlungsfeld Gesundheitsförderung" statt, auf der ein „Magdeburger Appell zur Gesundheitsförderung" verabschiedet wurde. In dieser Erklärung wurden die Erfolge der Gesundheitsförderung in den vergangenen Jahren im internationalen und nationalen Rahmen gewürdigt und für Deutschland die Gefahren des modifizierten § 20 SGB V aufgezeigt. Die Politiker wurden aufgefordert,

- die gesundheitswissenschaftlichen Erkenntnisse nicht weiter zu ignorieren,
- eine langfristig orientierte Gesundheitsförderung für eine moderne Gesundheitspolitik nutzbar zu machen,
- die Verantwortung für eine Angleichung der Lebenschancen der Bevölkerung und eine gesundheitsfördernde Gesamtpolitik wahrzunehmen und
- die in den Maastrichter Verträgen herausgestellten Chancen der Gesundheitsförderung im europäischen Maßstab zu nutzen.

Es wurde vorgeschlagen, einen Zukunftsfonds Gesundheitsförderung ins Leben zu rufen, der als eine gesellschaftliche Initiative durch Spenden und Zuwendungen, aber auch durch Abgaben auf gesundheitsschädigende Produkte zu speisen wäre. Der Fonds sollte dezentral auf Länder- und Gemeindeebene für konkrete Initiativen zur Schaffung gesundheitsfördernder Lebenswelten genutzt werden und die Möglichkeit schaffen, das Handlungskonzept der Ottawa-Charta in Deutschland in den nächsten zehn Jahren wirkungsvoll zu erproben und umzusetzen.

6.3 Prävention und Gesundheitsförderung in der Praxis

Die internationalen und nationalen gesundheitspolitischen Deklarationen und ihre gesetzgeberischen Konsequenzen, bilden den Rahmen für die Entwicklung der Prävention und Gesundheitsförderung in der Praxis. Wir wollen diese Entwicklung zum Abschluß der Schilderung gesundheitspolitischer Rahmenbedingungen darstellen.

> „In der gesundheitspolitischen Diskussion, Programmatik und Praxis in der Bundesrepublik Deutschland werden die Begriffe „präventive Gesundheitspolitik", „Gesundheitsvorsorge", „Prävention" und „Gesundheitsförderung" oft synonym und überlappend gebraucht. Aspekte der Gesundheitsförderung werden oft auch unter der Bezeichnung „(New) Public Health" mitverstanden, da darunter alle Bedingungen der menschlichen Lebensumwelt, die aktiv Gesundheit fördern oder Krankheiten verursachen können, inbegriffen werden" (Kaba-Schönstein 1996, S. 50).

Man kann hinzufügen, daß Gesundheitsförderung bisweilen auch zu einem Modebegriff verkommen ist, der in der Praxis beliebig und inflationär gebraucht wurde; z. T. auch, um eine Aufwertung der jeweiligen Maßnahmen zu bewirken. Dies hat zum Vorwurf des Etikettenschwindels geführt.

Es gibt aus politischer und wissenschaftlicher Sicht Versuche, die Themen, Gegenstandsbereiche und Ziele von Prävention und Gesundheitsförderung voneinander abzugrenzen.

Die „engeren" Definitionen heben – meist unter Bezugnahme auf die Ottawa-Charta – das Neue und Andersartige des Gesundheitsförderungs-Ansatzes hervor, insbesondere die salutogenetische Orientierung, die von der pathogenetischen Orientierung der Prävention abgegrenzt wird, die Orientierung an Potentialen statt an Risiken und Defiziten, die Betonung von Selbstbestimmung, von Befähigung und Partizipation. Dagegen verstehen die „weiteren" Definitionen Gesundheitsförderung als Globalziel und Ober- und Sammelbegriff für alle nicht-therapeutischen Aktivitäten zur Verbesserung der Gesundheit, präventive und rehabilitative Maßnahmen inbegriffen.

Gesundheitsförderung ist somit eine umfassende Konzeption. Sie beinhaltet Gesundheitsaufklärung, Gesundheitserziehung, Gesundheitsbildung, Gesundheitsberatung, gesundheitliche Selbsthilfe und Präventiv-Medizin. Dabei liegt ein Schwerpunkt auf der Notwendigkeit interdisziplinären Handelns, der Berücksichtigung der Lebens- und Arbeitsbedingungen und der Partizipation (vgl. Kaba-Schönstein 1996).

Der Versuch zu beschreiben, wo und wie die Konzepte der Gesundheitsförderung ihren Niederschlag gefunden haben, wird immer ausschnitthaft bleiben. Das Konzept ist relativ neu, aber es kann sicher gesagt werden, daß das damit verbundene Ideengut eine große Verbreitung nicht nur im Gesundheitsbereich gefunden habt. Insbesondere die Beschränkung auf die pathologische Perspektive wurde aufgehoben, und Gesundheitsförderung wird auch von Politikern als Produktivitätsreserve im Gesundheitswesen angesehen – zumindest wurde dies im Jahre 1994 noch so formuliert.

Einige Prinzipien der Gesundheitsförderung wurden in einem Bereich umgesetzt, der sich in der Bundesrepublik Deutschland weitgehend parallel und unverbunden zum Gesundheitssektor entwickelt – in der Suchtprävention. Obwohl Suchtprävention in einem weiten Verständnis von Gesundheitsförderung integriert ist, ist sie in der Praxis eher ein eigenständiger Bereich. Hier hat sich in den letzten Jahren und Jahrzehnten eine konzeptionelle Umorientierung vollzogen, die eine inhaltliche Nähe zum Konzept der Gesundheitsförderung zeigt. Die moderne Suchtprävention hat insofern einen salutogenetischen Ansatz, als sie die Stärkung psychischer und sozialer Kompetenzen als ihre Aufgabe versteht. Ein Mangel derartiger Kompetenzen wird als Risikofaktor für Drogenkonsum gesehen. Dementsprechend ist Suchtprävention eine übergreifende Aufgabe aller Sozialisationsinstanzen, die möglichst früh (also schon im Kindergarten) in Angriff genommen wird und eine lebenslange Aufgabe darstellt.

Wenn man die Zielsetzung und die Methoden moderner Suchtprävention insbesondere für die Zielgruppe der Kinder und Jugendlichen betrachtet, so ist die konzeptionelle Nähe zur Gesundheitsförderung unmittelbar einleuchtend. Angesichts der Zielsetzung, Kindern und Jugendlichen psychische und soziale Kompetenzen zu vermitteln, sie zu stärken, stellt sich die Frage, inwieweit eine Trennung zwischen Suchtprävention und Gesundheitsförderung hier einen Sinn macht.

Die Selbsthilfe hat sich gerade im Gesundheitsbereich in den letzten Jahrzehnten in Deutschland ausgeweitet und ist aufgewertet worden. Durch die Einrichtung von Kontakt- und Informationsstellen wurden regionale und überregionale Netzwerke geschaffen. In den Mitgliedsstädten des Gesunde-Städte-Netzwerkes haben diese Kontakt- und Informationsstellen einen hohen Stellenwert. Einen zusätzlichen Aufschwung hat die Bewegung auch durch die Möglichkeit der finanziellen Förderung durch die gesetzlichen Krankenkassen erfahren. Durch die Neuformulierung des § 20 SGB V im Beitragsentlastungsgesetz wurden diese Unterstützungsleistungen eingeschränkt. Dabei muß betont werden, daß in einem umfassenden Gesundheitsförderungskonzept nicht nur die Selbsthilfegruppen eine Rolle spielen, die mit medizinischen oder rehabilitativen Aufgaben befaßt sind, sondern auch die vielfältigen Aktivitäten der Selbsthilfegruppen von Bedeutung sind, die z. B. im Umweltbereich auf die Veränderung struktureller Bedingungen und politischer Konzeptionen zielen. Ebenso sind unter dem Gesundheitsförderungsaspekt die Bürgeraktivitäten auf kommunaler und regionaler Ebene zu berücksichtigen, die sich z. B. mit verkehrspolitischen Fragen oder mit der Infrastruktur von Kindergärten, Schulen und anderen sozialen Einrichtungen befassen.

6.3.1
Möglichkeiten und Grenzen praktischer Gesundheitsförderung

Die überwiegende Zahl der Maßnahmen zur Gesundheitsförderung basiert jedoch nach wie vor auf dem Risikofaktorenkonzept und zielt auf die Veränderung individuellen Risikoverhaltens. Als mit den einschlägigen Bestimmungen des GRS und des GSG den Krankenkassen die Möglichkeit gegeben wurde, Maßnahmen der Gesundheitsförderung und Krankheitsverhütung durchzuführen und zu finanzieren, entstand innerhalb kurzer Zeit ein nahezu flächendeckendes Angebot an Gesundheitskursen, mit Schwerpunkten in den Bereichen Bewegung, Entspannung und Ernährung.

Diese Entwicklung ist nicht verwunderlich, wenn man die Rahmenbedingungen berücksichtigt. Der Begriff der Gesundheitsförderung wurde weder im Gesetz operationalisiert, noch lagen zum damaligen Zeitpunkt operationalisierte Konzepte der Gesundheitsförderung aus der Wissenschaft vor. Demgegenüber gab es eine Vielzahl von Maßnahmen der Verhaltensprävention, die bereits in der Praxis erprobt waren und die unmittelbar umgesetzt werden konnten. Auch ist festzustellen, daß 1989, als die Möglichkeit zur Gesundheitsförderung per Gesetz eingeräumt wurde, in den Kassen kein Personal vorhanden war, das über die nötigen Kompetenzen im Bereich Gesundheitswissenschaften verfügte. Entsprechend orientierten sich die Angebote zunächst an den eher durch das Risikofaktorenkonzept bestimmten Themen Ernährung, Bewegung, Entspannung und Raucherentwöhnung. Da diese Angebote vom Klientel gut angenommen wurden, war diese Entwicklung nur konsequent.

Im Laufe der Jahre wurde eine Reihe von Ansätzen entwickelt und z. T. auch umgesetzt, die stärker in Richtung Gesundheitsförderung gingen. Dabei muß jedoch bedacht werden, daß der Zeitraum, der für die gesamte Entwicklung zur Verfügung stand, kurz war, wenn man berücksichtigt, daß die gesamte Infrastruktur erst aufgebaut werden mußte. Zum anderen ist anzumerken, daß die Kassen für die Angebote, die sich am Konzept der Gesundheitsförderung orientierten, bereits früh kritisiert wurden. Gerade die Angebote, deren unmittelbarer Gesundheitsbezug – im Sinne der Reduktion von Risiken bzw. der Vermeidung von Erkrankungen – nicht direkt erkennbar war, wurden mit dem Argument kritisiert, hier würden Werbemaßnahmen unter dem Deckmantel der Gesundheitsförderung durchgeführt.

Wenngleich dieser Vorwurf nicht immer ganz unberechtigt war, trifft diese Kritik doch einen zentralen Aspekt moderner Gesundheitsförderung. Ganzheitliche Ansätze benutzen Interventionsmethoden, die häufig dadurch charakterisiert sind, daß sie den direkten Bezug zur Gesundheit – zumindest zu dem, was in der Öffentlichkeit dafür gehalten wird – nicht erkennen lassen. Die Intervention verfolgt die primären Ziele, aus denen im Rahmen ganzheitlicher Modellvorstellungen Gesundheit gestärkt wird, z. B. Selbständigkeit, Eigenverantwortung und Selbstbewußtsein. Der Erfolg solcher Ansätze ist beispielsweise in der modernen Suchtprävention oder im Aktionsprogramm „Kinder stark machen" deutlich geworden. Die Kritik kann dann allenfalls dahin zielen, daß der Öffentlichkeit die Ganzheitlichkeit des Ansatzes nicht ausreichend verdeutlicht worden ist.

Vor allen Dingen aber ist zu konstatieren, daß der Anspruch, der mit der Schaffung einer gesundheitsfördernden Gesamtpolitik erhoben wurde, bis heute nicht eingelöst werden konnte.

> „Als besonders schwierig hat sich das Handlungsfeld „gesundheitsfördernde Gesamtpolitik" und die damit zusammenhängende und dafür notwendige intersektorale Kooperation herausgestellt. Den vor allem im Gesundheitswesen verankerten Akteuren und Initiatoren der Gesundheitsförderung ist es bisher nur in Ansätzen gelungen, die besondere Verantwortlichkeit des Gesundheitssektors für Gesundheitsförderung erfolgreich umzusetzen, d. h. die anderen Sektoren über Gesundheitsprobleme zu informieren, deren gesellschaftliche Relevanz aufzuzeigen, die Probleme „auf die Tagesordnung zu setzen" und vor allem, alle relevanten Akteure aus den anderen Sektoren der Gesellschaft zu dieser Problemlösung und gegen konkurrierende Interessen zusammenzubringen" (Kaba-Schönstein 1996, S. 52 f).

7 Zusammenfassung

Es wurden Entwicklungen aufgezeigt, die dazu geführt haben, daß der klassische medizinische Ansatz, der auf dem biomedizinischen Krankheitsmodell basiert, als nicht mehr ausreichend für die Erklärung der Entstehungsbedingungen einer Reihe von zentralen Gesundheitsproblemen moderner Industriegesellschaften und für die Entwicklung erfolgversprechender Lösungsstrategien war. Wir haben verschiedene Aspekte dieser Entwicklung beleuchtet und dabei sowohl die theoretischen als auch die handlungsorientierten und gesundheitspolitischen Entwicklungen nachzuzeichnen versucht.

Es ist deutlich, daß für die Analyse der Ursachen und für die Erarbeitung von Lösungsvorschlägen interdisziplinäre Kooperation notwendig ist. Die Kompetenzen verschiedener Wissenschaftsdisziplinen müssen zusammengeführt werden, um sich den neuen Herausforderungen mit Aussicht auf Erfolg stellen zu können.

> „Der Mensch läßt sich nun einmal weder allein als Organismus noch allein als denkendes oder fühlendes Wesen begreifen. Deshalb ist in einer Menschenwissenschaft (Elias) – und Gesundheitswissenschaft ist eine Menschenwissenschaft, d.h. eine Wissenschaft vom ganzen Menschen, seiner Lebensbedingungen, seiner kognitiven, seelischen und biologischen Voraussetzungen und seines Verhaltens – Zusammenarbeit gerade unter denjenigen unabdingbar, die der Wissenschaftsbetrieb in unterschiedliche einander gelegentlich auch noch recht unfreundlich gegenüberstehende Lager spaltet" (Badura 1993, S. 64).

Die Entwicklung der Gesundheitswissenschaften kann als Versuch verstanden werden, eine solche Zusammenführung der Kompetenzen umzusetzen.

Gesundheit ist in den klassischen Wissenschaftsdisziplinen – mit Ausnahme der Medizin – ein Thema unter vielen. Psychologie, Soziologie und Pädagogik – um nur einige zu nennen – befassen sich auch mit Fragen der Gesundheit, aber Gesundheit ist nicht ihr zentrales Thema.

Die Etablierung der Gesundheitswissenschaften kann insofern als neuer Ansatz verstanden werden, als die Gesundheitswissenschaften das Thema Gesundheit in den Mittelpunkt stellen und die Kompetenzen aller Wissenschaftsdisziplinen, die zu diesem Thema etwas beitragen können, zu integrieren versuchen. Kristallisationspunkt ist nicht die Wissenschaftsdisziplin sondern das Thema.

Insofern kann man die Entwicklung der Gesundheitswissenschaften als Versuch verstehen, den neuen Anforderungen durch neue wissenschaftliche Vorgehensweisen gerecht zu werden. Nicht nur interdisziplinäres wissenschaftliches Arbeiten ist für sie konstitutiv, sondern darüber hinaus der Versuch, Kompetenzen und Methoden verschiedener Wissenschaftsdisziplinen in einer eigenen am Thema orientierten Disziplin zusammenzuführen.

Die Institutionalisierung der Gesundheitswissenschaften/Public Health als eigenständiger Disziplin im Hochschulbereich ist ein Indiz für die Bedeutung, die dieser Entwicklung beigemessen wird. Die Möglichkeiten der Qualifizierung von Gesundheitswissenschaftlern, die damit geschaffen wurden, könnten für die Umsetzung des

Konzeptes der Gesundheitsförderung einen erneuten Schub geben. Durch die breite interdisziplinäre Ausrichtung und die Etablierung als Postgraduiertenstudiengänge werden Menschen mit unterschiedlichen „Erststudien" mit den Methoden und Zielen der Gesundheitswissenschaften vertraut gemacht.

Literatur

Antonovsky A (1987) Unraveling the mystery of health. Jossey-Bass, San Francisco, London

Ashton J, Seymour H (1988) The New Public Health. Open University Press, Philadelphia

Badura B (1993) Soziologische Grundlagen der Gesundheitswissenschaften. In: Hurrelmann K, Laaser U (Hrsg) Gesundheitswissenschaften. Beltz, Weinheim Basel

Becker P (1992) Die Bedeutung integrativer Modelle von Gesundheit und Krankheit für die Prävention und Gesundheitsförderung. In: Paulus P (Hrsg) Prävention und Gesundheitsförderung. Maternus, Köln

Ferber L von, Ferber C von (1978) Streßkonzept in der Soziologie. In: Keil TU (Hrsg) Lexikon der Grundlagenforschung. Banaschewski, München

Forschungsverbund DHP (Hrsg) (1998) Die deutsche Herz-Kreislauf-Präventionsstudie. Huber, Bern, Göttingen, Toronto, Seattle

Franzkowiak P, Sabo P (1993) Dokumente der Gesundheitsförderung. Peter Sabo, Mainz

Franzkowiak P (1996a) Gesundheitswissenschaften/Public Health. In: BZgA (Hrsg) Leitbegriffe der Gesundheitsförderung. Peter Sabo, Mainz

Franzkowiak P (1996b) Risikofaktoren. In: BZgA (Hrsg) Leitbegriffe der Gesundheitsförderung. Peter Sabo, Mainz

Hurrelmann K (1988) Sozialisation und Gesundheit. Somatische, psychische und soziale Risikofaktoren im Lebenslauf. Grundlagentexte Soziologie. Juventa, Weinheim München

Hurrelmann K, Laaser U (Hrsg)(1993) Gesundheitswissenschaften. Handbuch für Lehre, Forschung und Praxis. Beltz, Weinheim München

Kaba-Schönstein L (1996) Gesundheitsförderung I bis V. In: BZgA (Hrsg) Leitbegriffe der Gesundheitsförderung. Peter Sabo, Mainz

Kardorff E (1996) Lebensstil/Lebensweise. In: BZgA (Hrsg) Leitbegriffe der Gesundheitsförderung. Peter Sabo, Mainz

Kreuter H, Geiger A (1986) Prävention – Vorbeugende Maßnahmen im Gesundheitsbereich. Deutscher Institutsverlag, Köln

Kreuter H, Klaes L, Hoffmeister H, Laaser U (1995) Prävention von Herz-Kreislauf-Krankheiten. Ergebnisse und Konsequenzen der Deutschen Herz-Kreislauf-Präventionsstudie. Juventa, Weinheim München

Kühn H (1993) Healthismus. Sigma, Berlin

Labisch A (1993) Arbeit, Gesundheit und Medizin in der Moderne. In: Milles D (Hrsg) Gesundheitsrisiken, Industriegesellschaft und soziale Sicherung. Neue Wissenschaft, Bremerhaven

Loo H van der, Reijen W van (1992) Modernisierung, Projekt und Paradox. DTV, München

McKeown T (1982) Die Bedeutung der Medizin. Suhrkamp, Frankfurt am Main

Mühlum A, Bartholomeyczik S, Göpel E (1997) Sozialarbeitswissenschaft, Pflegewissenschaft, Gesundheitswissenschaft. Lambertus, Freiburg

Parsons T (1951) The social system. Free Press, London

Pflanz M (1973) Allgemeine Epidemiologie. Thieme, Stuttgart

Schäfer H, Blohmke M (1972) Sozialmedizin. Thieme, Stuttgart

Schwartz F, Siegrist J, Troschke J von (1998) Wer ist gesund? Wer ist krank? Wie gesund bzw. krank sind Bevölkerungen?. In: Schwartz F, Badura B, Leidl R, Raspe H, Siegrist J (Hrsg) Das Public Health Buch. Urban & Schwarzenberg, München, Wien, Baltimore

Siegrist J, Möller-Leimkühler A (1998) Gesellschaftliche Einflüsse auf Gesundheit und Krankheit. In: Schwartz F, Badura B, Leidl R, Raspe H, Siegrist J (Hrsg) Das Public Health Buch. Urban & Schwarzenberg, München, Wien, Baltimore

US Public Health Service (1964) Smoking and health. Report of the Advisory Committee of the Surgeaon General of the Public Health Service. Washington DC
Waller H (1991) Sozialmedizin. Kohlhammer, Stuttgart
Waller H (1995) Gesundheitswissenschaft. Eine Einführung in die Praxis. Kohlhammer, Stuttgart
Weltgesundheitsorganisation, WHO (1946) Verfassung der WHO, New York
Weltgesundheitsorganisation, WHO expert committee on Public Health administration (1952). First report. WHO Technical Report Series, No 55, Genf
Weltgesundheitsorganisation, WHO (1977) Resolution der 30. Weltgesundheitsversammlung, Genf

Medizinisch-epidemiologische Arbeitsweisen der Gesundheitswissenschaften

A. Brand

Inhaltsverzeichnis

1 Einführung in medizinisch-epidemiologische Arbeitsweisen

Die Beschreibung des Zustands und die Förderung der Gesundheit der Gesamtbevölkerung („Public Health") ist Aufgabe der Gesundheitswissenschaften. Gut begründete Präventiv- und Gesundheitsförderungsmaßnahmen setzen jedoch ein Wissen voraus, das sich aus vielen verschiedenen Fachbereichen zusammensetzt. Es bedarf daher des Verständnisses für die z. T. schwierigen Grundkonzepte und der Bereitschaft, interdisziplinär zu denken und zu arbeiten. Damit hängt auch die besondere Stellung der Gesundheitswissenschaften bzw. „Public Health" im Spannungsfeld zwischen fachlichen Erkenntnissen und politischer Realität zusammen.

1.1 Identifizierung von Gesundheitsproblemen

Allen Tätigkeiten der Gesundheitswissenschaften liegen prioritäre Gesundheitsprobleme zugrunde, wobei es darum geht, diese Probleme zu identifizieren, ihr Ausmaß und ihre Verteilung in der Bevölkerung festzustellen, Lösungsansätze unter Kosten-Nutzen-Aspekten gegeneinander abzuwägen, die zur Lösung gewählten Maßnahmen durchzuführen und diese schließlich zu evaluieren.

Da die Gesundheit in der Bevölkerung ein öffentliches Gut darstellt, spielen in diesem Zusammenhang die politischen und öffentlichen Instanzen eine zentrale Rolle.

Allen Disziplinen der Gesundheitswissenschaften ist gemeinsam, daß sie Informationen benötigen:

- über die Bedeutung und über die Ausbreitung von Krankheiten in der Bevölkerung; (Gibt es eine bestimmte Risikogruppe in der Bevölkerung für eine bestimmte Krankheit oder ist die gesamte Bevölkerung betroffen?)
- über die Wirksamkeit von Programmen und Maßnahmen (Ist eine bestimmte Früherkennungsuntersuchung oder ein bestimmtes Impfprogramm „sinnvoll" oder nicht?) sowie
- über spezifische Anforderungen der verschiedenen Bevölkerungsgruppen an das Gesundheitswesen. (Wie ist die Situation z. B. für Randgruppen, alte Menschen, chronisch Kranke oder Schulkinder?)

Diese Informationen wiederum werden mit Hilfe epidemiologischer Methoden bereitgestellt. Die Epidemiologie ist somit eine der Basisdisziplinen bzw. eines der wichtigsten „Handwerkszeuge" der Gesundheitswissenschaften.

Angesichts der Vielfalt möglicher Anwendungen kann die Epidemiologie sowohl als grundlegende Disziplin der Gesundheitwissenschaften als auch als methodischer Ansatz, der sich wiederum verschiedener einzelner Methoden (Forschungsmethoden, klinische Versuche („clinical trials"), beobachtende Studien, Kosten-Wirksamkeits-Analysen) bedient, betrachtet werden. Zudem spiegelt sich der theoretische Rahmen der Epidemiologie in den verschiedensten empirischen Wissenschaften wider. So war es möglich, daß die Epidemiologie in den letzten Jahren den klassischen wissenschaftlichen Ansatz in Gebiete einbringen konnte, die früher als eher dogmatisch galten. Da die Epidemiologie für alle Verantwortlichen des Gesundheitswesens mittlerweile nahezu gleichermaßen ein unentbehrliches Hilfsmittel der Entscheidungsfindung darstellt und als Methode die verschiedenen Gesundheitswissenschaften untereinander verbindet, soll sich dieses Kapitel ausführlich mit den epidemiologischen Methoden der Gesundheitswissenschaften beschäftigen.

1.2
Was ist Epidemiologie?

Der in der Niederlassung oder im Krankenhaus tätige Arzt ist an der Diagnostik und an der Behandlung der Erkrankung des einzelnen Patienten, der Hilfe benötigt, interessiert. Der Epidemiologe ist zwar auch an der Diagnostik und an der Behandlung der Erkrankung interessiert, sein Hauptinteresse gilt jedoch nicht so sehr dem einzelnen Patienten als vielmehr der gesamten Bevölkerung.

Der Kliniker fragt: Was stimmt nicht mit dem Patienten? Was kann unternommen werden, um dem Patienten zu helfen?

Der Epidemiologe stellt die gleichen Fragen über die Gesellschaft. Welche sind die Haupttodesursachen oder die Hauptgründe für Erkrankungen in dieser Population? Was kann unternommen werden, um die Todes- oder Erkrankungsrate zu verringern?

So kann z.B. der Epidemiologe die Aussage treffen „Raucher haben ein erhöhtes Risiko, an Lungenkrebs zu erkranken", d.h., er kann feststellen, daß Raucher als Gruppe eine entsprechend höhere Erkrankungswahrscheinlichkeit besitzen als Nichtraucher. Ob der einzelne Raucher tatsächlich erkrankt oder nicht, kann hingegen nicht vorhergesagt werden.

Die Kliniker der modernen Medizin sind jedoch zunehmend vom Epidemiologen abhängig, der die Wirksamkeit ihres klinischen Handelns unter folgenden typischen Fragestellungen untersucht bzw. „evaluiert": Senken die Tests, die als Suchmethode zum frühzeitigen Erkennen von bestimmten Krankheiten (als sog. „Screening") eingesetzt werden, auch tatsächlich die Todesrate an diesen Erkrankungen? Ist die angewandte Behandlung auch tatsächlich wirksam?

Umgekehrt profitiert aber auch die Epidemiologie von der klinischen Medizin und ihren vielfältigen Beobachtungen, z.B. aus den Bereichen der Physiologie, Mikrobiologie, Biochemie und Pathologie. Darüber hinaus macht sie Gebrauch von Beobachtungen aus der Psychologie, Soziologie und Anthropologie.

Das Wort Epidemiologie kommt aus dem Griechischen und setzt sich aus den drei Begriffen „epi": über, „demos": Volk und „logos": Studium zusammen. Wörtlich übersetzt meint Epidemiologie somit „die Lehre von dem, was über das Volk gekommen ist". In der Epidemiologie steht also – wie bereits geschildert – nicht so sehr das Individuum im Vordergrund, sondern vielmehr eine bestimmte Population, d.h. eine bestimmte Gruppe von Menschen.

Die klassische Definition, die sich in den meisten Lehrbüchern für Epidemiologie findet, lautet jedoch:

Epidemiologie ist das Studium der Verteilung und der Determinanten von Krankheitshäufigkeiten in menschlichen Populationen.

In Deutschland wird daher anstelle des Wortes „Epidemiologie" auch das Wort „Bevölkerungsmedizin" im Zusammenhang mit Public Health benutzt. Obwohl, von Hippokrates kommend, damit Gesundheit und Krankheit als „Zustand" gemeint sind, kann die Epidemiologie im weiteren Sinne auch auf andere Phänomene außerhalb von Gesundheit und Krankheit bezogen werden, so z. B. auf die Unfallforschung und den Drogenmißbrauch, aber auch auf das Auftreten von Epidemien oder auf das Auftauchen von Verhaltensänderungen in der Gesellschaft wie beispielsweise verändertes Sexualverhalten oder vermehrter Konsum von Zigaretten. Tatsächlich sind in diesen genannten Bereichen die allgemeinen Forschungsprobleme ähnlich bzw. formal sogar gleich, und Gesundheit und Krankheit sind lediglich Anwendungsfelder.

Eine modernere Definition der Epidemiologie lautet daher:

Epidemiologie ist die Bearbeitung von Fragen aus dem Bereich der Medizin, der Gesundheitssystemforschung und der Gesundheitswissenschaften mit Methoden der empirischen Sozialforschung und der Statistik.

Heute gilt das Interesse der Epidemiologen allen Arten von Krankheiten, ob akut oder chronisch, somatisch oder psychisch, übertragbar oder nicht übertragbar.

Zunehmend bedient sich eine Vielzahl von Professionen epidemiologischer Methoden. Die ursprüngliche Dominanz der Medizin ist zugleich stark zurückgegangen, und es ist zu einer Vernetzung der unterschiedlichsten Disziplinen gekommen. Sozialwissenschaftler, Pädagogen, Statistiker und andere Professionen arbeiten zwar eigenständig epidemiologisch, jede dieser Berufsgruppen setzt jedoch andere Schwerpunkte und beschreibt die Epidemiologie aus einem anderen Blickwinkel heraus.

Entsprechend der Vielfalt der an der Epidemiologie beteiligten Professionen gibt es verschiedene Erscheinungsformen dieses Fachs. So unterscheidet man heute drei verschiedene Typen epidemiologischer Untersuchungen bzw. drei wissenschaftliche Ansätze der Epidemiologie.

Einerseits hat die deskriptive Epidemiologie, die sich mit der Beschreibung von Krankheiten aus Bevölkerungssicht befaßt (z. B. mit der Epidemiologie von Herz-Kreislauf-Krankheiten), ihren festen Platz. Mit einfachen Ansätzen der deskriptiven Statistk wird die Bedeutung einer Krankheit dargestellt. So werden z. B. Angaben zur Häufigkeit der Erkrankung, zu ihrem zeitlichen Verlauf (z. B. ob akut oder chronisch), zu den betroffenen Bevölkerungsgruppen und evtl. zu ihren möglichen Ursachen (ohne den Versuch eines Kausalitätsnachweises) gemacht.

Neben der deskriptiven Epidemiologie hat andererseits auch die Theorie der Epidemiologie (die analytische Epidemiologie) ihren Stellenwert. Sie entwickelt und definiert Maße, mit denen gesundheitliche Sachverhalte unabhängig von einer bestimmten Erkrankung beschrieben werden können, und versucht, anhand von Hypothesen, die sich z. B. aus deskriptiven Untersuchungen ergeben haben, unter Anwendung bestimmter Methoden ursächliche Zusammenhänge zu ergründen.

Auf dem Bereich der theoretischen Epidemiologie basieren Disziplinen, die sich als „spezielle" Epidemiologien bezeichnen. Darunter fallen z. B. die Umweltepidemiologie oder die Arzneimittelepidemiologie. Einerseits unterscheiden sie sich durch ihr spezielles Fachwissen, andererseits erfordern sie andere Ansätze und Schwerpunkte der Methodik, da sie häufig eine andere Ausgangssituation berücksichtigen.

Der dritte Ansatz der Epidemiologie beinhaltet die experimentelle oder interventive Epidemiologie. Sie hat zum Ziel, die „Effizienz", d. h. die Wirksamkeit oder den Effekt von Maßnahmen der Krankheitsverhütung gerade auch unter Kostenaspekten, in der Bevölkerung zu ermitteln.

1.2.1 Sozialepidemiologie als Teildisziplin

Eine besondere Teildisziplin der Epidemiologie ist die noch relativ junge Sozialepidemiologie. Ihre Wurzeln entstammen einerseits der medizinischen Epidemiologie, andererseits aber auch der empirischen Sozialforschung. Im Vordergrund steht die Suche nach Zusammenhängen zwischen Gesellschaft, Krankheit und Gesundheit. Da z. B. die Verbreitung riskanter Verhaltensweisen und Umweltbedingungen oftmals neben dem Verständnis kultureller, politischer, ökonomischer und organisatorischer Rahmenbedingungen auch ein Verständnis von Lebensstil und sozialem Handeln voraussetzt, ist es eine zentrale Aufgabe der sozialepidemiologischen Forschung, die Ursachen von Krankeit und Gesundheit auch unter diesen Aspekten zu betrachten.

Es hat sich daher eine soziale Differenzierung von Gesundheitsproblemen herauskristallisiert. Diese Gesundheitsprobleme können folgendermaßen zusammengefaßt werden.

- Die Verteilung der Gesundheitsprobleme spiegelt die Unterschiedlichkeit bzw. Ungleichheit der Lebensläufe im Spannungsfeld von individuellem Handeln, sozialen Chancen und Ressourcen sowie biologischen Gegebenheiten wider.
- Die Grenzen, in denen die Interaktion von Mensch und Umwelt individuell selbst gewählt und bestimmt werden kann, variieren je nach historischen und sozialen Rahmenbedingungen sowie nach individuellen Voraussetzungen.
- In unterschiedlichen Phasen des Lebensverlaufs sind Menschen für äußere gesundheitsprotektive, aber auch gesundheitsschädigende Einflüsse unterschiedlich sensibel.
- Der Lebenslauf von Kohorten (d. h. von Individuen, die zu einer bestimmten Stichprobe gehören) wird von epochalen sozialen Einflüssen bestimmt. Innerhalb von Kohorten vollziehen sich soziale Auf- und Abstiege, die sowohl von Gesundheitsproblemen ausgelöst als auch von ihnen gefolgt sein können.
- Der individuelle Erwartungsanspruch an die Gesundheit ist in komplexe soziale Bezugssysteme eingeordnet und differiert sowohl im historischen als auch im sozialen Vergleich.
- Lebensweise, Lebensverlauf, Lebensstil und epochaler Kontext bestimmen differenzierend die Art und Weise des individuellen und des gesellschaftlichen Umgangs mit Gesundheitsproblemen.

Daneben interessiert sich die Sozialepidemiologie jedoch auch für die versorgungspolitisch wichtige Frage der Bewältigung von Krankheiten. Dieser Punkt gewinnt durch demographische Entwicklungen und Veränderungen der Bevölkerung in Deutschland sowie auch in anderen europäischen Länden zunehmend an Bedeutung.

2 Anwendungsgebiete der Epidemiologie

Die Anfänge der Epidemiologie liegen in der vor mehr als 2.000 Jahren von Hippokrates und anderen Ärzten ausgedrückten Vorstellung, daß Umweltfaktoren das Auftreten von Krankheiten beeinflussen können.

Doch erst im 19. Jahrhundert wurde die Verbreitung von Krankheiten in bestimmten Bevölkerungsgruppen in größerem Umfang in Zahlen und in meßbare Größen umgesetzt.

Im folgenden soll an drei Beispielen epidemiologisches Denken und Handeln veranschaulicht werden, wobei die beiden ersten Beispiele historisch sind und die Suche nach Ursachen für eine Erkrankung beschreiben. Bei dem ersten Beispiel wurde eine Hypothese aufgestellt und überprüft. Im zweiten Beispiel verhinderten praktische Maßnahmen das Auftreten von Erkrankungen. Das dritte Beispiel aus der heutigen Zeit demonstriert, daß epidemiologische Studien nicht nur aus wissenschaftlicher Sicht interessant sind, sondern darüber hinaus oftmals gesundheitspolitische Relevanz haben.

2.1 Beispiel 1: Untersuchungen von Snow über die Choleraepidemie in London

Zu den spektakulärsten Leistungen in der Epidemiologie gehört die Untersuchung des Anästhesisten und Epidemiologen John Snow im viktorianischen London. Snow versuchte, die Ursachen der häufig auftretenden Choleraepidemien zu ergründen. Die Ursache der Cholera war zur damaligen Zeit unbekannt, so wie z. B. heutzutage die Ursachen für Krebserkrankungen größtenteils immer noch nicht bekannt sind.

Es gab mehrere Theorien, die die Entstehung der Choleraepidemie zu erklären versuchten. Am meisten anerkannt und diskutiert war die sog. „Miasmatheorie".

Als Ursache der Choleraepidemie, die 1848 im Gebiet von Broad Street und Golden Square im Londoner Stadtteil Soho ausbrach, vermutete Snow nicht ein „Miasma", d. h. schlechte Luft, sondern verunreinigtes Trinkwasser. Nachdem er die Wohnungen aller Personen ausfindig gemacht hatte, die in den Jahren 1848/1849 an Cholera gestorben waren, bemerkte er, daß zwischen der Herkunft des Trinkwassers und den Todesfällen offensichtlich ein Zusammenhang bestand. Er vermutete, daß verunreinigtes Wasser aus der Pumpe in der Broad Street die Ursache wäre und ließ deshalb den Schwengel der Broad-Street-Pumpe entfernen. In den darauffolgenden Tagen konnte er einen Rückgang der Choleraepidemie feststellen. Die Choleraepidemie war allerdings bei Entfernung des Pumpschwengels schon im Abklingen begriffen. Snow war sich daher bewußt, daß seiner Intervention möglicherweise nur ein kleiner Effekt zukam. Er versuchte deshalb, seine These, daß die Cholera durch verunreinigtes Trinkwasser hervorgerufen werde, in weiteren epidemiologischen Untersuchungen zu erhärten.

Ein natürliches Experiment, nämlich ein weiterer Choleraausbruch in den Jahren 1853/1854, kam ihm dabei zur Hilfe. Snow erstellte einen statistischen Vergleich der Cholera-Todesfälle in Stadtteilen mit verschiedenen Wasserwerken für Trinkwasser – fast in der Art eines kontrollierten Experiments. Dabei stellte er fest, daß die Zahl der Todesfälle und – was wichtiger war – die Sterblichkeitsrate bei denjenigen Menschen hoch war, die vom Wasserwerk Southwark im Gebiet von Süd-London versorgt wurden.

Auf der Grundlage seiner sorgfältigen Untersuchungen stellte Snow somit eine Theorie über die Übertragung und Verbreitung der Infektionskrankheit Cholera auf. Dadurch konnte er lange vor der Entdeckung des Cholera-Erregers Verbesserungen der Wasserversorgung anregen, wodurch seine Forschung direkte Auswirkungen auf die Gesetzgebung hatte.

Snows Arbeit weist darauf hin, daß Maßnahmen der öffentlichen Gesundheitspflege, wie in diesem Fall die Verbesserung der Wasserversorgung und der Abwassersysteme, einen enormen Beitrag zur Gesundheit von Populationen leisten können und auch tatsächlich geleistet haben. Sie erinnert zudem daran, daß epidemiologische Studien seit 1850 in vielen Fällen wegweisend für die geeigneten interventiven Maßnahmen sind.

2.2 Beispiel 2: Verhinderung der Erkrankungen Beri-Beri in Japan und Scorbut in England durch praktische Maßnahmen

Die Grundvoraussetzung für sinnvolle Erklärungen zu erhobenen Daten über bestimmte Bevölkerungsgruppen ist der Grundsatz von Gleichheit und Differenz. Damit ist die Gleichheit der untersuchten Gruppen in bezug auf möglichst viele Faktoren (wie z. B. Alter, Geschlecht, Wohnort, Lebensweise oder sozialer Status) und die Differenz in bezug auf die vermutete Ursache (wie z. B. verunreinigtes Trinkwasser bei der Studie zur Choleraepidemie von John Snow oder wie der Konsum von Zigaretten) gemeint. Die vermutete Ursache muß jedoch nicht ein materielles Agens darstellen, sondern sie kann auch z. B. psychischer, sanitärer, sozialer, klimatischer oder politischer Natur sein.

Wenn eine Gruppe von Menschen unter besonderen Bedingungen lebt und bei ihr bestimmte Krankheiten vermehrt auftreten, so ist eine epidemiologische Untersuchung relativ einfach durchzuführen.

Schiffsbesatzungen, die im 17. und 18. Jahrhundert monatelang abgekapselte Populationen bildeten, wurden in zwei berühmten Fällen zu Vorbildern.

Die englische und die japanische Handels- und Kriegsmarine waren fast vollständig lahmgelegt, da auf langen Reisen einerseits durch die Erkrankung Beri-Beri bei den Japanern und andererseits durch die Erkrankung Scorbut bei den Engländern bis über die Hälfte der Besatzung darniederlag. In beiden Fällen wurde durch epidemiologische Studien, in denen das Vorhandensein verschiedener Bedingungen auf unterschiedlichen Schiffen intensiv untersucht wurde, durch Baron Tagaki in Japan und durch Lindt in England die Ursache für das Vorkommen der jeweiligen Erkrankung gefunden und ihr weiteres Auftreten daraufhin durch praktische Maßnahmen verhindert.

Bei der japanischen Handelsmarine wurde geschälter Reis durch eine reichhaltigere Nahrung ersetzt. Die englische Kriegsmarine erhielt zusätzlich zur bisherigen Nahrung Zitronen und Apfelsinen.

Da angenommen wurde, daß die Schiffsbesatzungen aller japanischen bzw. aller englischen Schiffe gleich waren, wurde auf ähnlichen Fahrtrouten auf jeweils einem Schiff der Japaner bzw. auf jeweils einem Schiff der Engländer die entsprechende Maßnahme durchgeführt. Auf den übrigen Schiffen wurde die Nahrung jedoch nicht verändert. Während der Schiffsreise wurde nun beobachtet, wie häufig die Erkrankung Beri-Beri bei den Japanern bzw. Scorbut bei den Engländern auftrat. Wenn auf einem Schiff von etwa 200 Besatzungsmitgliedern 100 krank wurden, hingegen auf dem Schiff, auf dem andere (z. B. ungeschälter Reis) bzw. zusätzliche Nahrung (Zitronen und Apfelsinen) gegeben wurde, jedoch nur zehn, so war damit ein eindeutiges Ergebnis geliefert worden.

Wie man heute weiß, enthielt der geschälte Reis, den die japanische Handelsmarine konsumierte, kaum Vitamin B_1 und führte somit zu der Erkrankung Beri-Beri. Die Ernährung der Engländer war dagegen arm an Vitamin C und führte somit zu der Erkrankung Scorbut.

Das epidemiologische Verfahren, die Krankheitshäufigkeit in bestimmten Populationen zu vergleichen, fand Ende des 19. und Anfang des 20. Jahrhunderts zunehmende Verbreitung. Die wichtigsten Anwendungen bezogen sich jedoch immer wieder auf übertragbare Krankheiten. Vergleiche von Krankheitshäufigkeit sind also sehr wichtige Schritte, um Beziehungen (sog. „Assoziationen") zwischen z. B. Umweltbedingungen oder Krankheitserregern und bestimmten Krankheiten aufzuzeigen.

2.3 Beispiel 3: Studien über ungeklärte Asthmatodesfälle in England

Während früher das Hauptinteresse der Epidemiologie den Infektionskrankheiten galt, hat sich das Aufgabenfeld heute in den industrialisierten Ländern gewandelt, und es stehen chronische Erkrankungen wie z. B. Herz-Kreislauf-Krankheiten, Allergien oder rheumatische Erkrankungen, Unfälle und Behinderungen im Vordergrund.

Die Epidemologie versucht, neben der Ursache und den Faktoren, die die Häufigkeit und die Verteilung der Erkrankung bestimmen, v. a. auch das Ausmaß dieser Erkrankungen zu erfassen.

Das folgende Beispiel zeigt, wie epidemiologische Untersuchungen in zunehmendem Maße dazu beitragen können, von der Medizin selbst verursachte Krankheiten und Todesfälle aufzudecken.

Mitte der sechziger Jahre erschienen von klinisch tätigen Ärzten gelegentlich Berichte über Todesfälle bei Asthmatikern, die häufig sog. „Asthmasprays" benutzten. Epidemiologen in England und Wales gingen daraufhin diesem Phänomen nach. Sie fanden, daß in der Zeit zwischen 1961 und 1966 die Zahl der verkauften bzw. von Ärzten verschriebenen Asthmasprays stark zugenommen hatte und im gleichen Zeitraum auch die Todesfälle an Asthma bronchiale angestiegen waren. Die Todesursache Asthma hatte besonders stark bei Kindern im Alter von 10–14 Jahren zugenommen. In dieser Altersgruppe wurde in dem genannten Zeitraum eine Zunahme der Asthmatodesfälle auf das Siebenfache registriert. Nach Bekanntwerden dieser Beobachtungen wurde von den Epidemiologen der Behörde für die Sicherheit von Heilmitteln eine Warnung an alle Ärzte im Lande herausgegeben, die beinhaltete, mit der Verschreibung von Asthmasprays zurückhaltend zu sein und v. a. die Patienten selbst vor übermäßiger Anwendung der Sprays zu warnen. Seit der Informierung aller Ärzte im Lande über die Gefahren der Asthmasprays ging die Zahl der Todesfälle an Asthma in England und Wales wieder zurück.

Mit Hilfe einer gut geplanten Auswertung der Informationen auf den Totenscheinen und durch nachfolgende Intervention (Informierung aller Ärzte im Lande) konnten diese englischen Epidemiologen die Epidemie von Asthmatodesfällen stoppen.

Weitere Studien in den USA, Kanada und anderen europäischen Ländern kamen zu dem Ergebnis, daß in den einzelnen Ländern Asthmasprays mit ganz unterschiedlichen Konzentrationen an Wirkstoffen verkauft worden waren und entsprechend auch ganz andere Auswirkungen zu beobachten waren. So hatte man beispielsweise in den USA und in Kanada Asthmasprays mit höheren Wirkstoffkonzentrationen erst gar nicht zugelassen, wodurch in diesen Ländern auch keine derartigen Epidemien an Asthmatodesfällen registriert worden waren.

2.4 Der Aufgabenkatalog epidemiologischen Arbeitens

Die aufgeführten drei Beispiele spiegeln die Vielfalt der Aufgaben und Anwendungsgebiete der Epidemiologie wider. In anschaulicher Form lassen sich sechs Schlüsselfragen formulieren, die in der Praxis bezüglich der vielfältigsten Gesundheitsprobleme an die Epidemiologie gestellt werden.

1. Was? Was für ein Gesundheitsproblem liegt vor?
2. Warum? Warum tritt dieses Problem auf?
3. Wann? Zu welchem Zeitpunkt oder in welchem Zeitraum tritt dieses Problem auf?
4. Wie? Wie ist die Dynamik dieses Problems
5. Wo? An welchem Ort tritt dieses Problem auf?
6. Wer? Wer ist von diesem Problem betroffen?

Diese Fragen ziehen sich als „roter Faden" durch das breite Anwendungsspektrum der Epidemiologie.

M. Pflanz, der als Nestor der modernen deutschen Epidemiologie gilt, formulierte 1973 die wesentlichen Anwendungsgebiete der Epidemiologie. Bis heute, 25 Jahre später, hat sich praktisch nichts an diesem Aufgabenkatalog geändert. Von dem Ziel, diese Aufgaben erschöpfend gelöst zu haben, ist die Epidemiologie jedoch noch weit entfernt.

Folgende Aufgaben sind demnach dem Epidemiologen gestellt:

1. Untersuchung physiologischer Variablen in Beziehung zu anderen Variablen in den verschiedenen Bevölkerungsgruppen;
2. Ermittlung und Untersuchung von Faktoren, die ursächlich oder mitursächlich sind für die Entstehung und den Verlauf weitverbreiteter Erkrankungen (sog. „Kausalforschung"). Man kann durch epidemiologische Beobachtungen Zusammenhänge aufdecken, die wesentliche Hinweise auf kausale Beziehungen geben. Der Nachweis kausaler Beziehungen ist jedoch nur auf experimentellem Wege möglich;
3. Untersuchung und Beschreibung des natürlichen Verlaufs von Krankheiten durch Langzeitbeobachtungen;
4. Untersuchung der „Effizienz" (Wirksamkeit unter Berücksichtigung der Kosten) und „Effektivität" (Wirksamkeit alternativer Wege zum Erreichen eines Ziels) von Maßnahmen der „Prävention" (Krankheitsverhütung und Krankheitsfrüherkennung sowie Rückfallverhütung);
5. Beschreibung von räumlichen und zeitlichen Unterschieden der Krankheitshäufigkeit und Ermittlung der Ursachen hierfür;
6. Untersuchung der Folgen von Krankheiten (z. B. Arbeitsunfähigkeit, sozialer Abstieg, Invalidität, Tod);
7. Lieferung von Daten über die Krankheitshäufigkeit und -dauer für Zwecke der Gesundheitsverwaltung, der Sozialpolitik und der Planung.

Besonders in den letzten Jahren sind Epidemiologen auch an der Beurteilung von Effektivität und Effizienz des Gesundheitssystems beteiligt. Sie bestimmen z. B. die angemessene Dauer eines Krankenhausaufenthaltes bei bestimmten Leiden, den Wert einer Bluthochdruckbehandlung, die Effizienz hygienischer Maßnahmen zur Eindämmung von Durchfallerkrankungen oder den Einfluß des Bleigehalts im Benzin auf die menschliche Gesundheit.

2.5 Erfolgreich bewältigte Aufgaben

Für die großen Erfolge der Epidemiologie gibt es eine ganze Reihe von Beispielen. Hier seien nur einige, die von der Weltgesundheitsorganisation (WHO) oftmals zitiert werden, aufgeführt:

- Die weltweite Ausrottung der Pocken leistete einen großen Beitrag zur Gesundheit und zum Wohlbefinden von Millionen Menschen, v. a. in vielen der ärmsten Länder der Welt. Die WHO koordinierte über viele Jahre ein intensives Programm. Zum Erfolg des Ausrottungsprogramms trugen verschiedene Faktoren bei: das Engagement von Politikern auf der ganzen Welt, die Festlegung eines bestimmten Ziels und eines genauen Zeitplans, gut ausgebildetes Personal und eine flexible Vorgehensweise. Zudem besaß die Krankheit viele Eigenschaften, die ihre Ausrottung ermöglichten. Auch stand ein wirksamer, hitzestabiler Impfstoff zur Verfügung.
- Schon im Mittelalter wußte man, daß Quecksilber eine gefährliche Substanz ist. In neuerer Zeit ist es zu einem Symbol der Gefahren geworden, die von Umweltverschmutzungen ausgehen. In den sechziger Jahren leitete eine Fabrik im japanischen Minamata quecksilberhaltige Abwässer in eine kleine Bucht. Dadurch reicherte sich Methylquecksilber in Fischen an und führte zu schweren Vergiftungen bei Menschen, die Fische verzehrt hatten. Erst nach mehrjährigen Forschungsarbeiten konnte man schließlich die genaue Krankheitsursache identifizieren. Heute ist die Minimata-Krankheit eine der am besten dokumentierten umweltbedingten Krankheiten.
- Rheumatisches Fieber und rheumatische Herzkrankheit hängen mit Armut zusammen, v. a. mit schlechten und beengten Wohnverhältnissen, die eine Ausbreitung von Streptokokkeninfekten der oberen Atemwege fördern. Die Epidemiologie hat neben den Kenntnissen über die Ursachen von rheumatischem Fieber und rheumatischer Herzkrankheit auch zur Entwicklung von Verfahren zur Prävention der rheumatischen Herzkrankheit beigetragen. Darüber hinaus zeigten epidemiologische Studien die Bedeutung der sozialen und wirtschaftlichen Faktoren auf, die zu Ausbrüchen rheumatischen Fiebers und zur Ausbreitung streptokokkeninduzierter Racheninfekte beitragen. In den Industrieländern tritt die Krankheit nur noch vereinzelt in sozial und wirtschaftlich benachteiligten Bevölkerungsgruppen auf. In vielen Entwicklungsländern ist die rheumatische Herzkrankheit dagegen immer noch eine der häufigsten Herzkrankheiten.
- Jodmangel tritt in bestimmten Bergregionen verbreitet („endemisch") auf. Er führt zum Verlust von körperlicher und geistiger Energie und zu einer unzureichenden Produktion der jodhaltigen Schilddrüsenhormone. Im Jahr 1915 wurde die endemische Struma als die am leichtesten zu verhindernde Krankheit bezeichnet, und im gleichen Jahr wurde in der Schweiz die Verwendung von jodiertem Speisesalz vorgeschlagen, um die Struma einzudämmen. Die prophylaktischen und therapeu-

tischen Wirkungen des Jods waren beeindruckend, und 1924 wurde in vielen Ländern jodiertes Speisesalz in großem Maßstab eingeführt. Die Epidemiologie hat damit zur Wahrnehmung und zur Lösung des Jodmangelproblems beigetragen. Neben Präventionsmaßnahmen wurden Verfahren, um die Programme zur Verbesserung der Jodversorgung zu überwachen, entwickelt.

- Bluthochdruck (Hypertonie) ist in Industriestaaten wie auch in Entwicklungsländern ein wichtiges Gesundheitsproblem. Trotz unterschiedlicher Lebensverhältnisse leiden in den USA und in Teilen Chinas 20% der 35- bis 65jährigen an Bluthochdruck. Die Epidemiologie hat das Ausmaß des Problems definiert, den Verlauf und das Ergebnis des Leidens aufgezeigt und die gesundheitlichen Folgen des unbehandelten Bluthochdrucks dokumentiert. Sie hat den Wert der Behandlung dargelegt und dazu beigetragen, den Blutdruckwert festzulegen, bei dem eine Behandlung einsetzen soll.
- Vor allem in den Industrieländern stellt Tabakrauchen heute die wichtigste Ursache der erhöhten Lungenkrebssterberate dar. Daneben gibt es jedoch noch weitere Ursachen, z. B. Asbeststäube und die Luftverschmutzung in den Städten. Rauchen und Asbestexposition wirken synergetisch. Daher weisen Arbeiter, die rauchen und zusätzlich Asbeststäuben ausgesetzt sind, eine äußerst hohe Lungenkrebsrate auf. Epidemiologische Studien konnten die Bedeutung verschiedener Umweltfaktoren für die Entstehung dieser Krankheit quantifizieren.
- Von allen Verletzungen sind Hüftfrakturen für die größte Zahl von Krankenhaustagen verantwortlich und verursachen hohe volkswirtschaftliche Kosten. Die meisten Hüftfrakturen resultieren aus Stürzen, und der überwiegende Teil der sturzbedingten Todesfälle wiederum ist auf Folgen von Komplikationen bei Frakturen v. a. älterer Menschen zurückzuführen. Der Anteil älterer Menschen an der Bevölkerung steigt. Wenn keine Präventivmaßnahmen getroffen werden, wird die Häufigkeit bzw. die „Inzidenz" an Hüftfrakturen vermutlich in gleichem Ausmaß zunehmen. Der Epidemiologie kommt bei dieser Untersuchung der veränderbaren Faktoren im Bemühen, die Belastung durch diese Frakturen zu mindern, große Bedeutung zu.
- Die Zahl der tatsächlich aufgetretenen Fälle von erworbenem Immundefektsyndrom (Aids) liegt wahrscheinlich weit über der Zahl der gemeldeten. Das wahre Ausmaß der Krankheit wird aus der Zahl der Menschen mit Aids und verwandten Erkrankungen und der Zahl der Menschen deutlich, die mit dem für die Krankheit verantwortlichen humanen Immundefektvirus (HIV) infiziert sind. Die als Vollbild Aids bezeichneten klinischen Krankheitsbilder führen zu einer hohen Sterblichkeitsrate. Neue, teure Arzneimittel zeigen vorerst allenfalls aufschiebende Wirkung. Epidemiologische Studien sind unentbehrlich für das Erkennen der Epidemie, die Festlegung des Ausbreitungsmusters, die Identifizierung von „Risikofaktoren" und die Beurteilung von Maßnahmen, die der Behandlung der Krankheit und der Überwindung der Epidemie dienen.

3
Der Ansatz des epidemiologischen Arbeitens

In den letzten 25 Jahren haben sich die Prinzipien zur Durchführung und Interpretation von epidemiologischen Untersuchungen drastisch gewandelt. Während früher

Studien mit „gesundem Menschenverstand" durchgeführt, Regeln „über den Daumen gepeilt" angewandt wurden und Intuition und Erfahrung das epidemiologische Denken dominierten, hat sich heutzutage ein formales Konzept herauskristallisiert, das eine einheitliche Vorgehensweise zur Planung und Interpretation epidemiologischer Arbeit beinhaltet. Diese Prinzipien leiten quasi den Epidemiologen bei der Lösung der verschiedensten Gesundheitsprobleme in der Bevölkerung. „Gesunder Menschenverstand" und Erfahrung sind zwar weiterhin für den epidemiologischen Forscher von Nutzen, die Wissenschaft ist jedoch ganz allgemein zunehmend von strukturiertem Vorgehen geprägt.

Ein erfolgreicher und verantwortungsvoller Einsatz der Epidemiologie erfordert somit sorgfältige methodische Überlegungen und Entscheidungen über den Sinn und die Verhältnismäßigkeit jeder geplanten Aktion. Nur so können die gestellten Ziele und Aufgaben zufriedenstellend erfüllt werden, und nur so ist es später auch möglich, Vergleiche zwischen Ergebnissen verschiedener epidemiologischer Untersuchungen anstellen zu können.

Im folgenden werden die verschiedenen Schritte des epidemiologischen Arbeitens dargestellt.

3.1
Schritt 1: Formulierung des Untersuchungsziels

Am Anfang stehen das Erkennen eines Problems und die Formulierung von Fragestellungen, d. h. die klare Definition des Ziels der Untersuchung.

Dazu gehören die Entwicklung eines Modells über den zu bearbeitenden Sachverhalt und eine Formulierung der inhaltlich begründeten („plausiblen") Hypothese. Hiervon hängt wiederum die Auswahl der Untersuchungsmethode bzw. die Festlegung des Studientyps ab. Je klarer die Definition der Ziele/Arbeitshypothesen ist, desto klarer werden am Ende der Untersuchungen die Aussagen sein.

Die Entwicklung eines Modells dient der späteren Interpretation und Bewertung der Studienergebnisse. Jede Wissenschaft pflegt die Naturerscheinungen, die sie beschreibt, in Form von Modellen anschaulich darzustellen. In diesem Sinne sind Modelle quasi verkleinerte und dadurch überschaubare Nachbildungen der Natur. Zum Zwecke wissenschaftlicher Erklärungen werden Modelle in der Regel so konstruiert, daß die Natur, die hochkompliziert und komplex ist, vereinfacht dargestellt wird. Dies wird erreicht, indem alle unnötigen Details fortgelassen werden.

Neben der Darstellung von Naturvorgängen verfolgen Modelle in der Epidemiologie jedoch noch einen weiteren Sinn. Wenn der Epidemiologe ursächliche Faktoren über eine bestimmte Krankheit aufdecken möchte, geht er so vor, daß er versucht, das überzufällig häufige gemeinsame Auftreten von Naturerscheinungen durch zugrundeliegende Ursache-Wirkungs-Verhältnisse zu erklären. Das Modell dient in diesem Fall also dazu, den Häufigkeitszusammenhang so darzustellen, daß bestimmte Erscheinungsmerkmale als Ursachen für andere Erscheinungsmerkmale („Wirkung") unmittelbar verständlich werden. Bei einem überzufälligen Häufigkeitszusammenhang dieser Art spricht man auch von einer „Korrelation".

Bei den Infektionskrankheiten sind z. B. solche Modelle meist sehr einfach. Robert Koch entdeckte und entwickelte ein Modell für die Entstehung der Infektionskrankheiten. Dieses Modell geht von den drei Elementen „Wirt" (z. B. der infizierte Mensch)

– „Erreger" (z. B. Malariaerreger) oder „Agens" – „Umwelt" (z. B. Übertragung durch die Stechmücke) aus. Das für die Infektionskrankheiten entwickelte Modell ist jedoch allgemeingültig. So kann es auch auf die Entstehung von chronischen Krankheiten, die nicht infektiös sind, angewandt werden.

Ein Beispiel hierfür sind die Herz-Kreislauf-Krankheiten. Auch in diesem Beispiel müssen „krankmachende Einflüsse" (z. B. hoher Cholesterinspiegel) aus der „Umwelt" (z. B. aus der Nahrung) auf einen „Wirt", nämlich den erkrankenden Menschen, einwirken, so daß Umwelt, krankmachender Einfluß und Mensch eine enge Beziehung darstellen.

Im Unterschied zu den Infektionskrankheiten ist jedoch bei den chronischen Erkrankungen der krankmachende Einfluß oftmals immer noch nicht bekannt. Die Forschung ist auf diesem Gebiet auf dem Stand von John Snow, der zum damaligen Zeitpunkt noch nichts über Erreger als Ursache der Choleraepidemie wußte. Ein weiterer Unterschied ist, daß es bei den chronischen Erkrankungen in der Regel nur durch das Zusammenwirken von mehreren Krankheitsursachen bzw. Risikofaktoren (z. B. hoher Cholesterinspiegel, Bewegungsmangel und Übergewicht) zur Erkrankung (z. B. zum Herzinfarkt) kommt. Ferner setzen bei den chronischen Erkrankungen die Risiken nicht plötzlich wie bei vielen Infektionskrankheiten ein, sondern sie wirken über einen langen Zeitraum auf den menschlichen Organismus ein. Zudem hat man erst in den letzten Jahren herausgefunden, daß viele Risikofaktoren unter normalen Bedingungen nicht krankmachend wirken, sondern daß erst ihre übermäßige Intensität (z. B. einseitige fettreiche „Fast-food-Ernährung" im Falle des Herzinfarktes) und ihre Dauer krankmachende („pathogene") Wirkungen entfalten.

Alle diese Unterschiede machen deutlich, daß die klare Zielsetzung, also die Arbeitshypothese, bei chronischen Krankheiten sehr viel schwieriger und komplexer ist als bei den meisten Infektionskrankheiten. Es ist daher heute um so wichtiger, daß die Epidemiologie eng mit anderen Disziplinen wie etwa der Grundlagenforschung (z. B. Biochemie oder Immunologie) zusammenarbeitet.

Aus diesen Ausführungen zu der Entwicklung von Modellen wird deutlich, daß diese notwendig sind, um im Rahmen einer epidemiologischen Untersuchung die Behauptung („Hypothese") abzuleiten, ein bestimmter Risikofaktor (z. B. Rauchen) sei die Ursache für eine Krankheit (z. B. Lungenkrebs). Wie bereits erwähnt, muß man sich jedoch zu Beginn der Studie eine Vorstellung davon machen, nach welchen Faktoren man sucht, da keine Studie „blind", d. h. rein nach Zufälligkeiten, vorgehen sollte. So macht es beispielsweise wenig Sinn, nach einem Zusammenhang zwischen dem Auftreten eines Herzinfarktes und der Haarfarbe eines Menschen zu suchen. Dagegen macht es Sinn, den Zusammenhang von Herzinfarkt und Übergewicht zu prüfen.

Die Art der Formulierung einer Hypothese oder Zielsetzung im Rahmen einer Studienplanung hängt wiederum stark von der gewählten Methode bzw. dem Studientyp ab.

So können Hypothesen bei Querschnittsuntersuchungen auf die Häufigkeit und Verteilung von Krankheiten oder Risikoprofilen in der Population gerichtet sein, wobei möglichst fehlerarme Schätzungen, die auf einer „repräsentativen" (d. h. typischen) Stichprobe der Bevölkerung basieren, erforderlich sind.

Bei Längsschnittuntersuchungen können Hypothesen über die Abhängigkeit von Krankheitsverteilungen von sog. „Expositionen" (d. h. Bedingungen, denen der menschliche Organismus ausgesetzt ist wie z. B. der Risikofaktor „Rauchen") untersucht werden.

Bei experimentellen Studien schließlich werden bereits vorliegende Hypothesen, die z. B. aus klinischen Untersuchungen abgeleitet wurden, bezüglich der Einflußfaktoren auf die Entwicklung von Erkrankungen hin überprüft.

3.2 Schritt 2: Festlegung der zu untersuchenden Größen

Nach dem Erkennen des Problems und der Formulierung einer Arbeitshypothese folgt als nächster Schritt in der Planung und Durchführung einer Studie die Festlegung der zu untersuchenden Größen und ihre Operationalisierung, d. h., die Größen müssen präzisiert werden.

Die Festlegung der zu untersuchenden Größen beinhaltet, daß die betroffene Population, bei der die epidemiologische Untersuchung durchgeführt werden soll und für die eine Aussage gelten soll, klar definiert werden muß.

Dieses ist die Voraussetzung für die Auswahl einer Stichprobe (z. B. alle über 65jährigen Männer in Nordrhein-Westfalen), die eine Teilgruppe der Studienpopulation darstellt. Man spricht hingegen von einer Vollerhebung, wenn alle Personen der Grundgesamtheit, d. h. alle Personen der interessierenden Population (z. B. alle über 65jährigen Männer in Deutschland), untersucht werden.

Es ist ein Grundanliegen der Epidemiologie und speziell der Statistik, aus den Untersuchungsergebnissen einer Stichprobe Schlußfolgerungen bezüglich der zugrundeliegenden Population (d. h. der Gesamtmenge aller Personen) zu ziehen. Hierbei ist auf Repräsentativität zu achten. Repräsentativität bedeutet, daß die Stichprobe mit einem geringen bzw. abschätzbaren Fehler die reale Bevölkerung widerspiegelt. Dies ist am ehesten bei häufig vorkommenden Merkmalen der Fall, denn seltene Merkmale werden auf diese Weise in der Regel nicht hinreichend erfaßt. Doch gerade hierbei kann es sich um diejenigen Bevölkerungsmerkmale handeln, die für epidemiologische oder sozialmedizinische Fragestellungen besonders interessant sind wie etwa die soziale Lage.

Es ist also exakt festzulegen, wie und unter welchen Bedingungen die Stichprobe gezogen wird. Bei dieser Prozedur einer Definition der betroffenen und zu untersuchenden Population sowie der Stichprobenziehung können ganz erhebliche Fehler (sog. „Bias“) auftreten, da sich ja letztlich die untersuchte Stichprobe mehr oder weniger deutlich von der zu untersuchenden Population unterscheiden kann.

Will man z. B. über das Verhalten von Schulkindern in einem Bundesland Auskunft erhalten (z. B. über deren Rauchgewohnheiten), so ist die betroffene Population die Gesamtpopulation aller Schulkinder des Bundeslandes. Wählt man als die zu untersuchende Stichprobe z. B. die Population einer Großstadt und selektiert dort wiederum aus einem Stadtbezirk zwei Schulen aus, so hat man einen „Selektionsbias“. Denn es ist nicht anzunehmen, daß Schulkinder in einer Großstadt das gleiche Rauchverhalten zeigen wie etwa Schulkinder in einer ländlichen Umgebung. Zudem ist das Rauchverhalten bei Schulkindern verschiedener Schultypen (z. B. Hauptschulen oder Gymnasien) unterschiedlich, und es können u. U. den Stadtbezirken einer Großstadt unterschiedliche soziale Lagen zugeordnet werden, was sich wiederum in einem unterschiedlichen Rauchverhalten der Schulkinder ausdrücken kann.

Wichtig für die Auswahl der zu untersuchenden Stichprobe ist es ferner zu prüfen, welche Voraussetzungen in der Population bestehen, um die Untersuchung erfolgreich durchführen zu können. Insbesondere für Längsschnittuntersuchungen, in denen eine Population über einen Zeitraum hinweg „verfolgt" bzw. zu verschiedenen Zeitpunkten untersucht wird, sind verläßliche Schätzungen der Beteiligungsquote und zur Rate des vorzeitigen Ausscheidens aus der Untersuchung (sog. „Drop-out-Rate") vorzunehmen.

Für die Beurteilung der Durchführbarkeit einer Studie ist es erforderlich, die Durchführbarkeit der einzelnen Untersuchungsmethoden exakt zu bestimmen. Dadurch können der Aufwand und die Studienakzeptanz seitens der „Probanden", d.h. seitens der zu untersuchenden Personen, abschätzt werden. Dieses ist möglich, indem entweder Informationen aus vorhergehenden Untersuchungen hinzugezogen werden oder indem eine sog. „Pilotstudie" zur Erprobung durchgeführt wird.

In der Regel gibt es zu jeder Studie eine schriftliche Anleitung (sog. Untersucher-Manual). Aus ihr muß klar hervorgehen, welche diagnostischen Kriterien oder Kategorien für die Definition der zu untersuchenden Krankheiten oder Merkmale in „standardisierter", d.h. in einheitlicher bzw. vergleichbarer Form, erfaßt werden müssen. Bei dieser Auswahl müssen klare Prioritäten im Hinblick darauf gesetzt werden, welche Merkmale für die Beantwortung der Hypothese unbedingt erforderlich und auch realisierbar sind und welche Merkmale nicht unbedingt erforderlich sind. Dieses Prinzip wurde bereits unter Schritt 1 erwähnt.

Darüber hinaus ist genau festzulegen, welche Bedingungen für die Durchführung der einzelnen Untersuchungen bestehen, d.h. welche Grenzwerte z.B. nicht über- oder unterschritten werden dürfen und wo die Grenzen für normales (oder richtiges oder vorhandenes oder positives usw.) oder pathologisches (oder falsches oder nicht vorhandenes oder negatives) Verhalten oder gar Grenzbereichsverhalten zu ziehen sind. Ferner ist festzulegen, wie die Hierarchie der Untersuchungsverfahren ist und welche Schlußfolgerungen letztlich aus den Ergebnissen der einzelnen Untersuchungen für den weiteren Verlauf der Studie gezogen werden.

Ein wesentlicher Punkt in der Planung einer Studie ist es auch, den genauen Untersuchungsablauf (methodisch, zeitlich und örtlich) zu bestimmen. Er muß sich in einem Kodierungsbeleg für die spätere Datenverarbeitung niederschlagen. Bei experimentellen Studien muß so z.B. der Endpunkt, bei dem die Studie abzubrechen ist, festgelegt werden.

Weitere Punkte sind die Zusammenstellung eines Studienteams und die Festlegung einer Auswertungsstrategie. Innerhalb des Studienteams müssen die verschiedenen Aufgaben und Verantwortlichkeiten bereits zu Beginn der Untersuchung klar definiert sein. Dazu gehören auch das Training und eine Qualitätskontrolle der an der Studie Beteiligten. Die Festlegung der Auswertungsstrategien beinhaltet z.B. auch Strategien zur Dateneingabe, Datenverarbeitung und Datenhaltung.

Alle unter Schritt 1 und 2 formulierten Planungs- und Organisationsschritte werden in der Regel in dem bereits erwähnten Untersuchungs-Manual schriftlich fixiert. Diese Dokumentation stellt die wichtigste Unterlage vor Beginn einer epidemiologischen Untersuchung dar. Zusammenfassend sind dabei folgende Gliederungspunkte zu beachten:

- Begründung der Studie, Zielsetzung und Arbeitshypothesen,
- Definition und Charakterisierung der betroffenen Population,

- Definition der zu untersuchenden Population (Stichprobengewinnung, Ausschlußkriterien),
- Formulierung von Gütekriterien hinsichtlich der zu untersuchenden Population (Repräsentativität, Beteiligungsrate, Ausscheiderquote),
- Definition der Untersuchungsmerkmale und diagnostischen Kriterien (Prioritäten, Grenzwerte),
- Festlegung des Untersuchungsablaufs (methodisch, zeitlich, räumlich),
- Definition von Endpunkten für die Untersuchung,
- Kodierungsangaben für die spätere Datenverarbeitung,
- Definition des Untersucherstabes und seiner Aufgaben und
- Festlegungen zur Auswertung.

3.3 Schritt 3: Wahl des Studiendesigns

Auf die Definition der zu untersuchenden Größen und ihrer Operationalisierung folgt die Wahl eines Studiendesigns, das der Situation und der Fragestellung angemessen ist.

An anderer Stelle werden die verschiedenen Studientypen betrachtet und die Probleme bei ihrer Auswahl zur Erforschung von Gesundheit und Krankheit beschrieben. Es soll daher an dieser Stelle auf eine ausführlichere Darstellung dieses Schrittes verzichtet werden.

Die Festlegung der Studienmethode bildet jedoch die Grundlage für den nächsten Schritt, nämlich die Feldarbeit.

3.4 Schritt 4: Erhebung der Daten

Im Rahmen der Feldarbeit werden die Daten, die für das Prüfen der Arbeitshypothese relevant sind, erhoben und für eine Auswertung vorbereitet bzw. „aufbereitet".

Dieser Schritt gehört zu den wichtigsten Aufgaben in der Planung und Durchführung einer Studie. Er umfaßt die Analyse aller bereits vorliegenden Informationen. Das Ausmaß der Analyse hängt ganz entscheidend davon ab, wie umfassend und neu die mit der epidemiologischen Studie zu prüfenden Hypothesen sind. Auch ist es ein Ziel dieser Analyse, schon vorliegende Daten hinsichtlich einer möglichen Abhängigkeit von „Variablen" bzw. Faktoren wie Alter, Geschlecht, soziale Lage usw. sowie hinsichtlich Diagnose- oder Klassifikationsgewohnheiten (z. B. ICD-Kodierung) in verschiedenen Ländern auszuwerten.

Die für epidemiologische Forschungen brauchbarsten Daten erhält man bei speziell zu diesem Zweck initiierten Untersuchungen an definierten Bevölkerungsgruppen bzw. repräsentativen Stichproben dieser Population. Ein Problem dieser Art der Datenerhebung besteht darin, daß man bei solchen Studien u. U. nur „institutionalisierte" Personen erfaßt, d. h. nur Personen, die sich in einer Institution wie etwa einem Krankenhaus, einem Rehabilitationszentrum oder einem Gefängnis aufhalten, Personen hingegen, die längere Zeit von ihrem Wohnort abwesend sind (z. B. Arbeiter auf Montage), nicht erfaßt. In diesen Fällen werden hohe Beteiligungsraten nur unter größtem Aufwand erreicht. Daher sind Epidemiologen bemüht, Studien etwa in Schulen oder Betrieben durchzuführen. Wenn das Ziel einer solchen Studie das Auffinden ursächlicher Faktoren von Krankheiten ist, dann sind die genannten speziellen Bevölkerungsgruppen durchaus dafür geeignet. Allerdings ist die Übertragung der Ergebnisse auf die Gesamtbevölkerung nur mit Einschränkung möglich, da die untersuchte Bevölkerungsgruppe nicht zwangsläufig für die Gesamtpopulation repräsentativ sein muß. Dieses Problem wurde bereits an anderer Stelle unter Planungsschritt 2 dargestellt.

Aus verschiedensten Gründen – wie zeitlichen, finanziellen, personellen oder organisatorischen Engpässen – ist es nicht immer möglich und sogar teilweise auch nicht erforderlich, eigene Daten zu sammeln und zu analysieren, um eine bestimmte Fragestellung klären zu können. Deshalb sollte zu Beginn der Feldarbeit prinzipiell überlegt werden, ob nicht bereits routinemäßig erhobene und aufbereitete Daten zur Analyse genutzt werden können.

Da in der Bundesrepublik Deutschland bedauerlicherweise routinemäßig gesammelte Daten und dabei insbesondere Daten von den Sozialversicherungsträgern und den Gesundheitsämtern von ganz unterschiedlicher Qualität und zudem nicht zentral verfügbar sind, wurden die verfügbaren Datenquellen nach ihrer Verwendbarkeit für die Forschung in drei Kategorien eingeteilt:

1) für die epidemiologische Forschung geeignet,
2) für begrenzte Fragestellungen geeignet und
3) für eidemiologische Forschung weniger geeignet.

So sind Daten der gesetzlichen Krankenversicherung am ehesten für verwaltungstechnische und weniger für epidemiologische Zwecke geeignet. Dies gilt z. B. für die Daten über Krankenstand, Krankenhausbehandlung, Krankenhausverweildauer und Arbeitsunfähigkeit. Da die Diagnosen auf Krankenscheinen oder Arbeitsunfähigkeitsbescheinigungen häufig nicht mit den Diagnosen im wissenschaftlichen Sinne übereinstimmen, besteht hier eine besondere Schwachstelle. Diese Daten sind somit für epidemiologische Zwecke weniger geeignet. Sie dienen vielmehr als Orientierungshilfe z. B. im Krankenhausbetrieb.

Ein weiteres Problem liegt darin, daß die Daten oftmals unzweckmäßig oder unvollständig dokumentiert sind. Auch ist der „Nenner" für die Berechnung von „Inzidenzen" und „Prävalenzen" nicht exakt bestimmbar. Das hängt damit zusammen, daß in der sozialen Krankenversicherung nur die Hauptversicherten genau erfaßt sind, während über die Mitversicherten nur Schätzwerte bekannt sind. Ferner ist die Alters- und Geschlechtsverteilung der Angehörigen der Hauptversicherten in den meisten Fällen nicht bekannt. Man spricht davon, daß diese Dokumentation nicht „personenbezogen" ist.

Entsprechendes gilt für die Daten der gesetzlichen Rentenversicherung. Darüber hinaus spielen bei dieser Datenquelle aus medizinischen und sozialen Gründen Auslesefaktoren eine Rolle. Ein Beispiel für die sinnvolle Nutzung dieser Daten ist jedoch die Untersuchung wichtiger Fragestellungen wie z. B. der Gründe für Frühinvalidität.

Die Gesundheitsämter verfügen zwar über eine Reihe verschiedener Datenquellen, für epidemiologische Zwecke sind jedoch nur einige brauchbar – wie etwa die dokumentierten Tuberkulosefälle oder Salmonellenerkrankungen.

Die im Rahmen der schulärztlichen Untersuchung anfallenden Daten werden bislang nur in einigen Bundesländern wie z. B. in Hamburg oder Nordrhein-Westfalen nach festgelegten und standardisierten Kriterien erhoben und ausgewertet. Diese Datenquelle ist jedoch für epidemiologische Fragestellungen hervorragend geeignet. So wäre es beispielsweise möglich, Langzeitbeobachtungen an einer Schülerkohorte durchzuführen. Erst kürzlich konnte z. B. anhand von schwedischen Daten der schulärztlichen Untersuchung ein Zusammenhang zwischen dem Geburtsgewicht eines Kindes und der späteren Entwicklung eines Bluthochdrucks nachgewiesen werden. Untersuchungen dieser Art sind bedauerlicherweise in Deutschland bislang nicht durchgeführt worden.

Krankenhausdaten, die in der sog. Krankenhausdiagnosestatistik dokumentiert werden, sind trotz einiger Schwachpunkte für epidemiologische Untersuchungen seltener Erkrankungen nahezu unentbehrlich. So werden sie z. B. für „Fall-Kontroll-Studien" herangezogen. Für seltene Erkrankungen gibt es sogar keine brauchbare Alternative zu dieser Datenquelle.

Mit Fall-Kontroll-Studien, die auf Krankenhausdaten basierten, wurden in der Vergangenheit u. a. so wichtige Befunde wie die Zusammenhänge zwischen Rauchen und Lungenkrebs sowie zwischen kardiovaskulären Risikofaktoren (z. B. Bluthochdruck) und Herzinfarkt erstmals erhoben.

Krankheitsregister stellen eine Datenquelle dar, mit der alle Personen, die an einer definierten Erkrankung leiden, erfaßt werden. Sie sind sowohl für die Ursachenforschung („Ätiologieforschung") als auch für die gesundheitspolitische Planung der medizinischen Versorgung der Bevölkerung von großer Bedeutung.

So sind beispielsweise Krebsregister in der Lage, Aussagen über die Verbreitung und die zeitliche Entwicklung von Krebserkrankungen zu ermöglichen. Meldungen erhalten die Krebsregister in der Regel von den beteiligten Kliniken. Die Veröffentlichung der Daten in Form von Routineberichten erfolgt bislang im Durchschnitt etwa drei Jahre nach Meldung der Erkrankung. Zur Klärung spezieller Fragestellungen wie z. B., ob in einer bestimmten Region ein „Cluster" (d. h. eine überzufällige Häufung) an kindlichen Leukämien vorliegt, können die Daten jedoch auch recht schnell verfügbar sein und analysiert werden.

Ein weiteres Beispiel eines „Registers" ist die Dokumentation von angeborenen Fehlbildungen.

„... In der Bundesrepublik Deutschland besteht z. Z. ein erhebliches Informationsdefizit über das Fehlbildungsgeschehen. Damit können mögliche, neu auftretende Gefährdungen der Bevölkerung nicht rechtzeitig erkannt werden, und es fehlt eine wesentliche Basis für die systematische Erforschung von Fehlbildungsursachen ..." So lautete 1993 die Schlußfolgerung des Wissenschaftlichen Beirats der Bundesärztekammer. Daraufhin wurde die Arbeitsgemeinschaft der Leitenden Medizinalbeamtinnen und -beamten (AGLMB) der Länder (seit Anfang 1998 in Arbeitsgemeinschaft der obersten Landesgesundheitsbehörden, AOLG, umbenannt), die ein vorbereitender Ausschuß der Gesundheitsministerkonferenz ist, damit beauftragt, eine Projektgruppe einzurichten. Diese Projektgruppe hatte den Auftrag, bisherige Möglichkeiten und den Nutzen der Erfassung angeborener Fehlbildungen zu prüfen, ggf. Verfahren zur besseren Nutzung vorhandener Daten weiterzuentwickeln und Modellprojekte zu initiieren. Mittlerweile erarbeitete diese Projektgruppe einen Verfahrensvorschlag zur medizinisch umfassenden und flächendeckenden Dokumentation angeborener Fehlbildungen. In diesem Fall wurde jedoch bewußt auf die Bezeichnung „Register" verzichtet, da sie für die Betroffenen eine Stigmatisierung bedeuten könnte. Bei diesem Verfahrensvorschlag wurde die bereits flächendeckend bestehende Struktur der Perinatalerhebung in den einzelnen Bundesländern genutzt. Die Perinatalerhebung wurde Anfang der 80er Jahre als Instrument der Qualitätssicherung in der Geburtshilfe eingeführt. Sie erfaßt neben anderen Merkmalen u. a. ausgewählte angeborene Fehlbildungen standardisiert.

Schließlich seien als Datenquelle auch die Mortalitätsdaten genannt. Es handelt sich hierbei um Informationen auf den Totenscheinen. Die Mortalitätsstatistik ist die nahezu vollständigste Statistik des Gesundheitswesens in Deutschland. Die „Validität" (die Gültigkeit) der Diagnose auf dem Totenschein ist allerdings eingeschränkt bzw. für die verschiedenen Diagnosen unterschiedlich. So ist sie z. B. für leicht zu diagnostizierende Erkrankungen wie Lungenkrebs oder Leukämie sehr gut, hingegen für andere Erkrankungen wie kardiovaskuläre Erkrankungen oder „Ateriosklerose" (Arterienverkalkung) weniger gut. Zu diesem Ergebnis sind gezielte Studien gekommen. Die Bedeutung der Auswertung von Mortalitätsdaten liegt v. a. in der Ätiologieforschung und in der Überwachung des Gesundheitszustandes einer Bevölkerung. Diese letzte Funktion bezeichnet man auch als „Surveillance".

Sektionsstatistiken, d. h. Daten, die vom Pathologen an Verstorbenen gewonnen werden, haben zwar den Vorteil großer diagnostischer Genauigkeit, unterliegen aber in weit höherem Maße als alle anderen bislang genannten Datenquellen einer starken Auswahl („Selektion", dieser Begriff wurde bereits zuvor als eine Form eines „Bias" erklärt) des Untersuchungsmaterials. Es ist daher nur mit großen Einschränkungen möglich, aus diesen Daten zuverlässige, valide Schlüsse auf Häufigkeit und Verbreitung von Krankheiten und über ihre Ursachen zu ziehen. Diese Einschränkung trifft jedoch dort nicht zu, wo alle Todesfälle wie etwa in Schweden seziert werden.

Abschließend ist zu bemerken, daß die für die verschiedenen Datenquellen verantwortlichen Stellen davon überzeugt werden müssen, daß es eine sinnvolle Aufgabe ist, die routinemäßig gesammelten Daten in einer Form zu erheben, die eine epidemiologische Auswertung erlaubt.

3.5 Schritt 5: Berechnung der Zielgrößen

Der fünfte Schritt in der Planung und Durchführung epidemiologischer Studien ist nach der formalen Aufbereitung der Daten die Berechnung der am Anfang der Studie festgelegten Zielgrößen.

Unabhängig von den jeweiligen disziplinären Interessen an der Epidemiologie sind wichtige Prinzipien der Messung und Ermittlung von Gesundheitsproblemen für alle Forschungsrichtungen gemeinsamer methodischer Standard.

Alle unter Schritt 1 bis 6 formulierten Ziele einer epidemiologischen Studie können jedoch nicht allein anhand von absoluten Zahlen erreicht werden. Vielmehr ist erst die Berechnung verschiedener Maße und Raten und der Vergleich unterschiedlicher Zahlen von Nutzen für die Beurteilung der gesundheitlichen Situation der Bevölkerung.

So beinhalten diese Prinzipien die Beschreibung und Definition von Maßzahlen wie „Inzidenz" und „Prävalenz", „Assoziationsmaße" und „Interaktionsmaße".

3.6 Schritt 6: Bewertung der Ergebnisse

Den Abschluß bei der Planung und Durchführung einer epidemiologischen Untersuchung bildet die Bewertung der Ergebnisse im Hinblick auf die im Modell formulierte Hypothese und die Ableitung von Schlußfolgerungen über die bearbeitete Fragestellung.

Die Aussage der Studie muß sowohl unter dem Gesichtspunkt der inhaltlichen und fachlichen Plausibilität als auch ihrer statistischen Aussagekraft bzw. Güte überprüft werden.

Epidemiologische Aussagen beruhen in der Regel auf Vergleichen (z.B. Kranke vs. Nichtkranke, Gesunde vs. Nichtgesunde). Verläßliche und vergleichbare Aussagen machen es erforderlich, daß bei der Untersuchung standardisierte Methoden angewandt werden. Denn die methodischen Differenzen können u. U. größer sein als die tatsächlichen Unterschiede bzw. Unterschiede vortäuschen. Hinzu kommt, daß an einer Studie i. allg. mehr als ein Untersucher beteiligt ist (sog. Problem der „Untersucher-Variabilität“). Damit ist die dringliche Notwendigkeit gegeben, ein einheitliches, standardisiertes Vorgehen in Methodik und Technik zu erreichen, um die Ergebnisse der verschiedenen Untersucher zusammenbringen bzw. „poolen“ zu können. Nur so ist auch eine Vergleichbarkeit mit anderen, ähnlichen Studien zu erzielen.

Falls nicht oder nur teilweise standardisierte Methoden verwendet wurden, sind die daraus resultierenden Ergebnisse stets mit Skepsis zu bewerten.

Werden verschiedene Untersuchungen miteinander verglichen, dann muß sichergestellt sein, daß nicht nur methodische Unterschiede interpretiert werden, sondern auch Differenzen zwischen Situationen und Problemstellungen. So darf es einerseits nicht an Zeit, Mitteln und Standardisierung bei der Erfassung von Meßwerten fehlen, andererseits ist eine Qualitätskontrolle von Daten fast immer an die exakte Angabe von Zahlen gebunden und kann sich nur in den seltensten Fällen auf Meinungen oder Eindrücke beschränken.

Für die Prüfung der Güte bzw. Qualität eines Ergebnisses gibt es zwei Hauptkriterien:

- Reliabilität (Synonyme: Wiederholbarkeit, Präzision, Reproduzierbarkeit) und
- Validität (Synonyme: Gültigkeit, Zuverlässigkeit).

Unter Reliabilität versteht man die Übereinstimmung bzw. die Verläßlichkeit zwischen wiederholten und unabhängigen Messungen. Sie hat zwei Komponenten, die eine ist abhängig von der Untersucher-Variabilität, die andere von der Objekt-Variabilität.

Die bei einem Untersucher begründete Variabilität (sog. „Intra-Untersucher-Variabilität“) tritt in den meisten Fällen durch eine zufällige Variation der Meßwerte oder durch eine mangelnde Präzision der Meßmethode selbst auf.

Die zwischen verschiedenen Untersuchern auftretende Variabilität (sog. „Inter-Untersucher-Variabilität“) ist vorwiegend durch systematische Unterschiede zwischen den Messungen bedingt.

Die Objekt-Variabilität kann entweder durch zufällige Variation oder aber durch systematische fehlerhafte Variabilität bedingt sein. Zufallsfehler beeinflussen die

Messung von Zusammenhängen zwischen verschiedenen Variablen. Ihr Ausmaß kann jedoch einerseits geschätzt werden, andererseits ist es möglich, den Fehler z. B. durch eine Vergrößerung des Stichprobenumfanges zu reduzieren. Das heißt, je mehr Personen in einer Untersuchung beobachtet werden, desto genauer ist das Studienergebnis. In systematisch fehlerhaften Untersuchungen kann der Fehler weder geschätzt noch reduziert werden.

Die Validität ist ein Maß für die Übereinstimmung zwischen einem Meßergebnis und dem, was der Test tatsächlich messen soll. Eine Studie ist also nur gültig, wenn ihre Ergebnisse den wirklichen bzw. tatsächlichen Verhältnissen entspricht.

Dieses kann am besten am Beispiel von Vorsorgeuntersuchungen gezeigt werden. Ein Test auf „Blut im Stuhl" (sog. Haemocult) sollte mit hundertprozentiger Sicherheit ein positives Ergebnis anzeigen, wenn der Patient an Dickdarmkrebs erkrankt ist. Es ist jedoch möglich, daß bei einem Patienten der Test negativ ist, obwohl er Dickdarmkrebs hat. Und umgekehrt kann der Fall auftreten, daß bei dem Patienten zwar ein positives Testergebnis vorliegt, er jedoch keinen Dickdarmkrebs hat. Dieser Test ist also in bezug auf Dickdarmkrebs nicht sehr valide, d. h., er eignet sich nicht besonders als Screeningmethode für Darmkrebs.

Man unterscheidet bei der Validität eine interne und eine externe Validität. Die interne Validität gibt an, inwieweit die Ergebnisse für die untersuchte Gruppe zutreffen. Die externe Validität oder auch Verallgemeinbarkeit („Repräsentativität") bezeichnet das Ausmaß, in dem die Ergebnisse einer Untersuchung auf Personen übertragbar sind, die nicht an der Studie teilgenommen haben. Der Zusammenhang zwischen Rauchen und Lungenkrebs wurde beispielsweise an einer Stichprobe gefunden. Er gilt jedoch für alle Raucher. Die externe Validität kann durch eine Studienplanung erhöht werden, bei der klare Hypothesen in gut definierten Populationen geprüft werden.

Die Validität besteht aus zwei Komponenten, der Sensitivität und der Spezifität. Man bezeichnet ein Testverfahren als sensitiv, wenn es alle Patienten, die krank sind, auch tatsächlich, d. h. im Idealfall zu hundert Prozent, durch ein positives Testergebnis erfaßt. Ein Test hat eine hohe Spezifität, wenn er alle Gesunden anhand eines negativen Testergebnisses identifizieren kann, d. h. im Idealfall zu hundert Prozent.

Ideal ist ein Test, der sehr sensitiv und gleichzeitig auch sehr spezifisch ist. In der Realität muß jedoch fast immer ein Kompromiß zwischen Sensitivität und Spezifität gefunden werden, da die Grenze zwischen normal und abnorm bzw. zwischen negativem und positivem Ergebnis in der Regel nicht definitiv feststeht.

Reliabilität und Validität sind miteinander verbunden. So hat eine schlechte Reliabilität immer auch eine schlechte Validität zur Folge. Eine gute Reliabilität bedingt jedoch nicht zwingendermaßen eine hohe Validität, da eine Methode oder ein Untersucher mit sehr guter Wiederholbarkeit und Zuverlässigkeit durchaus falsch messen kann.

Neben der Reliabilität und der Validät sind zwei weitere Kriterien zur Beurteilung der Datenqualität bzw. der Ergebnisse von Nutzen, nämlich die Vergleichbarkeit und die Vollständigkeit.

Die Vergleichbarkeit von Datenquellen läßt sich auf die zeitliche und die räumliche Dimension beziehen. So lassen sich z. B. Todesursachenstatistiken in einem Stadtstaat nicht ohne weiteres mit entsprechenden Daten eines Flächenstaates vergleichen. Während auf dem Land der Arzt, der den Totenschein ausfüllt, oftmals den Patienten und seine Krankengeschichte vor dem Todeseintritt kannte, wird in einer Stadt häufig ein Notarzt, der nicht über diese Vorkenntnisse verfügt, zu dem Patienten gerufen.

Zur Beschreibung des Datenerhebungsverfahrens gehört weiterhin, daß die über die definierte Bevölkerung erhobenen Fakten vollständig erfaßt werden. Ist eine Datenquelle nicht vollständig, so stellt sich die Frage, ob die untersuchte Stichprobe repräsentativ ist. In der Regel ist es kein Zufall, der für die Unvollständigkeit der Daten verantwortlich ist. Die schulärztlichen Untersuchungsdaten enthalten z.B. bei nur etwa 75% der ausgewerteten Kinder Informationen zum Impfstatus. Bei den übrigen 25% liegen hierzu keine Informationen vor, weil die Kinder dem Schularzt ihre Impfhefte nicht vorlegten.

Zur Bewertung einer Studie gehört nicht zuletzt auch die Auseinandersetzung mit ethischen Fragen. In der epidemiologischen Praxis müssen die Grundsätze der biomedizinischen Ethik beachtet werden. Die Epidemiologie hat besondere Verpflichtungen gegenüber Individuen und Gruppen, deren Gesundheit durch die Anwendung der Ergebnisse geschützt oder verbessert werden kann.

Die „Probanden“, d.h. diejenigen Personen, die an einer Studie teilnehmen, müssen ihre Einwilligung zur Teilnahme an der Studie geben, nachdem sie informiert wurden. Sie dürfen dafür nicht bezahlt werden und müssen das Recht haben, jederzeit aus der Studie auszuscheiden. Bei der Erhebung von Routinedaten ist es in der Praxis oft nicht realisierbar, die Probanden zu informieren und ihre Einwilligung einzuholen. Prinzipiell müssen jedoch Epidemiologen die Intimsphäre der Probanden und die Vertraulichkeit von Daten respektieren. Sie sind verpflichtet, die Bevölkerung über ihre Aktivitäten und die Gründe dafür zu informieren und die betroffenen Bevölkerungsgruppen über die Ergebnisse ihrer Studien und deren Bedeutung aufzuklären. Wie z.B. in den USA üblich, sollten alle geplanten epidemiologischen Studien einem institutionellen Ethikkomitee vor Studienbeginn vorgelegt werden.

Die Aufarbeitung und insbesondere auch die Bewertung der Daten über den Gesundheitszustand und die gesundheitliche Versorgung der Bevölkerung ist eine der Aufgaben der Gesundheitsberichterstattung. Die Gesundheitsberichterstattung (GBE) soll zu einer Verbesserung der gesundheitlichen Lage und Versorgung der Bevölkerung beitragen und ist damit ein unverzichtbarer Bestandteil der Gesundheitsplanung. Da sie vordringliche Handlungsbedarfe auf lokaler, regionaler und überregionaler Ebene ermittelt, ist sie sowohl für den privatwirtschaftlichen Bereich als auch für öffentliche Institutionen von Interesse und ist somit Basis einer präventiv orientierten Gesundheitspolitik. Die Aufgaben und die Bedeutung der Gesundheitsberichterstattung werden an anderer Stelle ausführlich dargestellt.

4 Prinzipien und Instrumente der epidemiologischen Messung

Prinzipien der Messung und Ermittlung von Gesundheitsproblemen sind für alle epidemiologischen Forschungsbereiche gemeinsamer methodischer Standard.

Prinzipiell sind in der Epidemiologie die folgenden drei Sachverhalte meßbar:

- Ereignisse,
- Zustände und
- Zeiten (Dauer).

4.1 Prinzipien der Messung

Ereignisse sind Änderungen von Zuständen, wie z. B. der Übergang vom Gesundsein zum Kranksein, die Diagnosestellung oder der Beginn bzw. das Ende einer Therapie. Ereignisse lassen sich nur für exakte Zeitpunkte definieren, wie z. B. im Alter von 65 Jahren oder im Jahre 1997.

Zustände hingegen sind Passagen zwischen zwei Ereignissen. Sie wiederum lassen sich durch die Dauer beschreiben. Die Dauer mißt also die Zeit zwischen zwei Ereignissen, d. h., es handelt sich um ein Intervall.

Im Falle einer Krankheit könnte z. B. ein Ereignis die Diagnose eines Tumors sein. Den Zustand der betroffenen Person würde man demzufolge mit „krebskrank" bezeichnen. Die Überlebenszeit nach Diagnosestellung würde ein Intervall bzw. eine Dauer beinhalten.

Um die Ursachen von Krankheiten ermitteln zu können, muß der Epidemiologe die Krankheitshäufigkeit in Beziehung zum gleichzeitigen Vorliegen von Risikofaktoren setzen. Hierfür sind zwei Voraussetzungen erforderlich:

Zunächst muß sich der Epidemiologe fragen, ob die gestellte Diagnose zuverlässig ist, d. h., ob die jeweilige Person tatsächlich an der angegebenen Erkrankung leidet. So begegnet man z. B. der Schwierigkeit, wer als krank zu bezeichnen ist. Ist derjenige krank, der sich subjektiv krank fühlt, oder derjenige, der arbeitsunfähig ist oder gar derjenige, bei dem sich ein körperlicher Befund nachweisen läßt. Je nachdem, welche Kriterien zur Diagnose angewendet werden, kann demnach die Häufigkeit des Auftretens einer bestimmten Krankheit in einer Population z. T. erheblich schwanken.

Die zweite Voraussetzung, die erfüllt sein muß, um die Ursache einer Erkrankung feststellen zu können, ist die Kenntnis über die Häufigkeit der Erkrankung.

Daten zur Krankheitshäufigkeit bzw. Morbiditätsdaten sind oft sehr hilfreich, wenn die Gründe für bestimmte Tendenzen der Sterblichkeit untersucht werden sollen. Änderungen der Sterberate können auf eine veränderte Morbidität oder auf eine veränderte Letalität zurückgehen. So kann beispielsweise die in den letzten Jahren in vielen Industriestaaten beobachtete Abnahme der Sterblichkeitsraten an Herz-Kreislauf-Krankheiten durch einen Rückgang der Inzidenz oder durch eine Abnahme der Letalität bedingt sein.

In vielen Ländern ist die Erhebung bestimmter Morbiditätsdaten gesetzlich vorgeschrieben, so beispielsweise bei meldepflichtigen Krankheiten. Zu diesen zählen oft auch Quarantänekrankheiten wie z. B. Cholera und andere gefährliche übertragbare Krankheiten wie z. B. Aids. Ob eine Erkrankung gemeldet wird, hängt davon ab, ob der Patient zum Arzt geht, dieser die richtige Diagnose stellt und die Meldung an das zuständige Gesundheitsamt weitergeleitet wird. Viele Krankheitsfälle werden jedoch niemals bekannt. Die Meldungen von Krankheiten, die von großer Bedeutung für die öffentliche Gesundheit sind, werden von der WHO gesammelt und im „Weekly epidemiological record" veröffentlicht.

Wegen zahlreicher Einschränkungen, die mit routinemäßig erhobenen Morbiditätsdaten verbunden sind, beruhen viele epidemiologische Morbiditätsstudien auf der Erhebung neuer Daten mit Hilfe spezieller Fragebögen und Screening-Verfahren. Dadurch können Epidemiologen größeres Vertrauen in die Zuverlässigkeit der Morbiditätsdaten und in die aus ihnen berechneten Raten haben.

Die Beschreibung einiger wichtiger Sachverhalte der Epidemiologie von Gesundheit und Krankheit in der heutigen Zeit verlangt in besonderem Maße auch den Bezug zur Familie. Dabei kann ein Vergleich zur Frage des globalen Zusammenhangs zwischen gesellschaftlichen Bedingungen und Krankheitsentstehungen nur indirekt und modellhaft durch die Beschreibung mit Maßen wie Geburtlichkeit und Fertilität, die medizinisch-demographische Aspekte der Reproduktion widerspiegeln, durchgeführt werden.

Die menschliche Reproduktion ist ein existentieller biologischer Sachverhalt. Veränderungen in der Reproduktion sind hingegen soziale Grundprozesse. So können diese Veränderungen als Beispiel für die Anpassung an spezielle soziale und technische Lebensbedingungen gelten.

Die Sterblichkeit oder Mortalität beschreibt Veränderungen der Bevölkerung durch das Ereignis Sterben bzw. Tod.

Da Krankheiten, die zum Tod und insbesondere zu einem frühen Tod führen, als Ausdruck der wichtigsten veränderungsbedürftigen Gesundheitsprobleme angesehen werden, liegt es nahe, daß sie im Mittelpunkt der epidemiologischen Forschung stehen. So befaßten sich früheste epidemiologische Studien mit der Mortalitätsstatistik als einem relativ leicht zugänglichen Indikator für Krankheit.

Epidemiologen untersuchen den Gesundheitsstatus einer Population häufig zunächst mit Hilfe routinemäßig verfügbarer Informationen. In vielen Ländern werden Todesfälle und ihre Ursachen mittlerweile auf standardisierten Todesursachenbescheinigungen bzw. Sterbeurkunden festgehalten. Sie geben neben der Todesursache außerdem Informationen über Alter, Geschlecht, Geburtsdatum und Wohnort der verstorbenen Person. Diese Daten sind zwar mit vielen Fehlermöglichkeiten behaftet, aus epidemiologischer Sicht liefern sie jedoch oftmals wertvolle Informationen zu Tendenzen im Gesundheitsstatus einer Population. Wie nützlich diese Daten sind, hängt von vielen Faktoren ab, z. B. von der Vollständigkeit der Angaben und von der Genauigkeit, mit der das Grundleiden des Todesfalles festgestellt wurde. Dieses ist besonders bei älteren Menschen, die oft multimorbid sind, d. h. die mehrere Krankheiten gleichzeitig haben, ein Problem.

Leider stehen Todesursachenstatistiken in vielen Ländern immer noch nicht zur Verfügung. Ein Grund dafür ist, daß die vorhandenen Mittel oftmals die Anlage routinemäßiger Sterbebücher in Form einer Statistik nicht erlauben. Vorhandene staatliche Register sind oft unvollständig. So werden z. B. ärmere Bevölkerungsgruppen nicht immer darin berücksichtigt, Todesfälle werden aus kulturspezifischen oder religiösen Gründen teilweise nicht gemeldet, oder die Angaben zum Alter der verstorbener Personen sind falsch. Die Beschaffung valider Daten ist jedoch für den Epidemiologen Voraussetzung für seine Arbeit.

Todesursachen können mit Hilfe international einheitlicher Klassifikationsverfahren verschlüsselt werden. Sie sind in der sog. ICD („international statistical classification of diseases and related health problems"), der Internationalen statistischen Klassifikation der Krankheiten und verwandter Gesundheitsprobleme, aufgeführt. Dieser Code wird in regelmäßigen Abständen überarbeitet, um dem Auftreten neuer Krankheiten und Änderungen der Merkmale bestehender Krankheiten Rechnung zu tragen. Die entsprechenden Daten werden als Sterberaten angegeben. Die Verschlüsselung von Todesursachen ist ein relativ komplexer Vorgang, der noch nicht in allen Ländern Routine geworden ist.

Die jeweilige Vermeidbarkeit des Sterbens hat sowohl einen wissenschaftlichen als auch einen sozialen Aspekt. Priviligierte Teilbevölkerungen können vermeidbare Todesursachen immer früher vermeiden als die Mehrheit oder gar sozial benachteiligte Menschen. Indem die Sterblichkeit mit sozialen Chancen korreliert, bedeutet Sterblichkeitsvorteil immer auch sozialen Vorteil. Andererseits nimmt mit zunehmender Schärfe der sozialen Sterblichkeitsunterschiede auch der soziale Druck auf den Ausgleich dieser Ungleichheit zu.

Die Sterblichkeit ist auf charakteristische Weise über das Alter verteilt. Aus diesem Grund erhöht sich immer dann der Aussagewert von Sterbeziffern, wenn altersspezifische Sterbeziffern berechnet werden.

Die Lebensdauer bzw. die Lebenserwartung und Mortalität hängen direkt zusammen. Je älter eine Population im Durchschnitt wird, desto günstiger sind also ihre Sterblichkeitsverhältnisse.

Da das Sterben unvermeidbar ist, ist nicht die Häufigkeit von Sterbeereignissen für Gefährdungsbeurteilungen der Bevölkerung das entscheidende Maß, sondern vielmehr die Lebensdauer der Bevölkerung.

Die Medizin hatte in der bisherigen Geschichte einen eher geringen ursächlichen Anteil am Lebensverlängerungsprozeß. Sie war und ist allerdings nachhaltig von den Folgen der Lebensverlängerung wie etwa der „Morbidität“ und „Behinderung“ betroffen.

Sowohl in Ländern mit schon hoher Lebenserwartung, als auch in Ländern mit noch niedriger Lebenserwartung gewinnt seit den 70er Jahren die Medizin auch für die Lebensverlängerung schrittweise an Bedeutung.

4.2 Instrumente der Messung

In einer Bevölkerung existiert zu jedem beliebigen Zeitpunkt eine Menge von kranken Personen, deren Anzahl unbekannt ist. Ein Teil dieser Personen nimmt die Gesundheitsversorgung in Anspruch.

Die Veränderungen der Inanspruchnahme der Gesundheitsversorgung und der durch sie abgebildeten Morbidität (Krankheitshäufigkeit) stellen für sich genommen bereits einen komplizierten sozialen Prozeß dar. Er wird von der Medizin wesentlich beeinflußt im Sinne einer angebotsinduzierten Nachfrage und wirkt zugleich auf die Anforderungen der Medizin zurück.

Abgesehen vom Einfluß der Medizin hängt der Wandel der Inanspruchnahme jedoch auch von der Bewertung des physischen, psychischen und sozialen Befindens durch den Kranken ab, von seinem Leistungsanspruch sowie von dem wissenschaftlichen Erkenntnisstand.

Die Bewertung von Krankheit variiert bei gleichem Krankheitsausmaß zwischen verschiedenen Personen ebenso, wie die Bedeutung einer Krankheit sich historisch ändern kann.

Die Kenntnis der Bestände Betreuungsbedürftiger ist von gesundheits- und versorgungspolitischer Relevanz. Die Beurteilung der Bedarfsentwicklung an medizinischer Betreuung ist Aufgabe der Versorgungsforschung.

In zunehmendem Maße wird nicht nur die Häufigkeit von Krankheiten erfaßt, sondern auch die Dauerhaftigkeit der Krankheitsfolgen. Diese sind Schädigung, Behinderung und Beeinträchtigung. Die Prävalenz einer Behinderung zu bestimmen, ist sehr schwierig, zumal sie noch stärker als die Morbidität von äußeren sozialen Faktoren beeinflußt wird. In Ländern, in denen akute Morbidität und tödliche Krankheiten rückläufig sind und in denen die Zahl alter Menschen zunimmt, gewinnt Behinderung jedoch zunehmend an Bedeutung.

In Deutschland leben etwa 8 Millionen Menschen (10% der Bevölkerung), die in unterschiedlichem Ausmaß hilfe- und pflegebedürftig sind. Nach Erfahrungswerten und einschlägigen Untersuchungen beträgt die Prävalenz von Personen, die jenseits des 65. Lebensjahres pflegerischer Unterstützung bedürfen etwa 25%. Davon sind etwa 15% leicht, 6% mittel und 4% schwer plegebedürftig. Der Bedarf an Unterstützung und Pflege nimmt mit dem Alter deutlich zu.

Die Konsequenzen einer Behinderung hängen u. a. von der angebotenen bzw. verfügbaren Hilfe ab. Aus diesem Grund sind Rehabilitation und Pflege wichtige Leistungen für den Behinderten. Der Bedarf an Pflege kann über die typischen Ursachen der Inanspruchnahme medizinischer Versorgungsleistungen im Gegensatz zur Morbidität nicht abgebildet werden. In einem Konzept der Pflege sind jedoch medizinische Versorgungsleistungen ein unverzichtbarer Anteil.

Assoziationsmaße beschreiben ganz allgemein statistische Zusammenhänge zwischen verschiedenen Meßgrößen.

Die Krankheitshäufigkeit oder andere gesundheitsbezogene Zustände zu erfassen, beinhaltet nur den ersten Teil der epidemiologischen Arbeit. Den zweiten wichtigen Teil bildet ein Vergleich der Krankheitshäufigkeiten in zwei oder mehreren Gruppen mit verschiedener Expositionsanamnese. Eine Person kann in qualitativer Hinsicht gegenüber einem bestimmten Faktor (z. B. Rauchen) exponiert (d. h. ausgesetzt) oder nichtexponiert sein. In quantitativer Hinsicht kann die Exposition der exponierten Person von unterschiedlichem Ausmaß (z. B. zwei Zigaretten oder zwei Schachteln Zigaretten pro Tag) und verschiedener Dauer sein. Die gesamte Menge eines Faktors, die auf ein Individuum eingewirkt hat, wird als Dosis bezeichnet.

Ein Vergleich der Krankheitshäufigkeit (z. B. Lungenkrebs) in verschiedenen Gruppen kann nun dazu dienen, das Risiko zu berechnen, das bei einer Exposition zu einer gesundheitlichen Beeinträchtigung führt. Solche Vergleiche können relativ oder absolut sein.

„Bei der Entscheidung zwischen mehreren Präventionsmaßnahmen wird man sich intuitiv dafür aussprechen, die Exposition mit dem höchsten Risiko vorrangig zu bekämpfen. Da Prävention aber bevölkerungsgerichtet ist, kann es sinnvoller sein, eine Exposition zu bearbeiten, die zwar ein geringeres Risiko beinhaltet, dafür aber sehr verbreitet ist" (Rose 1992).

Chronische Erkrankungen haben in der Regel nicht nur einen Risikofaktor, d. h., in der Regel sind sie nicht „monokausal", sondern es kommt ursächlich eine Reihe von Risikofaktoren in Betracht.

So sind beispielsweise als Risikofaktoren für den Bluthochdruck Rauchen, Überernährung, Bewegungsmangel, hoher Cholesterinspiegel, Streßfaktoren, Disposition (genetische Veranlagung) usw. bekannt.

Diese Tatsache wirft die Frage auf, was geschieht, wenn zwei oder mehrere Risikofaktoren gleichzeitig in einer Person zusammentreffen. Wirken die Risikofaktoren dann unabhängig voneinander oder entstehen Wechselwirkungen, also Interaktionen?

Um Risikofaktoren auf mögliche Interaktionen zu testen, muß definiert werden, was unter unabhängiger Wirkung verstanden werden soll. Dazu gibt es das additive und das multiplikative Modell der Interaktion.

5 Typen epidemiologischer Studien

Die Auswahl eines speziellen Studiendesigns für eine bestimmte Fragestellung hängt von der Fragestellung bzw. dem Ziel der Untersuchung, von finanziellen und zeitlichen Ressourcen, von der Datenlage bzw. den Möglichkeiten der Datenerhebung sowie von der Art und der Häufigkeit der zu beobachtenden Situation ab.

Die einzelnen Studientypen, die sich aufgrund von Studienplänen entwickelt haben, können nach verschiedenen Gesichtspunkten wie z. B. nach zeitlichen Kriterien (retrospektive Untersuchung oder prospektive Untersuchung) oder nach Art der Studienpopulation (Stichprobenuntersuchung oder Bevölkerungsuntersuchung) eingeteilt werden.

Am gebräuchlichsten ist die Einteilung nach folgendem Schema.

- Deskriptive Studien (nicht vergleichend):
  - ökologische Studien,
  - Fallserien,
  - Querschnittsstudien.
- Analytische Studien (vergleichend):
  - beobachtend:
    Kohortenstudien,
    Fall-Kontroll-Studien;
  - interventiv (experimentell):
    klinische Therapiestudien („clinical trials"),
    bevölkerungsbezogene Studien.

Man unterscheidet grundsätzlich zwischen vergleichenden und nicht vergleichenden Studien. Ziel nicht vergleichender Studien ist die Bestimmung einzelner Parameter oder Kurvenverläufe wie Inzidenzen, Prävalenzen, Normalwerte, Krankheitsverläufe usw. Man stützt sich dabei auf Fallsammlungen oder andere repräsentative Erhebungen.

Bei den vergleichenden Studien geht es darum, die Überlegenheit bestimmter Verfahren bezüglich gewisser Kriterien nachzuweisen oder Ursache-Wirkungs-Beziehungen herauszufinden.

Dementsprechend differenziert man auch zwischen deskriptiven und analytischen Studien. Oftmals werden experimentelle Studien als eigenständige und damit dritte Studiengruppe genannt.

Im folgenden sollen die einzelnen Studientypen kurz skizziert werden.

Ökologische Studien beruhen im Gegensatz zu allen anderen Studientypen nicht auf Individualdaten, sondern auf „aggregierten" (d. h. in einen Parameter zusammengefaßten) Daten. Da somit kein Personenbezug möglich ist, bedeutet das, daß die beiden epidemiologischen Größen „Exposition" (der Risikofaktor) und „Outcome" (das zu betrachtende Zielergebnis) nur für Gruppen insgesamt bekannt sind, nicht aber für Individuen.

Trotz ihrer schwachen Aussagekraft haben ökologische Studien ihren Stellenwert. Sie sind schnell und preiswert zu erstellen, weil sie fast immer eine „Sekundäranalyse" mit bereits vorhandenen Daten betreiben. Sie werden für exploratives Vorgehen, d. h. für einen ersten Eindruck, und zur Generierung von Hypothesen benutzt.

Fallserien sind streng genommen keine epidemiologischen Studien. Sie bilden vielmehr das Bindeglied zwischen Individualmedizin und einer gruppen- bzw. bevölkerungsbezogenen Betrachtungsweise. Aufgrund von Ergebnissen aus Fallserien werden jedoch oftmals epidemiologische Untersuchungen initiiert, da Fallserien ein Indikator für Auffälligkeiten oder für Zusammenhänge sein können.

Eine Querschnittsstudie ist eine Prävalenzstudie. Sie bearbeitet Daten, die zu einem definierten Zeitpunkt erhoben werden. Der Begriff suggeriert einen Schnitt quer zum Zeitverlauf, mit anderen Worten einen „vertikalen Schnitt".

Bei einer *Querschnittsstudie* werden Individualdaten erhoben, d. h., Exposition und Outcome werden gleichzeitig bei einer Person festgestellt.

Ebenso wie die ökologischen Studien sind Querschnittsstudien in erster Linie zur Formulierung von Hypothesen und für versorgungsepidemiologische Fragestellungen geeignet. Auch sie sind relativ preiswert durchführbar.

Um Zusammenhänge und Ursache-Wirkungs-Beziehungen untersuchen zu können, werden Studienformen benötigt, die die Probanden über einen Zeitraum beobachten. Diese Studienformen nennt man daher auch „beobachtende Studien". Das Prinzip des Vorgehens ist analog der Vogehensweise bei ökologischen- und Querschnittsstudien. Es werden zwei oder mehr Gruppen beobachtet und die unterschiedlichen Expositionen und Outcomes analysiert.

Kohortenstudien und *Fall-Kontroll-Studien* unterscheiden sich in der zeitlichen Richtung der Fragestellung bzw. der Befragung. Bei der Fall-Kontroll-Studie blickt der Epidemiologe von der Krankheit ausgehend in die Vergangenheit und hat damit eine „retrospektive" Sichtweise. Bei der Kohortenstudie hingegen blickt der Epidemiologe von der Krankheit ausgehend in die Zukunft und hat damit eine „prospektive" Sichtweise.

Die Kohortenstudie geht von der Exposition aus und fragt prospektiv nach Unterschieden im Outcome. Der Ausgangspunkt besteht typischerweise aus zwei Personengruppen, von denen die eine exponiert ist und die andere nicht exponiert ist. Die Teilnehmer beider Gruppen bzw. „Kohorten" werden über den Studienzeitraum beobachtet (sog. „follow-up") und die zuvor definierten Outcomes registriert. Das Ergebnis kann in einer sog. „Vierfeldertafel" zusammengefaßt werden. So können Unterschiede zwischen exponierten und nichtexponierten Personen quantifiziert werden.

Im Gegensatz zu Kohortenstudien gehen die Fall-Kontroll-Studien vom Outcome aus, der in den meisten epidemiologischen Untersuchungen eine definierte Krankheit ist, und fragen retrospektiv nach Unterschieden in der vorausgegangenen Exposition. Es werden auch hier zwei Gruppen gebildet. Die erste Gruppe besteht aus „Fällen", die erkrankt sind. Die zweite Gruppe rekrutiert sich aus gesunden „Kontrollen" bezüglich des Outcomes. Die beiden Gruppen der Fälle und Kontrollen werden daraufhin untersucht, wieviele Personen in der Vergangenheit exponiert waren oder auch noch sind. Das Ergebnis ist wiederum eine Vierfeldertafel, die allerdings in einer anderen Reihenfolge zusammengesetzt ist und anders zu interpretieren ist.

Eine Kohortenstudie ist teuer, und es dauert oft lange, bis Ergebnisse sichtbar werden. Andererseits liefern Kohortenstudien die sichersten Ergebnisse. Dies liegt an der

Möglichkeit für die Epidemiologen, die Studienbedingungen aktiv gestalten und überwachen zu können. In Fall-Kontroll-Studien muß dagegen mit Daten gearbeitet werden, die unter Bedingungen entstanden sind, die größtenteils nicht mehr reproduzierbar sind und die häufig für andere Zwecke erhoben wurden.

Interventionsstudien sind prospektive Kohortenstudien oder solche, die mit einer Serie von Querschnittsanalysen arbeiten. Sie sind ferner experimentell (mit Randomisierung bzw. Zufallszuordnung) bzw. quasi-experimentell (ohne Randomisierung), da hier eine Zuweisung der Probanden durch den Untersucher zu einer bestimmten Einflußnahme (z. B. Therapie oder Prävention) erfolgt. Sie enthalten als zusätzliches Element jedoch, daß von den Bearbeitern der Studie in den natürlichen Ablauf eingegriffen wird. In der Regel handelt es sich darum, die Exposition bzw. die vermutete Ursache zu steuern und Auswirkungen auf den Outcome zu prüfen. Es gibt zwei Arten von Interventionsstudien, die klinische Therapiestudie („clinical trial") und die bevölkerungsbezogene Interventionsstudie.

Klinische Tests bzw. Therapiestudien sollen neue Medikamente, Behandlungsmethoden usw. überprüfen. Bevölkerungsbezogene Interventionsstudien sind geeignet, die Wirksamkeit von Verfahren, die sich in klinischen Tests und kleineren Studien bewährt haben, in allgemeinen Populationen zu erforschen.

6 Gesundheitsberichterstattung

Eine wichtige Aufgabe der Gesundheitswissenschaften ist es, wissenschaftliche Erkenntnisse so aufzubereiten, daß mit Hilfe dieser Darstellungen gesundheitspolitische Maßnahmen getroffen werden können. Dieser Prozeß der „Gesundheitsberichterstattung" kann auf eine lange Tradition zurückblicken. Im Jahr 1791 beschrieb der Leipziger Mediziner Hebenstreit bereits ein Konzept zur Berichterstattung über Krankheiten und Todesfälle. Seine Überlegungen wurden in der Folgezeit politisch umgesetzt, und im Deutschen Kaiserreich gab es bereits eine hochentwickelte Gesundheitsberichterstattung. Nach dieser Blütephase hatte sich diese Form der differenzierten Berichterstattung aber zu reinen Jahresberichten über die erbrachten Leistungen einzelner Organisationen zurückentwickelt.

Seit über zehn Jahren bestehen in Deutschland Initiativen zur Modernisierung der Gesundheitsberichterstattung. Die bisher durchgeführte Modernisierung der Medizinalstatistik einschließlich der Entwicklung des Gesundheitsministerkonferenz-(GMK)-Indikatorensatzes und die auf Länderebene vorliegenden Berichte sind erste Schritte zum Aufbau einer Gesundheitsberichterstattungskultur in Deutschland. Neben der Entwicklung auf Landes-, Bundes- und Europaebene entwickelt sich momentan auf kommunaler Ebene eine eigenständige Form der Gesundheitsberichterstattung. Dies geschieht insbesondere unter der Vorstellung, daß zur Bedarfsanalyse, zur politischen Bewertung und zur Definition vorrangiger gesundheitlicher Handlungsbedarfe entsprechende kommunale Analysen erstellt werden müssen. Mit Hilfe des Instruments Gesundheitsberichterstattung können einerseits Prioritäten und Gesundheitsziele gesetzt werden, darüber hinaus können jedoch auch Programme und Aktionen initiiert und zu einem späteren Zeitpunkt evaluiert werden.

6.1 Aufgaben der Gesundheitsberichterstattung

Im Zentrum der gesundheitspolitischen Diskussion stehen nicht nur die Verbesserung des Gesundheitszustandes der Bevölkerung und die Steigerung ihrer Lebensqualität, sondern insbesondere auch eine bedarfsgerechte Verteilung beschränkter Ressourcen. So stehen Fragen nach Effektivität und Effizienz gesundheitspolitischer Maßnahmen im Vordergrund der Kostendebatte im Gesundheitswesen. In diesem Kontext wurde v.a. die Forderung nach einer stärkeren Zielorientierung des Gesundheitswesens erhoben. Gesundheitsberichterstattung soll dafür medizinische und ökonomische Orientierungsdaten in einer ordnungspolitisch neutralen Form bereitstellen.

Die Lagebeschreibungen und Orientierungsvorschläge der Gesundheitsberichterstattung ergeben sich überwiegend aus den aktuellen Problemen der Gesundheitspolitik vor Ort. Da die relevanten Informationen über den Gesundheitszustand oder die Versorgungssituation der Bevölkerung jedoch auf eine sowohl institutionell als auch rechtlich zersplitterte Struktur des Gesundheitswesens treffen und nur zu einem geringen Teil im Öffentlichen Gesundheitsdienst selbst vorhanden sind, ist es um so notwendiger, im Rahmen von sektor- und ressortübergreifenden Kooperationen die beteiligten Akteure im Gesundheitswesen einzubinden, um entsprechende Informationen aufarbeiten und analysieren zu können.

Die Aufgaben einer Gesundheitsberichterstattung im Rahmen von Gesundheitspolitik, die aus unterschiedlichen Zielebenen resultieren, umfassen fünf Bereiche:

- Information und Orientierung (Identifizierung von prioritären Handlungsbedarfen nach sozialen, ökologischen und ökonomischen Aspekten);
- Surveillance (u.a. Einbeziehung bereits vorhandener Datenquellen für kontinuierliche räumliche und zeitliche Trendanalysen)/Controlling (Planungs-, Kontroll- sowie intra- und interinstitutionelle Konsensorientierung);
- Motivation (Legitimierung und Sensibilisierung für die Belange der Gesundheitspolitik);
- Evaluation (zeitnahe und transparente Bewertung der Ziele und des Agenda-Settings);
- Koordination (Partizipation).

Oftmals werden diese Funktionen in einen gesundheitspolitischen Regelkreis eingebettet, der zwar als idealtypisch angesehen wird, in der Realität jedoch von einer Vielzahl von Störfaktoren beeinflußt wird und daher in dieser Form nicht mehr aufrecht erhalten werden kann. Zudem ist man sich zunehmend bewußt, daß diese Störfaktoren eine größere Relevanz in der Ausgestaltung der Planungsvorhaben und im Bereich der Durchführung von Maßnahmen haben als die Aussagen der Gesundheitsberichterstattung selbst. Viele Erwartungen an die Gesundheitsberichterstattung können nicht erfüllt werden, da Gesundheitsberichterstattung über die Aktivitäten anderer Akteure berichtet, ohne selbst Steuerungsmöglichkeiten zu haben.

Die Analyse der Informationen und die Interpretation der Ergebnisse der Gesundheitsberichterstattung bedürfen dabei – v.a. auch unter Qualitätssicherungsaspekten der Gesundheitsberichterstattung – fundierter epidemiologischer Kenntnisse der Bearbeiter.

Da die Zuständigkeit für Gesundheit nicht allein bei einzelnen Akteuren oder Institutionen liegt, müssen Gesundheitsberichterstattung, Gesundheitspolitik und Gesundheitsverwaltung einen möglichst breiten Konsens zwischen den Entscheidungsträgern in Politik, Verwaltung, Verbänden, Initiativen, Selbsthilfegruppen etc. über die Prioritätensetzung anstreben. Die Umsetzung gesundheitspolitischer Maßnahmen auf den unterschiedlichen Ebenen des Gesundheitswesens setzt die Akzeptanz erarbeiteter Zielvorstellungen und eine öffentliche Zieldiskussion unter Einbindung von Öffentlichkeit und Betroffenen voraus.

6.2
Formen der Gesundheitsberichterstattung

Der Aufbau einer Gesundheitsberichterstattung beginnt mit der begründeten Auswahl von Themen und Indikatoren. Über eine Zusammenführung und Verdichtung gesundheitsrelevanter Daten und Informationen können gesundheitspolitische Aussagen getroffen werden. Die Weiterentwicklung der Gesundheitsberichterstattung erfordert in einer zweiten Phase eine verstärkte Reflexion über die Schnittstelle zwischen Gesundheitsberichterstattung und Gesundheitsförderung. Dies verlangt insgesamt nach einer stärkeren Einbeziehung bewertender Elemente in die Ist-Analyse der gesundheitlichen Lage sowie der gesundheitlichen Versorgung.

Einen Gesundheitsbericht erstellende Institutionen können prinzipiell alle Akteure im Gesundheitswesen sein, d. h. zum Beispiel Krankenkassen, Betriebe, Einrichtungen des öffentlichen Gesundheitsdienstes, Wohlfahrtsverbände/freie Träger, universitäre Einrichtungen, Dienstleistungsunternehmen. Es sollte jedoch bei der Erstellung der Berichte berücksichtigt werden, daß Gesundheitspolitik nicht ausschließlich mit Blick auf ihre Ergebnisse, sondern auch unter Sichtung und Bewertung der Prozesse, die Gesundheitsberichten vorausgehen und folgen, zu diskutieren ist.

Als Darstellungsformen von Gesundheitsberichten haben sich sowohl Basis- als auch Spezialberichte etabliert. Basisberichte liefern einen Überblick über z. B. die gesundheitliche Situation der Bevölkerung, über Ressourcen oder über Gesundheitsleistungen. Im Gegensatz dazu beschreiben Spezialberichte die gesundheitliche Lage spezieller Bevölkerungsgruppen bzw. spezielle gesundheitsrelevante Themen.

Sind Daten auf Berichtsebene nicht vorhanden (z. B. auf kommunaler Ebene), so kann es unter bestimmten Voraussetzungen sinnvoll sein, die nächst höhere Ebene (z. B. Länderebene) in die Analyse einzubeziehen. Sind auf diesem Aggregationsniveau auch keine Daten vorhanden, so besteht eine Möglichkeit der Datengewinnung in der Durchführung von Studien oder Surveys.

Vielfach werden zur Erstellung von Berichten zu den einzelnen Teilthemen Experten hinzugezogen, die die vorhandenen Daten werten und in ihre Expertise einbeziehen.

Schnittstelle zwischen bewertender Analyse von gesundheitsbezogenen Daten und Umsetzung in gesundheitspolitische Programme stellt die Formulierung von Gesundheitszielen dar. Gesundheitsziele können dabei bereits in den Ergebnisteil eines Gesundheitsberichtes integriert sein oder aber im Anschluß an die Berichtsveröffentlichung diskutiert werden.

Erste Wege zur Integration von Gesundheitszielen in die Gesundheitspolitik sind beispielsweise der Kreis Minden-Lübbecke und das Land Nordrhein-Westfalen gegangen. Der Kreis Minden-Lübbecke definierte regionale Gesundheitsziele zu den Themen seines Basisberichtes und NRW erarbeitete über die Landesgesundheitskonferenz (Zusammenschluß aller wichtigen Akteure im Gesundheitswesen in NRW) „zehn vorrangige Gesundheitsziele für NRW".

So wird sich die Berichterstattung in NRW an den erarbeiteten vorrangigen Gesundheitzielen orientieren:

- Herz-Kreislauf-Krankheiten reduzieren,
- Krebs bekämpfen,
- Rahmenbedingungen zur Förderung der Gesundheit verbessern und
- Konsum von Tabak, Alkohol und psychoaktiven Substanzen eindämmen.

Weitere prioritäre Zielbereiche sind:

- Umwelthygiene-Management,
- primäre Gesundheitsversorgung,
- Krankenhausversorgung,
- bürgernahe Dienste für besondere gesundheitliche Bedürfnisse,
- Forschung und Entwicklung im Gesundheitsbereich und
- Unterstützung durch Gesundheitsinformation.

6.3 Perspektiven der Gesundheitsberichterstattung

Bei der Evaluation von Gesundheitsberichterstattung muß man folgende zwei Ebenen unterscheiden:

- Programmebene (Evaluation gesundheitspolitischer Programme durch Gesundheitsberichterstattung) und
- Prozeßebene (Evaluation der Gesundheitsberichterstattung als Prozeß).

Die Evaluation gesundheitspolitischer Programme durch Gesundheitsberichterstattung zielt darauf, die Ausgangssituation und die gesundheitspolitischen Zielvorgaben hinsichtlich ihrer Verwirklichung zu überprüfen und zu bewerten. Dabei stehen Fragen nach den ausgelösten Aktionen und Veränderungen im Vordergrund. Darüber hinaus ist die Qualität der Maßnahmen und Zielvorgaben auf ihre Angemessenheit und Realisierbarkeit ständig neu zu evaluieren.

Bei der Evaluation der Gesundheitsberichterstattung als Prozeß stehen Fragen nach der Überprüfung der Methoden und der Verbesserung der Datenqualität, der Indikatoren und der internen und externen Kooperation im Vordergrund. Darüber hinaus sollte die Resonanz der Gesundheitsberichterstattung in den Medien und bei den Adressaten ermittelt werden. In diesem Zusammenhang ist auch die Evaluation der Darstellungsform zu sehen.

Erfahrungen zur Evaluation der Gesundheitsberichterstattung liegen z. Z. nur aus Großbritannien vor, wo die Erstellung von Gesundheitsberichten ebenfalls eine lange Tradition hat.

Erfolg und Weiterentwicklung von Gesundheitsberichterstattung werden entscheidend davon abhängen, ob und inwieweit es gelingt, die im Rahmen der Gesundheitsberichterstattung gesammelten Erkenntnisse in konkrete politische Aktionen umzuwandeln.

In diesem Zusammenhang ist es unerläßlich, die Themen der Gesundheitsberichterstattung in einem gesamtgesellschaftlichen Kontext zu betrachten und zu analysieren. Eine wichtige Voraussetzung hierfür ist die Einbeziehung multidisziplinärer Ansätze in die Gesundheitsberichterstattung.

Veränderungen im Gesundheitszustand der Bevölkerung aufgrund geänderter Rahmenvorgaben lassen sich z.Z. nicht differenziert genug nachweisen. Einerseits ist dies in der Zeitspanne begründet, in der Daten von den Datenhaltern zur Analyse zur Verfügung gestellt werden können, andererseits gibt es noch zu wenig „sensible" Indikatoren für eine stärker Outcome-orientierte Gesundheitsberichterstattung.

Neue Informationstechnologien werden die Bereitstellung von Daten und die Berechnung von Indikatoren vereinfachen und zeitlich beschleunigen, wodurch sich die Chance zeitnaher Auswertungen ergeben wird.

Vorhandene Indikatoren – wie die allgemeine Lebenserwartung, die ein geeignetes Maß ist, um große Gesundheitssystemveränderungen wie beispielsweise z.Z. in den osteuropäischen Ländern zu verfolgen – sind weiterzuentwickeln und um „sensiblere" Indikatoren, wie z.B. Indikatoren zur „beschwerdefreie Lebenserwartung", zu ergänzen. Dadurch wird es möglich werden, den Gesundheitszustand in Deutschland präziser abbilden zu können.

Neben der innovativen Nutzung und Entwicklung solcher Indikatoren sind darüber hinaus jedoch neue Modelle zu entwickeln, die eine Verbesserung des Transfers von Erkenntnissen aus der Gesundheitsberichterstattung in die Gesundheitspolitik bewirken.

„Surveillance" als Weiterentwicklung der klassischen Gesundheitsberichterstattung, die bislang oft nur im Sinne von „Reporting" und „Monitoring" etabliert ist, bedeutet eine Chance, dynamische Prozesse, Trendänderungen sowie Bewertungsmethoden wie etwa die Effektivität von Leitlinien und Standards zeitnah identifizieren und durch Feedback-Mechanismen (sog. „feedback loops") evaluieren und damit politikorientierter sein zu können.

Literatur

Allhoff P, Flatten G, Laaser U (Hrsg) (1997) Krankheitsverhütung und Früherkennung. Handbuch der Prävention. Springer, Berlin Heidelberg New York Tokyo

Forschungsgruppe Gesundheitsberichterstattung (1990) Aufbau einer Gesundheitsberichterstattung – Bestandsaufnahme und Konzeptvorschlag – Endbericht, Bd 1 – Bd 3. Asgard, Sankt Augustin

Gutzwiller F, Jeanneret O (Hrsg) (1996) Sozial- und Präventivmedizin Public Health. Huber, Bern Göttingen Toronto Seattle

Ministerium für Arbeit, Gesundheit und Soziales des Landes Nordrhein-Westfalen (MAGS) (Hrsg) (1995) Gesundheitsreport Nordrhein-Westfalen 1994. Landesinstitut für den Öffentlichen Gesundheitsdienst NRW, Bielefeld

Niehoff JU (Hrsg) (1995) Sozialmedizin systematisc h. Uni-Med, Lorch/Württemberg

Rose G (1992) The Strategy of Preventive Medicine. Oxford University Press, Oxford New York Tokyo, S 13–14

Schwartz FW, Badura B, Leidl R, Raspe H, Siegrist J (Hrsg) (1998) Das Public Health Buch. Gesundheit und Gesundheitswesen. Urban & Schwarzenberg, München Wien

Thiele W, Trojan A (1990) Umrisse einer lokalen Gesundheitsberichterstattung. Bilanz und Perspektiven. In: Thiele W, Trojan A (Hrsg) Lokale Gesundheitsberichterstattung. Asgard, Sankt Augustin, S 193–196

Weber I, Abel M, Altenhofen L et al. (1990) Dringliche Gesundheitsprobleme der Bevölkerung in der Bundesrepublik Deutschland. Zahlen – Fakten – Perspektiven. Nomos, Baden-Baden

Sozialwissenschaftliche Analyse von Gesundheitsproblemen

P.-E. SCHNABEL, K. HURRELMANN

Inhaltsverzeichnis

1 Einleitung

Gesundheit und Krankheit haben nicht nur mit bestimmten Zuständen des Körpers, sondern mit psychischen und gesellschaftlichen Befindlichkeiten und Lebenslagen zu tun. Die Weltgesundheitsorganisation (WHO) hat Mitte der 80er Jahre mit ihrer Ottawa-Charta zur Gesundheitsförderung darauf aufmerksam gemacht, daß Gesundheit und Krankheit ein Kontinuum bilden und die jeweilige Position eines Menschen auf diesem Kontinuum durch seine biopsychosoziale Gesamtbefindlichkeit bestimmt werde. Die WHO hat darauf aufbauend ein Programm zur Reduzierung von Krankheiten und zur Förderung von Gesundheit formuliert und darauf hingewiesen, daß es der „organisierten Anstrengung der gesamten Gesellschaft" bedürfe, um Erfolge zu erzielen (WHO 1986). Das Wissen um die komplexen Zusammenhänge zwischen sozialer Lebenslage, psychischen Persönlichkeitsmerkmalen und körperlichen Befindlichkeiten ist spätestens seit der Ottawa-Charta der Weltgesundheitsorganisation weltweit vorhanden und wird für die Bekämpfung von Krankheiten und die Förderung der Gesundheit genutzt.

Die Sozialwissenschaften, insbesondere die soziologische und die psychologische Forschung, haben sich seit vielen Jahren in diesen Diskussionsprozeß eingeschaltet. Welche Beiträge sie zur Analyse von Gesundheitsproblemen in modernen Gesellschaften leisten, soll im folgenden zunächst theoretisch und dann themenbezogen erläutert werden.

2 Soziologische Beiträge zum Verhältnis von Gesundheit und Gesellschaft

In der soziologischen Theorie steht v. a. der Zusammenhang zwischen sozialen Strukturen und der gesundheitlichen Befindlichkeit bzw. den Krankheitszuständen von Gesellschaftsmitgliedern im Vordergrund. Die generelle These, daß die gesellschaftlichen Verhältnisse krank machen könnten, wurde spätestens mit der Klassentheorie von Karl Marx populär (vgl. Hradil 1987). Eine sorgfältige Analyse der Entstehungsgründe für Krankheiten wurde interessanterweise durch Forscher mit einer medizinischen Ausbildung in Sozialhygiene und Sozialmedizin v. a. am Ende des 19. Jahrhunderts geleistet. Die Wechselbeziehungen zwischen dem Massenelend in den großstädtisch-industriellen Ballungszentren und dem epidemischen Auftreten von Infektionskrankheiten wurden gründlich untersucht und machten deutlich, wie stark schlechte soziale und hygienische Lebensbedingungen den Gesundheits-/Krankheitszustand von Menschen beeinträchtigen können (Deppe und Regus 1975). Systematische sozialwissenschaftliche Forschungen zu diesem Thema gibt es seit Beginn des 20. Jahrhunderts. Sie haben zu einer Fülle von gesellschaftlichen Ursachenfaktoren für die ungleiche Verteilung des wertvollen Gutes „Gesundheit" geführt (Schnabel 1988).

2.1 Funktionalistische und Rollentheorien

Besonders markante theoretische Erklärungen für den Zusammenhang von Sozialstruktur und biopsychosozialer Befindlichkeit von Menschen werden durch die funktionalistische Theorie und durch die Rollentheorie geliefert. Der amerikanische Sozialwissenschaftler Parsons (1958) geht von folgender Annahme aus: Um hochwertige, für das Funktionieren der Gesellschaft unersetzliche Positionen besetzen zu können, muß die Gesellschaft hochqualifizierte Menschen in ein Konkurrenz- und Auswahlverfahren schicken. Wer in diesem Auswahltest erfolgreich ist, wird mit Geld, Privilegien, Einfluß und politischer Macht belohnt. Wer keinen Erfolg hat, ist in der ständigen Gefahr, krank zu werden. Der Konkurrenzprozeß, der für kapitalistische Gesellschaften charakteristisch ist, ist für alle Gesellschaftsmitglieder körperlich und seelisch äußerst anstrengend und kann die Gesundheit schädigen.

Die Aufgabe des Gesundheitssystems moderner Gesellschaften besteht nach Parsons v. a. darin, die Funktionsfähigkeit der Menschen zu erhalten, indem ihre verbrauchte Arbeitskraft immer wieder regeneriert wird. Dafür werden hochqualifizierte Fachleute ausgebildet und in komplex organisierten Einrichtungen wie Krankenhäusern und anderen Therapiestationen zusammengezogen. Wer von den therapeutischen Fachleuten als Patient angenommen und definiert wird, der wird krank geschrieben und kann sich vorübergehend aus dem anstrengenden Konkurrenzprozeß auskoppeln. Er kann Schonung („Krankheitsgewinn") beanspruchen, um hierdurch wieder gesund zu werden und sich für den Arbeitsprozeß fit zu machen. Bei einem kleineren Teil der Mitglieder einer Gesellschaft führen die therapeutischen Regenerationsbemühungen zu keinem Erfolg. Diese Menschen bringen die persönlichen Voraussetzungen nicht mit, um sich dem Wettbewerb aller gegen alle zu stellen. Diese Menschen sind für eine kapitalistische Leistungsgesellschaft gewissermaßen nicht tauglich. Sie werden damit nicht nur in niedrige soziale Schichten abgedrängt, sondern sie müssen auch eine starke körperliche und seelische gesundheitliche Belastung ertragen.

Diese Theorie geht also von der Annahme aus, die Gesundheit der Menschen sei stark durch ihre gesellschaftliche und soziale Position bestimmt. Diese Annahme herrscht auch in der Rollentheorie vor. Als eine soziale Rolle wird die Summe der Verhaltenserwartungen bezeichnet, die an den Inhaber einer gesellschaftlichen Position gestellt wird. Der Positionsinhaber kann sich diesen Anforderungen nur in geringem Ausmaß entziehen. Er muß als Familienmitglied, Berufstätiger, Freund, Konkurrent oder auch als Arzt oder Patient nach den an ihn herangetragenen Erwartungen handeln und „funktionieren" (Joas 1991). Sozial feste Rollenerwartungen ermöglichen es einem Menschen, sich in einer bisher ungewohnten Umgebung zurechtzufinden, sie verschaffen also eine gewisse Verhaltenssicherheit. Zugleich aber können sie zu einer Überforderung führen, besonders dann nämlich, wenn die individuellen Voraussetzungen für die Erfüllung einer Rolle nicht gegeben sind oder eine solche Vielfalt von Anforderungen gegeben ist, daß keine Übereinstimmung zwischen den Erwartungen erzielt werden kann.

Der „Zwangscharakter" der von der Gesellschaft vorgeschriebenen Rollenerwartungen wird von vielen soziologischen Theoretikern als einer der größten Risikofaktoren für die psychische und körperliche Gesundheit identifiziert (Dahrendorf 1958; Habermas 1981). Im „Terror" des Rollenhandelns in einer anonymen, arbeitsteiligen und hochkomplizierten Massengesellschaft sehen diese Theoretiker den Grund dafür, daß immer mehr Menschen krank werden. Die Vielzahl, Unvereinbarkeit und persönliche Unbeeinflußbarkeit der verschiedenen Rollenerwartungen überfordert die Anpassungsfähigkeit von immer mehr Gesellschaftsmitgliedern in den heutigen hochentwickelten Gesellschaften (Mitscherlich 1980).

Die Rollentheorie ist auch für die Analyse der therapeutischen Beziehungen, also der Kontakte zwischen dem Arzt und dem Patienten z. B., leistungsfähig. Helfer und Hilfesuchender begegnen sich in zwei sozial fest definierten Rollen. Auf diese Weise können jeder Rolle genaue Verhaltensweisen zugeschrieben werden, die eine erfolgreiche Verständigung bei der Diagnosestellung und der Therapie, anschließend der Rehabilitation und gesellschaftlichen Wiedereingliederung, garantieren (Siegrist 1978). Diese Verständigung ist dann erfolgreich, wenn die Erwartungen zwischen Helfer und Hilfesuchenden in Einklang zu bringen sind, sie ist dann nicht erfolgreich, wenn es zu Abstimmungsschwierigkeiten kommt. Solche Schwierigkeiten treten - wie verschiedene soziologische Studien nachweisen konnten - v. a. dann auf, wenn Hilfe durch Angehörige der unteren sozialen Schichten mit einer geringen „Rollenspielfähigkeit" gesucht wird. Im gesundheitlichen Versorgungssystem jedenfalls gelingt es den sozial weniger kompetenten und durchsetzungsfähigen Menschen erheblich schlechter als anderen, ihre eigenen Interessen und Bedürfnisse für die Wiederherstellung ihrer Gesundheit durchzusetzen.

Habermas (1981) hat seine gesellschaftskritische rollentheoretische Position zu einer Theorie des kommunikativen Handelns weiterentwickelt. Seine These ist, daß in modernen Gesellschaften die überwiegende Mehrzahl der zwischenmenschlichen Kommunikationsprozesse rein zweckrational bestimmt sind. Sie werden also zunehmend von Motiven beherrscht, die eigentlich für den Warenaustausch zwischen Wirtschaftspartnern typisch sind, nicht aber die Bedürfnisse nach Anerkennung und Bindung in den privaten Lebensbereichen erfüllen können. Für Habermas geht damit eine generelle Qualitätsminderung der zwischenmenschlichen Beziehungen einher. Befriedigend können diese Kontakte nur sein, wenn neben rein zweckbezogenen auch emotionale und expressive Verhaltensanteile auftreten. Wenn Menschen ein Leben lang ausschließlich nach der Logik einer Geld- und Tauschwirtschaft miteinander umgehen, dann bleiben tief in der menschlichen Natur verankerte gefühlsmäßige Bedürfnisse unbefriedigt. Die Folge sind gestörte Persönlichkeiten, die in einer gefühlskalten sozialen Atmosphäre anfällig für seelische und körperliche Krankheiten sind.

Um diesen in den Sozialstrukturen der hochentwickelten Gesellschaften angelegten Risiken für die gesundheitliche Entwicklung zu entgehen, müssen nach dieser Theorie sowohl auf der gesellschaftlichen wie auf der individuellen Ebene alle Potentiale erschlossen werden, um Menschen auch emotional und expressiv kommunikations- und handlungsfähig zu machen. Eine kompetente Persönlichkeit unterscheidet sich nach Habermas von der auf gesellschaftliche Zwänge bloß reagierenden und nur auf Zwecke ausgerichteten Persönlichkeit dadurch, daß sie über die eigene Situation bewußt reflektieren und sie aktiv steuern kann. Eine kompetente Persönlichkeit ist in der Lage, auch gegen gesellschaftliche Widerstände die eigenen Bedürfnisse und Interessen durchzusetzen, um die körperliche und seelische Gesundheit aufrecht zu erhalten.

Ein „handlungsfähiges Subjekt" in der soziologischen Theorie von Habermas weist bemerkenswerte Ähnlichkeiten mit dem Menschen auf, der nach den Vorstellungen der Weltgesundheitsorganisation körperlich, seelisch und sozial als gesund bezeichnet werden kann. Soziologische Theorien haben, wie hieran abzulesen ist, einen erheblichen Einfluß auf moderne Konzepte von Gesundheit und Gesundheitsförderung. Die Stärkung der Persönlichkeit („empowerment") als Voraussetzung für einen kompetenten sozialen Umgang mit anderen Menschen wird sowohl in der soziologischen als auch in der gesundheitswissenschaftlichen Literatur als wichtigste Voraussetzung für Gesundheit angesehen (Badura 1993).

2.2 Organisations- und Systemtheorien

Bei den soziologischen Organisations- und Systemtheorien steht nicht das Individuum, sondern eine größere Gruppe von Individuen im Zentrum des Interesses. Der Systemtheoretiker Luhmann (1984) geht von der These aus, soziale Systeme wie etwa Unternehmen, Schulen, Verwaltungen, Vereine und Familien in hochentwickelten Gesellschaften führten ein Eigenleben, gewissermaßen über die Köpfe der in ihnen eingebundenen Individuen hinweg. Die überwiegende Zahl der organisatorischen Entscheidungen von Schulen, Verwaltungen und Unternehmen dient demnach zur Aufrechterhaltung der Funktionsfähigkeit des Systems, der Selbsterhaltung. Die wichtigsten Entscheidungen des Systems gehorchen dieser auf das Überleben und die Fortführung gerichteten Rationalität. Es handelt sich hierbei um andere Regeln und Maßstäbe als diejenigen, die für das Verhalten von Individuen gelten. Das bedeutet auch, daß die in einem System handelnden Individuen gezwungen sind, sich den Imperativen von Verwaltung, Firma oder Ausbildungsstätte zu unterwerfen, auch wenn es sich dabei um Verhaltensanforderungen handelt, die den ganz persönlichen Interessen zuwiderlaufen.

In der soziologischen Organisationsforschung wird seit mehreren Jahren versucht, diese Spannung zwischen den Systeminteressen und den Individualinteressen möglichst genau zu analysieren, um hieraus produktive Schlußfolgerungen zu ziehen. Es geht darum, nach den nützlichen Dimensionen zu suchen, die die Mitgliedschaft eines Individuums in einer Organisation mit sich bringt. Es wird der theoretische Versuch gemacht, den gemeinsamen Nenner der Bedürfnisse des Individuums und der Bedürfnisse der Organisation zu finden. Für den Manager eines Unternehmens und die Leiterin einer großen Verwaltung ist es ja in der Tat wichtig, eine Übereinstimmung zwischen den System- und Organisationsanforderungen und den Interessen und Bedürfnissen der Organisationsmitglieder herbeizuführen. Zum erfolgreichen Steuern und Leiten von sozialen Systemen gehört es deshalb, die Anforderungen der Organisation mit den Bedürfnissen der Mitglieder (Mitarbeiterinnen und Mitarbeiter) soweit wie irgend möglich in Übereinstimmung zu bringen.

System- und organisationssoziologische Ansätze, meist angereichert um wirtschaftlichswissenschaftliche Kenntnisse, erweisen sich in den letzten Jahren auch als zunehmend wichtig für das Gesundheitswesen. Kliniken, Arztpraxen, Versicherungen, pharmazeutische und medizintechnische Unternehmen gehorchen in ihrer Entwicklungslogik zwar den Zielen der Krankheitsbekämpfung und -heilung, aber wie alle Organisationen und Systeme haben sie darüber hinaus auch andere Ziele der Selbsterhaltung. So haben sie z. B. auch das Interesse, ihre Existenz zu sichern und den bei ihnen Beschäftigten Lohn und Brot zu geben und das Einkommen der Organisation möglichst zu vermehren. Eine optimale Ausrichtung der Strukturen und Organisationsmerkmale von Einrichtungen des Gesundheitswesens ist nur möglich, wenn sowohl die Systeminteressen als auch die individuellen Interessen der Mitglieder und der Kunden (Patienten und Klienten) erfüllt werden und zugleich die Interessen anderer, wichtiger gesellschaftlicher Teilsysteme berücksichtigt werden. Die organisationssoziologische Theorie liefert hierzu seit vielen Jahren Beiträge, indem sie Modelle für die Gesundheitssystemgestaltung liefert, also wissenschaftlich abgesicherte Erkenntnisse beisteuert, wie nicht nur Einzelsysteme innerhalb des Gesundheitswesens, sondern das ganze System weiterentwickelt werden kann.

3
Psychologische Beiträge zum Verhältnis von Individuum und Gesundheit

Während die soziologischen Theorien versuchen, gesundheits- und krankheitsrelevante gesellschaftliche Faktoren herauszuarbeiten und in ihrer Wirkung zu beschreiben, hat die psychologische Theorie ihren Schwerpunkt darin, die entsprechenden innerindividuellen psychischen und seelischen Faktoren zu identifizieren. Für die Gesundheitswissenschaften ist es besonders wichtig, die soziologischen und psychologischen Beiträge so eng wie möglich aufeinander zu beziehen. Deswegen sind v. a. diejenigen Theorien von Interesse, die psychische und soziale Faktoren nicht gegeneinander ausspielen, sondern miteinander in Verbindung bringen.

Diese Voraussetzungen sind bei den Lerntheorien und bei den streßtheoretischen Bewältigungstheorien gegeben, die im folgenden kurz skizziert werden sollen.

3.1
Lerntheorien

Die psychologische Lerntheorie versucht herauszuarbeiten, welche individuellen Mechanismen bei der Aneignung von Verhaltensweisen beteiligt sind und was getan werden kann, um diese Mechanismen in eine für das Individuum und seine soziale Umwelt erwünschte Richtung zu lenken. Lernen findet nach dieser Theorie auf zwei unterschiedliche Arten statt, zum einen durch reaktives Mitlernen bei ständiger Konfrontation eines Menschen mit Reizen aus der Umwelt und zum anderen durch aktives Teilhaben am Interaktionsgeschehen (Bandura 1979). Diejenigen Verhaltensweisen verfestigen sich und werden verinnerlicht, die für den Menschen die größte Belohnung mit sich bringen. Deswegen können sowohl die positive als auch die negative Verstärkung dazu führen, daß bestimmte Verhaltensweisen in Zukunft häufiger gezeigt und andere gemieden werden. Auch können Verhaltensweisen verlernt werden, weil keine Verstärkungen eintreten, also z. B. Eltern einfach nicht auf die Verhaltensweisen ihrer Kinder reagieren. Die meisten Lernprozesse spielen sich ziemlich mechanisch ab, sind also nicht von gedanklichen Verarbeitungsprozessen und bewußten Aneignungsprozessen begleitet.

Für die Analyse und das Verständnis von Gesundheitsproblemen sind die lerntheoretischen Überlegungen deshalb besonders wichtig, weil sie Erkenntnisse über die Impulse für das gesundheitsrelevante Verhalten vermitteln. Die psychologischen Lerntheorien haben das Wissen darüber bereichert, warum sich Menschen in einer bestimmten Weise ernähren, bewegen und mit ihren Alltagsanforderungen auseinandersetzen. Die Lerntheorien können die paradoxe Situation aufklären, daß Menschen sich nach objektiven Maßstäben gesundheitsschädlich verhalten und dabei dennoch das Gefühl haben, sich selbst zu belohnen. So kann das Zigarettenrauchen trotz der einem Menschen bekannten krankmachenden Folgen deswegen eingeleitet und aufrechterhalten werden, weil psychische Vorteile und Annehmlichkeiten wie etwa soziale Aufmerksamkeit und Anerkennung und auch kurzfristige körperliche Vorteile wie etwa Entspannungs- und Anregungswirkungen damit verbunden sind. Die Lerntheorie kann Hinweise geben, welche Schritte unternommen werden müssen, damit ein Mensch das Zigarettenrauchen gar nicht erst aufnimmt oder wieder einstellt. Im wesentlichen kommt es darauf an, diesem Menschen alternative Möglichkeiten der sozialen Anerkennung und der psychischen und körperlichen Entspannung nahezubringen, die mindestens das gleiche Belohnungspotential wie das Zigarettenrauchen haben. Am wirkungsvollsten sind in der Regel diejenigen Impulse, die einem Menschen Genuß und Lustgewinn versprechen, während furchtauslösende Impulse sowie Zwang häufig das Gegenteil der erwünschten Verhaltensweisen erreichen können.

Die Lerntheorie kann, wenn sie mit persönlichkeits- und entwicklungspsychologischen Erkenntnissen zusammengeführt wird, wertvolle Hinweise für die Mechanismen liefern, mit denen sich Menschen mit ihrem psychischen Repertoire und mit ihrer Umwelt auseinandersetzen. Um zu gesundheitsförderlichen Bewältigungsformen zu kommen, bedarf es einer unterstützenden und förderlichen sozialen Umwelt. Die Bereitschaft, sich gesund zu verhalten, ist nur dann gesichert, wenn eine von innen getragene positive Motivation hierzu gegeben ist. Wer diese Motivation erzeugen möchte, der darf nicht auf Angst vor Krankheit setzen, sondern muß auf Lebensfreude und das Bedürfnis des Menschen abstellen, sich aktiv und selbständig zu steuern (Schwarzer 1992).

3.2 Bewältigungstheorien

In den psychologischen Bewältigungstheorien wird untersucht, wie sich ein Mensch mit alltäglichen und ungewöhnlichen Anforderungen an die eigene Persönlichkeit auseinandersetzt und welche Probleme hierbei entstehen. Eine wichtige Basis ist aus der Streßtheorie gekommen, die auf einen von Selye (1984) bei Tieren entdeckten und später auch beim Menschen nachgewiesenen Verarbeitungsmechanismus von Reizen zurückgeht. In Bedrohungssituationen reagiert der Körper unter Mobilisierung aller Ressourcen (Adrenalinausschüttung, Erhöhung des Muskeltonus, Produktion von Enzymen usw.), um der Gefahr zu entgehen. Die Außenanforderung führt zu einer seelisch-körperlichen Reaktion, die das Ziel hat, die Anforderung zu meistern und zu bewältigen.

Die Bewältigung von „Streß“ ist also keine negative Erscheinung, sondern gehört zur Überlebensausstattung des Menschen dazu. Wenn sich ein Mensch allerdings ständig in Alarmbereitschaft befindet und eine Entspannung und Regeneration seiner psychischen Kräfte nicht mehr möglich ist, dann wird der Streß zum „Distreß“ und hat negative, krankheitsauslösende Wirkungen.

Heute haben sich die Auslöser für Streß, die vom Menschen als Reaktionsgrund wahrgenommenen Belastungen, Gefahren, Bedrohungen und Risiken zwar geändert. Doch Physis und Psyche reagieren noch immer mit der gleichen archaischen Spontanität wie in den Frühstadien der menschlichen Entwicklung (Pearlin 1989). Hinzu kommt, daß an eine urtümliche spontane Spannungsabfuhr in Form von offener Flucht oder Kampf in zivilisierten Gesellschaften meist nicht zu denken ist. Risiken, die in ihrer Entstehung vom Einzelnen immer weniger durchschaut oder in ihren Auswirkungen kontrolliert werden können, sind allgegenwärtig. Oft genügt nur die bloße

Furcht vor ihnen, um die gleichen hormonalen Reaktionen in Gang zu setzen, die sich in archaischen Gesellschaften im Anblick konkreter Gefahr ereigneten. Viele Menschen geraten heute leicht in einen Zustand permanenter Alarmiertheit, der die Anpassungsfähigkeit des Organismus auf Dauer überfordert und im lebenslangen Zusammenwirken mit anderen, aus der modernen Lebensweise resultierenden körperlichen Risiken (falsche Ernährung, Bewegungsmangel, Übergewicht), zur Entstehung chronischer Krankheiten führen kann (Schäfer und Heinemann 1975).

Die Streßtheorie hat die Gesundheitsforschung nachhaltig inspiriert. Heute wissen wir, daß mit der vorbeugenden Bekämpfung von chronischem Distreß durch die Verbesserung der Streßbewältigung, die vermehrte Schaffung von Ausgleichmöglichkeiten und die Herstellung weniger belastender Lebens- und Arbeitsverhältnisse Entscheidendes zur Aufrechterhaltung der Gesundheit beigetragen werden kann. In Folge dieser Erkenntnisse hat sich die psychologische Forschung und Theoriebildung auch um die Aufdeckung jener Faktoren bemüht, die es Menschen trotz chronischem psychosozialem Streßerleben erlaubt, ohne pathologische Schädigungen zu überleben (Lösel et al. 1989). Die Struktur derjenigen Fähigkeiten, die quasi „unverletzlich" macht, ist als „coping" bezeichnet worden (Engel 1976) und stellt einen der zentralen Forschungsgegenstände der Psychologie dar.

Coping (Bewältigungsfähigkeit) auf der individuellen Ebene setzt sich aus einer Mehrzahl unterschiedlicher Fertigkeiten zusammen. Dazu gehören neben der Verfügung über ein hinreichendes Maß an Selbstvertrauen und Selbstkontrolle noch intellektuelle und kommunikative Kompetenzen, schnelle Informationsverarbeitung, ein flexibles Situationsmanagement und die Bereitschaft zur konstruktiven Auseinandersetzung mit belastenden Verhältnissen. Coping kann in der schnellen und möglichst reibungslosen Anpassung an sich ändernde Situationsanforderungen beruhen, wobei dann der streßreduzierende Gewinn in der emotionalen Distanz liegen kann, mit der das Individuum auf eine Diskrepanzerfahrung zwischen den Handlungserfordernissen in einer Situation und den eigenen Bedürfnissen reagiert.

Falls aber die Anpassungserfordernisse die Fähigkeiten, die Bereitschaft oder die verfügbaren Ressourcen des Menschen überfordern, kann er sich – entsprechende Fähigkeiten und Spielräume vorausgesetzt – aktiv um die Veränderung der sozialen Umwelt bemühen, die ihn durch ihre Erwartungen unter Druck setzen und belasten. Zur Belastungsbewältigung gehört auch die Beeinflussung der sozialen Unterstützung und das aktive Hilfesuchverhalten. So geht individuelles in „soziales Coping" und dieses in die Bereitschaft über, sich der sozialen Unterstützung durch andere zur Bewältigung akuter Belastungssituationen zu bedienen.

4
Sozialisation und Gesundheit: Ansatzpunkte für ein umfassendes Modell der Salutogenese

Erst seit den 80er Jahren gibt es Versuche, die Sozialisationstheorie und -forschung für die Gesundheitswissenschaften fruchtbar zu machen (Schnabel 1988; Hurrelmann 1988). Unter Sozialisation wird die Gesamtheit der Erfahrungsprozesse verstanden, mittels derer sich der Mensch im Laufe seines Lebens sowohl zu einer individuell einzigartigen als auch zu einer sozial anpassungsfähigen Persönlichkeit entwickelt. Von der Erziehung als einer bewußten und auf ein spezielles Ziel gerichteten Art der Beeinflussung und von zufallsunterworfenen Formen des Nebenherlernens unterscheidet sich Sozialisation dadurch, daß sie auf nicht intendierten Beeinflussungsprozessen beruht. Alle dienen nur dem einen Zweck, den Menschen sozial und psychisch überlebensfähig zu machen und auf diese Weise auch zur Aufrechterhaltung der Gesellschaft beizutragen (Hurrelmann und Ulich 1991).

Als erfolgreich sozialisiert gilt eine Person, die in der Lage ist, im Einklang mit sich und ihrer materialen und sozialen Umwelt die ihr von Natur aus mitgegebenen Fähigkeiten soweit wie möglich zu entfalten und dabei auftauchende Probleme unter Einsatz der persönlich verfügbaren körperlichen und seelischen Ressourcen, bei Bedarf auch unter Rückgriff auf die Unterstützung durch andere, aktiv zu lösen.

Die Sozialisationstheorie, die zunächst in Pädagogik, Psychologie und Soziologie Resonanz fand, hat inzwischen größeren Einfluß auf die Krankheits- und Gesundheitsforschung gewonnen (s. hierzu auch die Darstellung im Beitrag von Gerber und von Stünzner). Sie eignet sich, wie in Abb. 1 dargestellt, dazu, die Folgerungen der um das Verhältnis von Gesellschaft und Gesundheit bemühten soziologischen und die mit dem Verhältnis von Individuum und Gesundheit beschäftigten psychologischen Theorien in einem Gesamtmodell zusammenzuführen.

Durch ihre multifaktorielle Perspektive und das interdisziplinäre Vorgehen ist die Sozialisationstheorie in der Lage, den Gesundheitswissenschaften bei der Lösung dreier entscheidender Probleme zu helfen:

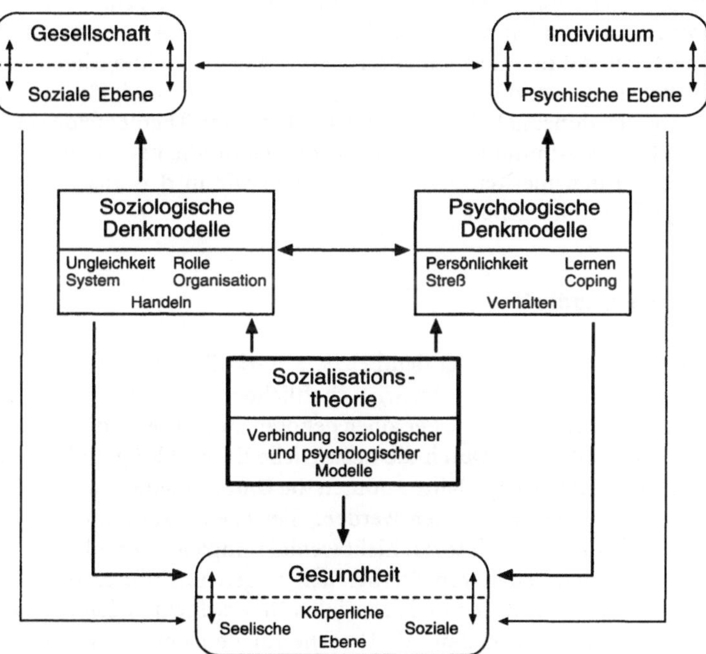

Abb. 1. Denkmodelle zum Verhältnis von Gesellschaft, Individuum und Gesundheit im Überblick

- Mit ihrer zugleich quer- und längsschnittartigen Betrachtungsweise des Entwicklungsgeschehens der menschlichen Gesamtpersönlichkeit kann sie die auf die Patho- und Salutogenese einwirkenden und von Soziologie, Psychologie und Sozialmedizin getrennt ermittelten Teilerkenntnisse in plausiblerer Weise zueinander in Beziehung setzen, als jede dieser Disziplinen dieses aus ihrem einzelwissenschaftlichen Blickwinkel heraus tun könnte.
- Sie macht es möglich, das auf die Herstellung von Gesundheit angelegte, uns vor Gesundheitsgefährdungen bewahrende Geschehen als Bestandteil ein und desselben Entwicklungsprozesses zu beschreiben, der nicht nur vom Menschen selbst, sondern auch von den Einflüssen der materialen und sozialen Umwelt bestimmt wird.
- Im Unterschied zu den oben thematisierten monodisziplinären Denkmodellen und Theorieansätzen ist die Sozialisationstheorie in der Lage, sowohl die Ausbildung von gesundheitsfördernder Verhaltenskompetenz wie auch deren Gegenteil, das Erlernen und Realisieren schädigender Verhaltensweisen, als aufeinander bezogene und nicht als einander ausschließende Bestandteile der menschlichen Biographie zu verstehen.

5
Ergebnisse der sozialwissenschaftlichen Gesundheitsforschung

In den Gesundheitswissenschaften haben wir es mit Ergebnissen zu tun, die sich unterschiedlichen Theorietraditionen, Forschungsinteressen und Methoden verdanken. Noch offen ist z.Z., ob und inwieweit es gelingen wird, die verschiedenen Perspektiven, Erkenntnisstände und methodischen Vorgehensweisen im Interesse eines kompetenteren Umganges mit den Gesundheitsrisiken von heute zu integrieren. Aus sozialwissenschaftlicher, v.a. soziologischer Perspektive, kommen dafür die in Abb. 2 überblicksartig zusammengefaßten, empirisch erforschten Themenfelder in Frage, die sich mit einzelnen Bestimmungsfaktoren für den Gesundheitszustand der Bevölkerung befassen. Zu den meisten von ihnen werden wir in den anschließenden Abschnitten einen Überblick geben.

5.1
Lebenslage und Gesundheit

Die internationale Forschung zeigt deutlich, wie stark die Lebenserwartung und die Gesundheit der Bevölkerung von der wirtschaftlichen und sozialen Lage abhängen. Sozial benachteiligte und verarmte Personen gehören zu den gesundheitlich gefährdeteren Teilen der Bevölkerung. Durch die industrielle Entwicklung und die wohlfahrtstaatliche Politik der letzten 100 Jahre konnten die Unterschiede in den meisten westlichen Ländern zwar gering gehalten werden. Gleichzeitig sind aber neue Gesundheitsrisiken entstanden, die sich sozial nicht weniger ungleich verteilen.

Die Vorkommenshäufigkeit von Sterbefällen wegen infektiöser oder chronisch-degenerativer Erkrankungen sind in den sozialen Unterschichten deutlich höher als in den übrigen Bevölkerungsgruppen. Als Ursache für den ungünstigen Gesundheitszustand der sozial schlechter Gestellten vermutet man neben den belastenden Arbeitsbedingungen die beengten Wohnverhältnisse, die benachteiligte Lage des Wohn-

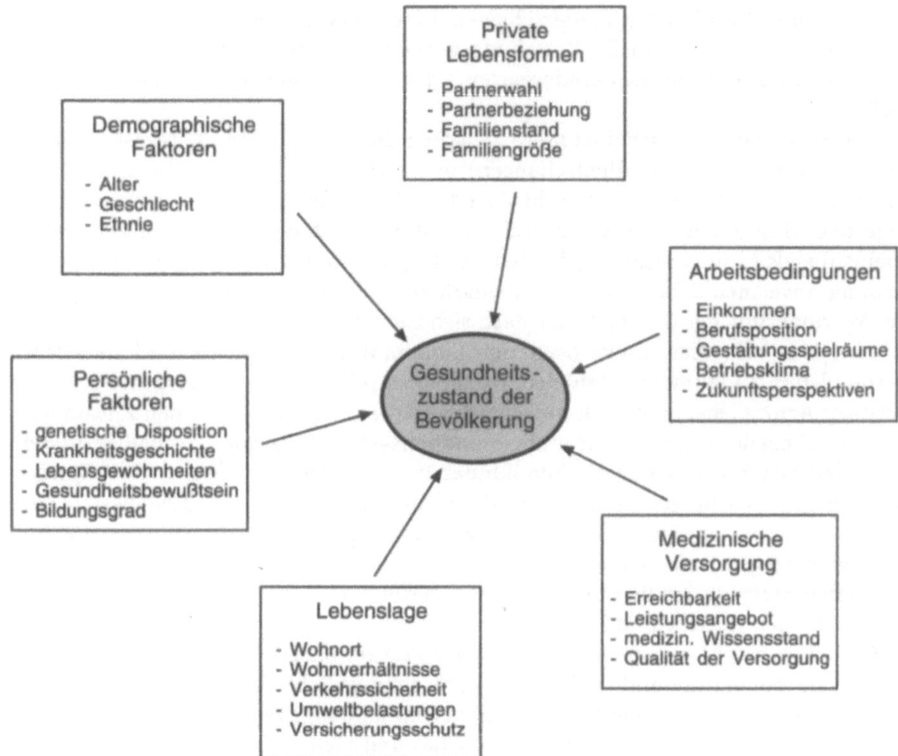

Abb. 2. Bestimmungsfaktoren des Gesundheitszustandes der Bevölkerung

ortes mit höherer Umweltbelastung und den insgesamt höheren Grad an alltäglichen Gesamtbelastungen. Dazu kommen ein gering ausgeprägtes Kontroll- und Selbstbewußtsein, wenig Wissen über die Entstehungs- und Sicherungsbedingungen von Gesundheit und gering entwickelte Fähigkeiten der Problem-, Konflikt- und Krankheitsbewältigung. Die Folge sind falsche Ernährung, fehlende Bewegung, erhöhter Drogenkonsum und unzureichendes Vorsorgeverhalten. Auch die medizinischen Kenntnisse und der Zugang zu Versorgungsleistungen und die Therapieerfolge sind ungünstig verteilt (Mielck und Helmert 1998).

Besonders auffällig ist die höhere Betroffenheit der sozialen Unterschichten von psychischen und psychosomatischen Krankheiten, depressiven Syndromen und funktionellen Störungen mit häufig unspezifischem medizinischem Befund. Aufgrund empirisch überprüfter Ergebnisse (Steinkamp 1991) kann vermutet werden, daß die soziale Diskriminierung hierbei eine große Rolle spielt, weil sie von Menschen mit geringer sozialer Integration und unterentwickelter kommunikativer Kompetenz nur unter großem psychischem Aufwand verarbeitet werden kann. Das ungünstige Verhältnis zwischen der Höhe an Belastungen und dem Ausmaß persönlicher und sozialer Ressourcen, auf die im Bewältigungsfall zurückgegriffen werden kann, ist offenbar entscheidend dafür, in wie starkem Maß sich Belastungen in Gesundheitsbeeinträchtigungen und Krankheiten niederschlagen. Besonders die ungleich verteilten Rückgriffschancen auf informelle Beziehungsnetzwerke (Familie, Verwandte, Freunde) oder professionelle Dienste (Kindergärten, Pflegeeinrichtungen) spielen eine wichtige Rolle.

Die Forschung unterscheidet meist zwischen „health inequalities" (gesellschaftlich ungleich verteilten Gesundheitschancen) und „health inequities" (Mielck und Helmert 1998). Damit sind im Unterschied zu den Wechselbeziehungen zwischen Lebenslage und Gesundheit jene strukturell verfestigten sozialen Benachteiligungen gemeint, die als so ungerecht empfunden werden, daß sie nach wissenschaftlicher Auffassung unvermeidlichen Handlungsbedarf, also gesundheitspolitische Maßnahmen zur Verringerung der Unterschiede, nach sich ziehen sollten.

Mit dem schnellen Anwachsen der Einkommensunterschiede und der damit verbundenen Zunahme der Zahl der Sozialhilfeempfänger und von Haushalten, die in relativer Armut leben, hat auch in Deutschland die Diskussion über den Zusammenhang von sozialer Ungleichheit und Gesundheitsgefährdung hohe Aktualität erlangt. Nach den Angaben des Statistischen Bundesamtes bezogen 1970 in den alten Bundesländern 2,5% der Bevölkerung Sozialhilfe, während 1985 4,6% und 1998 bereits etwa 7% erreicht wurden. Ein Bedingungszusammenhang zwischen Sozialhilfestatus und besorgniserregenden Graden gesundheitlicher Beeinträchtigung ist in den letzten Jahren durch mehrere Studien belegt worden. Besonders Kinder und Jugendliche sind stark betroffen (Klocke und Hurrelmann 1998).

Im Rahmen der Deutschen Herz-Kreislauf-Präventions(DHP)-Studie, die aufgrund von Stichprobengröße und -verteilung repräsentative Schlußfolgerungen ermöglicht (Kreuter et al. 1995), konnten Bedingungszusammenhänge zwischen Armut und Sterberisiko errechnet werden, die sich ein reiches und medizinisch gut versorgtes Land eigentlich nicht leisten dürfte. Als arm wurden hier Personen bezeichnet, die mit ihrem Haushaltsnettoeinkommen 50% und mehr unter demjenigen lagen, über das die Deutschen durchschnittlich verfügen. Den weiteren Ergebnissen dieser Studie zufolge weisen einkommensarme Personen nicht nur einen objektiv schlechteren Herzgesundheitszustand auf, sondern sie schätzen ihren Gesundheitszustand subjektiv auch schlechter ein als der Rest der Bevölkerung.

Damit zeigt sich im Sozialstaat Bundesrepublik Deutschland der gleiche Trend, der zuvor schon in den USA und in Großbritannien dokumentiert wurde. Townsend und Davidson (1988), die Autoren einer englischen Studie, konnten auch die Bemühungen um die Identifikation der genaueren Ursachen ein deutliches Stück voranbringen, indem sie aufzeigten, in wie starkem Maße sozial und ökonomisch desolate Lebensbedingungen und riskantes Gesundheitsverhalten zusammenhängen. Eine besonders deutliche Wechselwirkung bestand zwischen Lebenslage und Rauchgewohnheiten. Darüber hinaus fielen die Werte für Bluthochdruck und Übergewicht – den anderen wichtigen Risikofaktoren für Herzinfarkt oder Schlaganfall – in den unteren sozialen Schichten deutlich ungünstiger aus als in den Oberschichten. Auch Vorsorgeuntersuchungen und Früherkennungsangebote wurden von den Mitgliedern der Unterschicht in sehr viel geringerem Maße genutzt als vom Rest der Bevölkerung.

Besonders gefährdet sind Bevölkerungsgruppen, die von Arbeitslosigkeit bedroht und/oder sozialhilfeabhängig sind (Steinkamp 1991). Durch Langzeitarbeitslosigkeit der Eltern verarmte und verwahrloste Jugendliche und beruflich stark belastete Männer ohne familialen Anschluß sind gesundheitlich belastet. Wie Mielck und Helmert

(1998) zeigen, führen die durch Mangel an Wissen, Geld, Macht und Prestige bedingten sozialen Ungleichheiten zu gesundheitlichen Benachteiligungen. In Abbildung 3 ist der Zusammenhang zwischen speziellen gesundheitlichen Grundbelastungen, Unterschieden in den Bewältigungsressourcen und in den Zugriffschancen auf Versorgungsleistungen im Überblick dargestellt.

Die amtlichen Statistiken in den Industrieländern belegen, daß sich das Risiko zu sterben umgekehrt proportional zum sozialen Prestige der Berufsgruppe verhält, der ein Mensch angehört (Antonovsky 1987). Studien aus Großbritannien (Townsend und Davidson 1988) verzeichneten zweieinhalb mal höhere Sterberaten in den unteren als in den oberen, hoch angesehenen Berufsgruppen. Am niedrigsten scheint diese Sterbewahrscheinlichkeit bei Universitätsabsolventen und am ausgeprägtesten bei denjenigen zu sein, die keinen Schulabschluß haben.

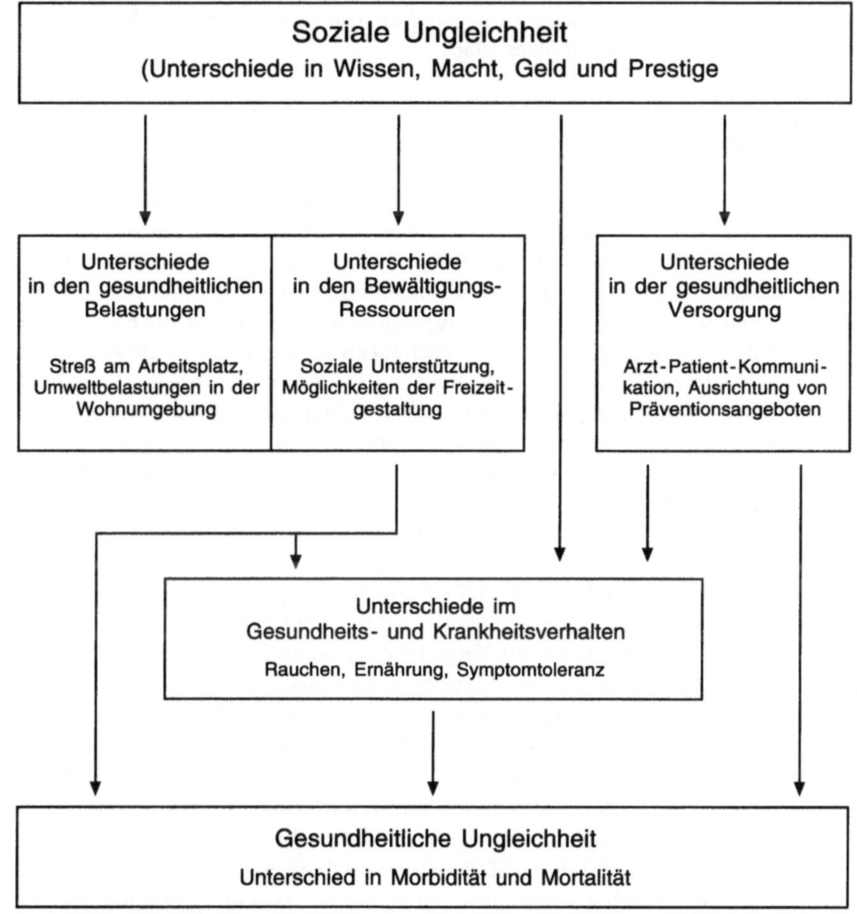

Quelle: Mielck und Helmert (1998)

Abb. 3. Der Zusammenhang von sozialer und gesundheitlicher Ungleichheit

Ähnlich verteilte Gefährdungsverhältnisse lassen sich auch im Kindes- und Jugendalter beobachten (Oppolzer 1986). Je niedriger Bildung, Einkommen und Berufstätigkeit der Eltern sind, desto häufiger kommt es zu Fehlgeburten, Säuglingssterblichkeit und Tod im späteren Kindesalter. Zwar konnten durch verbesserte Hygiene, eine allgemein zugängliche Gesundheitsversorgung und sozialpolitische Einzelmaßnahmen innerhalb der letzten 100 Jahre die gröbsten Ungerechtigkeiten abgemildert werden, so daß europaweit in allen Bevölkerungsgruppen ein Rückgang bei der Säuglingssterblichkeit zu verzeichnen war. Die Unterschiede bestehen aber fort.

Auch heute noch ist es um die Wohnungsversorgung der unteren Einkommensgruppen sowohl in quantitativer (Wohnfläche, Belegungsdichte, Kinderzimmer) wie qualitativer Hinsicht (Ausstattung mit Bad und WC, Heizung, Garten, Balkon) sehr viel schlechter bestellt als in den oberen Berufs- und Einkommensgruppen. Die Ausstattung mit sozialen Infrastruktureinrichtungen wie Kindergärten, Schulen, Arztpraxen, Präventions- und Pflegediensten ist schlechter, die Umweltbelastungen, in Form von Lärm und Luftverschmutzung, sind höher und um die Verkehrsunsicherheit ist es signifikant schlechter bestellt (Oppolzer 1986).

5.2
Arbeitsbedingungen und Gesundheit

Dieser Sachverhalt wird auch durch Studien über die positiven, gesundheitsrelevanten Faktoren der Arbeit bestätigt. So erfaßte Kornhauser (1965) in einer Untersuchung mit Detroiter Fabrikarbeitern die Merkmale Arbeitssicherheit, physische Arbeitsbelastungen, Möglichkeiten des Einsatzes eigener Fähigkeiten, Maschinenrhythmus und Repetivität der Arbeit, die durch den Beruf geknüpften sozialen Kontakte, die Einschätzung der Arbeit durch die Kollegen, die Aufstiegschancen im Beruf sowie die Art und die Höhe des erarbeiteten Einkommens. Unter allen Faktoren, die aufgrund der Befragungsergebnisse positiv mit subjektiver Zufriedenheit, geringeren Fehlzeiten und besserer gesundheitlicher Verfassung korrelierten, erwiesen sich die Höhe der Selbstverwirklichungs- und die subjektiv wahrgenommenen Aufstiegsmöglichkeiten als erklärungskräftigste Faktoren.

In ähnlich angelegten deutschen Untersuchungen ging es um die Wirkungszusammenhänge zwischen Konfliktpotentialen, kollegialen Umgangsformen, Belastungsempfindungen und Fehlzeiten (Euler 1977). Dabei konnte gezeigt werden, wie wichtig das kommunikative Lösen von Problemen bei der Arbeit für die Aufrechterhaltung von Gesundheit ist. Nach intensiven Vergleichgruppenanalysen von Herzgesunden und Herzinfarktopfern unter Industriearbeitern weiß man auch, wie stark sich Belastungen während der Arbeit (durch Diskrepanzen zwischen Anforderungen und einsetzbaren Arbeitsmitteln) und außerhalb der Arbeit (durch unzureichende Wohnbedingungen, Familienstreß, fehlende soziale Unterstützung) wechselseitig beeinflussen können (Frieczewski et al. 1987). Schließlich konnte aufgrund empirischer Recherchen der Beweis angetreten werden, daß sog. „Gratifikationskrisen" der Herzgesundheit schaden (Siegrist 1996) und daß Berufstätige, die nach eigener Einschätzung für ihre Arbeitsleistung eine gerechte soziale und materielle Anerkennung erhalten, deutlich weniger erkranken.

5.3 Betriebliche Kommunikation und gesunde Persönlichkeitsentwicklung

Wie zahlreiche Untersuchungsergebnisse nicht nur aus der Arbeitswelt, sondern auch aus der Freizeit zeigen, gehört es zu den Aufrechterhaltungsbedingungen von Gesundheit, wenn Menschen davon überzeugt sind, daß sie durch Kontrolle ihres Selbst und die Gestaltung ihrer sozialen Umwelt jederzeit Einfluß auf die Planung und Realisierung ihres eigenen Lebens ausüben können. Dafür hat der Gesundheitsforscher Antonovsky (1987) den Begriff des „Kohärenzsinns" geprägt. Medizinpsychologen sprechen, wie oben schon erwähnt, im gleichen Zusammenhang auch von „Kontrollüberzeugung", „Selbststeuerung" oder „Selbstwirksamkeit". Gesundheit wird als mehrdimensionales Phänomen verstanden, das nicht bloß aus der Abwesenheit von Krankheit, sondern darüber hinaus auch in der überaus wichtigen Fähigkeit besteht, ein immer wieder neues Gleichgewicht sowohl zwischen den biologischen, psychischen und sozialen Repräsentanzen des Selbst wie auch zwischen dem Selbst und den Anforderungen der sozialen und materialen Umwelt herzustellen (Hurrelmann 1988).

Die sozialwissenschaftliche Forschung stimmt heute darin überein, daß es in der Arbeitswelt der hochentwickelten Industrie- und Dienstleistungsgesellschaften nicht mehr in erster Linie die physikalisch-chemischen und die technischen Bedingungen sind, die die Gesundheit der Berufstätigen beeinträchtigen. Zunehmend müssen soziale, psychische und kommunikative Faktoren der Über- bzw. Unterforderung in Rechnung gestellt werden, die die Arbeitnehmer unnötig belasten, weil diese sie daran hindern, in der Arbeit diejenigen Fähigkeiten und motivationalen Kräfte zu entfalten, die ihrem wirklichen Potential entsprechen. Eine inhaltlich interessante und abwechslungsreiche Arbeit, die von den Beschäftigten selbständig gestaltet werden kann, hat positiven Einfluß auf die Arbeitszufriedenheit und Persönlichkeitsentwicklung. Partizipations- und Einflußmöglichkeiten sind ein sicherer Schlüssel zu Gesundheit und niedrigem Krankenstand bei den Beschäftigten (Griefahn 1993).

Ein weiterer wichtiger Ansatz, um die Arbeitszufriedenheit und damit auch die Kooperationsbereitschaft zu erhalten, besteht darin, das Engagement der Mitarbeiter durch die Nutzung ihrer Kompetenzen und durch die Förderung von Problemlösungs- und Selbsthilfepotentialen in Form von „Qualitätszirkeln" zu stärken (Badura et al. 1997). Qualitätszirkel sind ideale Instrumente, um Konflikte abzubauen, die Wertschätzung gegenüber der eigenen Arbeit, die Arbeitsmotivation und Arbeitszufriedenheit zu erhöhen, zur Qualitäts- und Produktivitätssteigerung und dadurch zur besseren Durchsetzung des Unternehmens am Markt und zur Sicherheit der Arbeitsplätze beizutragen. Indirekt fördern sie damit die Gesundheit der Beschäftigten.

5.4 Betriebe als sich selbst steuernde Systeme

So wie der einzelne Mensch körperliche, seelische und Umweltfaktoren in eine ständige Balance miteinander bringen muß, um gesund zu bleiben, ist für die „Gesundheit" eines Betriebes bedeutsam, daß Personal, Produktionsgeschehen und Marktmechanismen möglichst reibungslos ineinander greifen. Personelle und infrastrukturelle Ressourcen müssen in das betriebliche Umfeld passen, sie müssen zusammen eine gute Produktivitätsbalance ergeben und sich den wirtschaftlichen Gegebenheiten anpassen. Nur wenn dieser Balanceakt gelingt, kann der Betrieb geschäftlich Erfolg haben, sich einen qualifizierten und motivierten Mitarbeiterstamm heranbilden, Kapitalreserven schaffen und sich auf diese Weise aktiv und flexibel mit den Anforderungen und Problemen des Marktes auseinandersetzen. Die oben erwähnten system- und organisationssoziologischen Theorien liefern hierfür die Forschungsbasis.

Wie beim Menschen, der das Vertrauen in die Fähigkeit der Selbst- und der Umweltkontrolle und der Selbststeuerung benötigt, um sich die für die Herstellung und Aufrechterhaltung von Gesundheit wichtigen Kenntnisse aneignen und in entsprechendes Handeln umsetzen zu können, werden auch vom Betrieb Selbststeuerungsfähigkeiten verlangt. Als System kooperierender Subsysteme ist ein Betrieb den Gesamtzielen der Produktivitätssteigerung und Profitmaximierung verpflichtet. Er muß aber auch mit den Selbsterhaltungsinteressen und den darauf bezogenen Handlungsstrategien seiner Unterabteilungen und Gruppen fertig werden, die bei einer Forschungsabteilung ganz andere sein können als in der Buchführung und – wie im Fall des bloß angestellten Managements – überhaupt nicht mit denjenigen Kriterien übereinstimmen müssen, Anhand derer der Eigentümer oder der Aktienbesitzer den Erfolg eines Unternehmens bewertet.

Auf der Basis eindeutiger Untersuchungsergebnisse über die Zusammenhänge zwischen Arbeitsbedingungen, arbeitsbedingten Gesundheitsrisiken und Gesundheitsförderungschancen am Arbeitsplatz (Pelikan et al. 1993; Klotter 1997), hat man zu verstehen begonnen, daß Steuerungsprobleme in Betrieben nicht mehr mit den traditionell hierarchischen Anweisungs-, Entscheidungs- und Verantwortungsstrukturen zu lösen sind. Das wirtschaftlich gesunde Unternehmen der Zukunft, das die Gesundheit seiner Mitarbeiter nicht kurzsichtigen Wirtschaftlichkeitserwägungen opfert, muß über eine „gesundheitsförderliche Unternehmenskultur" verfügen. Dazu gehören ein gutes Betriebklima, eine hervorragende Organisation, erweiterte Partizipations- und Gewinnbeteiligungsmöglichkeiten für das Personal und kommunikative Kompetenzen von Vorgesetzen und Belegschaft.

Strategien der Gesundheitsförderung, ob in der Kommune, in der Schule oder im Betrieb sind nur sinnvoll, wenn sie als systemorientierte Strategien auf die Stärkung der Selbstbestimmungs- und Selbststeuerungsfähigkeit sowohl von Menschen als auch von Organisationen zielen. Sie müssen zum einen dafür sorgen, daß der einzelne Beschäftigte im Einklang mit seinen körperlichen, seelischen und sozialen Kompetenzen zu leben und zu arbeiten vermag. Zum anderen sollte im Rahmen der betrieblichen Gesundheitsförderung darauf geachtet werden, daß sich Unternehmen im Einklang mit der „Ressource" Mensch befinden. Deshalb müssen Personalsteuerungsinstrumente und Organisationsstrukturen gestärkt oder eingeführt werden, die eine bessere, der Gesundheit aller Beteiligten dienende Übereinstimmung zwischen den individuellen Kompetenzen, den technischen Voraussetzungen, den Produktivitätserfordernissen und den Konkurrenzbedingungen des Marktes garantieren.

5.5 Private Lebensformen und Gesundheit

In den letzten fünf Jahrzehnten ist es in allen westlichen Ländern zu einer Vielfalt unterschiedlicher Familienformen gekommen, von denen einige mit den traditionellen Vorstellungen der Ehegemeinschaft nichts mehr zu tun haben. Neben der Kleinfamilie mit Vater, Mutter und Kindern sind Einelternfamilien, Wohngemeinschaften mit Kindern, nichteheliche Lebensgemeinschaften und eheliche Lebengemeinschaften von mehrfach geschiedenen und wiederverheirateten Partnern mit Kindern unterschiedlicher Eltern heute sehr weit verbreitet. Der Begriff der Familie ist entsprechend abstrahiert worden und wird heute in der Soziologie in der Regel für das dauerhafte Zusammenleben von mindestens einem Angehörigen einer Elterngeneration mit mindestens einem Angehörigen der Nachwuchsgeneration verwendet.

Jede familiale Lebensform hat mit biographischen Entscheidungen zu tun und ist mit ganz bestimmten sozialen, finanziellen und organisatorischen Rahmenbedingungen in den Bereichen Beruf, Arbeit und Wohnen konfrontiert (Kolip 1997). Ob und in wieweit diese eine gesundheitsbeeinträchtigende oder -fördernde Wirkung entfalten, hängt davon ab, wie sich das familienintern erzeugte Belastungsniveau und die im Familiensystem aufgehobenen Bewältigungsmöglichkeiten zueinander verhalten (Hurrelmann 1991, Schnabel 1995).

5.6 Einflüsse des Familienstandes

Im Hinblick auf den Zusammenhang von Familienstand und gesundheitlicher Lage haben neuere Untersuchungen bestätigt, was seit dem vorigen Jahrhundert bekannt ist. Es ließ sich zeigen, daß Verheiratete im Unterschied zu Ledigen statistisch länger leben und daß Verheiratete eine geringere Sterblichkeit als ledige, geschiedene und verwitwete Personen besitzen. Untersuchungen aus den USA zeigen außerdem, daß diese Unterschiede auch für das Erkrankungsrisiko bei übertragbaren und chronisch-degenerativen Krankheiten gelten. Verheiratete Männer scheinen sich außerdem insgesamt seelisch wohler zu fühlen und seltener an psychischen Krankheiten zu leiden als unverheiratete (Kolip 1998).

Für Frauen gilt dies offenbar nicht. In vielen Fällen muß aufgrund der Erkenntnislage sogar davon ausgegangen werden, daß die Ehe bei Frauen zu massiven psychischen und psychosomatischen Beschwerden führen kann, die anderen als familientherapeutischen Behandlungsformen kaum zugänglich sind. In die subjektiven Befindlichkeiten gehen noch andere, mit der Normalbiographie von Männern und Frauen zusammenhängende Faktoren wie der Erwarbsstatus, die individuelle Lebensplanung und die Folgen einseitig verteilter Hausarbeit mit ein (Bilden 1991). Diese Faktoren machen offenbar auf Seiten der Frauen gerade jene gesundheitsfördernden Effekte zunichte, die diese aus den Vorteilen familialen Zusammenlebens eigentlich ebenso ziehen müßten wie Männer.

Auch und gerade bei Kindern sind Einflüsse zwischen der Art des Familienlebens und ihrem Gesundheitsstatus belegt. Entscheidend für ihre körperliche und seelische Gesundheit ist die Intaktheit und Berechenbarkeit des familialen Lebenshintergrundes. Und zwar einerlei, ob es sich um Kernfamilien oder andere Formen familialen Zusammenlebens handelt (Kolip et al. 1995).

5.6.1 Familienkonstellationen

Einelternfamilien, die in der überwiegenden Mehrzahl aus einer mütterlichen Bezugsperson und Kindern unterschiedlichen Geschlechts bestehen, bergen nach vorliegenden Untersuchungen Risiken (Stein-Hilbers 1994). Dies liegt aber keineswegs daran, daß alleinerziehende Frauen die schlechtere Betreuungsarbeit leisten. Vielmehr geraten sie nach der Trennung von ihrem Mann oft in eine prekäre Versorgungssituation, die sie entweder durch Arbeit und gleichzeitige Einbußen in der Kinderbetreuung oder durch die Inkaufnahme von Sozialhilfe und die damit einhergehenden finanziellen und sozialen Schwierigkeiten kompensieren müssen. Auf seiten der erziehenden Person kann beides vor allem dann zu Überforderungssymptomen führen, wenn niemand aus dem familialen Umfeld oder aus dem Bekanntenkreis unterstützende Hilfestellung leisten kann und Betreuungseinrichtungen wie Kindergärten, Horte oder Ganztagschulen fehlen. Heute sind ein Drittel der Einelternfamilien von Sozialhilfe abhängig, leben an der Grenze zur relativen Armut und haben in überdurchschnittlich hohem Maße mit gesundheitlichen Problemen zu kämpfen.

Starke Belastungen entstehen auch bei solchen Familienkonstellationen, in denen ein älteres und/oder behindertes Familienmitglied betreut und gepflegt werden muß. Im Bundesgebiet sind Ende der 90er Jahre über eine Millionen Personen in Privathaushalten als pflegebedürftig registriert worden. Davon lebte ein Fünftel allein, ein Drittel in Zwei-Personen-Haushalten und die anderen in Haushalten mit drei und mehr Personen. Der überwiegende Teil der Pflegeleistungen wird von Frauen (Partnerinnen, Töchtern und Schwiegertöchtern) erbracht. Mit der Pflege von Angehörigen gehen körperliche, psychische und zeitliche Belastungen einher. Auch mit finanziellen Belastungen und mit sozialer Isolation für alle Beteiligten ist zu rechnen. Ganz offensichtlich muß die pflegende Person sehr viel von ihrer eigenen Substanz in den Pflegevorgang investieren. Angesichts der erwartbaren Zunahme von älteren pflegebedürftigen Personen in deutschen Haushalten wird deshalb die verstärkte Einrichtung von professionellen Hauspflegeangeboten unausweichlich sein. Die Bewältigung chronischer Krankheiten und langwieriger Krankheitsepisoden erfolgt in unserem Kulturkreis ganz überwiegend im Familienverbund, ohne daß dabei professionelle medizinische und psychosoziale Versorgung eingeschaltet wird (Kolip 1998).

5.7
Geschlecht und Gesundheit

Die Ergebnisse epidemiologischer Studien zeigen seit langem, daß Frauen zwar nicht häufiger erkranken als Männer, aber andere Erkrankungsprofile aufweisen. Allein an der Berufstätigkeit und an den unterschiedlichen Berufsmöglichkeiten, die Männern und Frauen in unserer Gesellschaft zugänglich sind, können die Morbiditäts- und Mortalitätsunterschiede nicht liegen. Mindestens ebenso wichtig ist, in wie starkem Maße die Familienarbeit, die die überwiegende Mehrzahl der Frauen neben ihrer Berufstätigkeit verrichten müssen, von ihnen als Belastung empfunden wird.

Nach den Ergebnissen einiger Studien beeinträchtigt Erwerbstätigkeit die Gesundheit von Frauen. Andere Untersuchungen weisen hingegen auf die gesundheitsförderlichen Faktoren von Berufstätigkeit und die Möglichkeiten der Selbstverwirklichung durch gewerbliche Arbeit hin. Diese Erkenntnisse legen den Schluß nahe, daß die im Zuge der Frauenemanzipation erkämpfte Rollenvielfalt zwar einerseits dazu beiträgt, das Selbstbewußtsein der Frauen zu stärken und auf diesem Wege deren Lebenszufriedenheit und Gesundheitsressourcen zu erhöhen. Andererseits kann sich dieser Dazugewinn aber solange nicht in einem deutlichen Mehr an Gesundheit niederschlagen, solange Frauen von der Gesellschaft, der unmmittelbaren familialen Umwelt und von ihren Partnern bei wichtigen Anforderungen des Alltags allein gelassen werden (Maschewsky-Schneider 1998).

5.7.1 Geschlechtspezifische Gesundheitsstörungen

Das Gesundheitsbewußtsein ist von biographischen und lebensweltlichen Rahmenbedingungen abhängig. In ihnen spiegelt sich die Lebenswirklichkeit von Männern und Frauen wider. Die geschlechtsspezifischen Ausprägungen von Gesundheit und Krankheit sind offenbar in die gesellschaftliche Konstruktion von Männlichkeit und Weiblichkeit integriert. Die neuere Forschung (Kolip 1997) hat dieses als „Gendering"-Phänomen beschrieben und damit zum Ausdruck zu bringen versucht, daß Männer und Frauen nicht mehr nur als Opfer der Geschlechterverhältnisse, sondern auch als deren Gestalter betrachtet werden müssen. Entscheidend ist, welchen Spielraum ihnen die Gesellschaft zur Verfügung stellt und welche Gestaltungsmacht sie sich anzueignen vermögen, um über ihre Lebenswelt mitzubestimmen.

Frauen neigen zu neurotischen und funktionell-körperlichen Beschwerden, die für solche Persönlichkeiten typisch sind, die gelernt haben, sich im Falle von Interessenskonflikten anzupassen und die damit einhergehenden Frustrationen im Ernstfall nicht gegen die Ursachen bzw. Verursacher ihrer Probleme, sondern gegen sich selbst zu richten. Männer hingegen zeigen die höheren Ausmaße von psychischen Störungen im antisozialen Bereich, neigen vermehrt zu Aggressivität und Delinquenz. Sie tragen ihre Konflikte in einer Weise aus, die dem gesellschaftlich erzeugten und tolerierten Rollenrepertoire und dem Verhaltensklischee vom aktiven, sich ausagierenden Mann entspricht (Vogt 1998).

Während um 1900 die durchschnittliche Lebenserwartung von Männern um etwa drei Jahre unter der von Frauen lag, leben heute Frauen durchnittlich sechs bis sieben Jahre länger als Männer. Die Lebenserwartung von Frauen hat also gegenüber der der Männer im Verlaufe von nur drei Generationen ganz erheblich zugenommen. Die Gründe dafür dürften in einem Zusammenspiel von genetischen, psychischen und sozialen Faktoren liegen, die in Abbildung 4 im Überblick aufgeführt sind.

Die höhere Todesrate bei Männern läßt sich auch durch die vergleichsweise gefährlicheren Berufstätigkeiten von Männern erklären. In seiner Zusammenstellung aller bislang vorliegenden Befunde weist Farrell (1995) darauf hin, daß Berufe mit geringer Bezahlung, hohem Streß, ungünstigem Arbeitsumfeld, schlechten Aufstiegschancen und hohem Verletzungs- und Unfallrisiko besonders häufig von Männern ausgeübt werden. Am ungünstigsten in dieser Beziehung schneiden Lastwagenfahrer, Metallarbeiter, Dachdecker, Kesselschmiede, Holzarbeiter, Schreiner, Bauarbeiter, Baumaschinenfahrer, Mühlen- und Hüttenarbeiter ab, also Berufe, die sich fest in Männerhand befinden.

Im Unterschied dazu werden von Frauen die insgesamt weniger gefährlichen, dafür aber mit Abstand am schlechtesten bezahlten Berufe ausgeübt. Sie belasten ihre Inhaberinnen weitaus weniger und weisen keine so hohe Mortalitätsrate auf. Tätigkeiten wie Sekretärin, Erzieherin, Krankenschwester, Angestellte und Verkäuferin werden in der Regel in geschlossenen Räumlichkeiten ausgeübt, unterliegen meist einem flexibleren Zeitregime und machen ein Abschalten nach der Arbeit eher möglich. Sie haben mit anderen Menschen zu tun und finden, im Unterschied zu vielen der riskan-

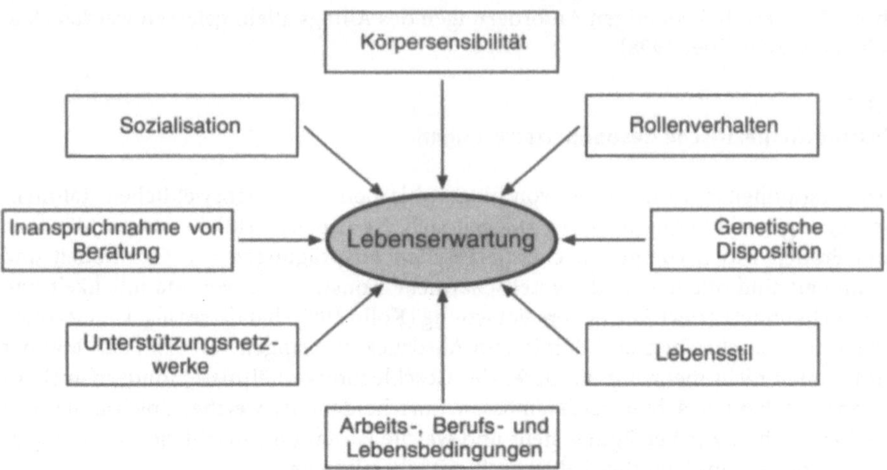

Abb. 4. Bedingungsfaktoren für die Unterschiede in den Lebenserwartungen von Männern und Frauen

teren Männerberufe weder in gesellschaftlicher Isolation noch in einem monogeschlechtlich organisierten sozialen Umfeld statt. Dafür läßt sich wegen der sehr viel geringeren Bezahlung und dem niedrigen gesellschaftlichen Ansehen aus der beruflichen Tätigkeit von Frauen nicht annähernd der gleiche Persönlichkeitsgewinn und das gleiche Selbstwertgefühl ziehen wie aus der Beruftstätigkeit der Männer.

5.7.2 Frauenrolle und Gesundheit

Untersuchungen zur gesundheitlichen Lage von Mädchen in den ersten zehn Lebensjahren zeigen, daß sie im Vergleich zu Jungen gesünder sind, die geringere Sterblichkeit aufweisen und Krankheiten besser zu bewältigen vermögen (Vogt 1998). Mit der Geschlechtsreife ändert sich dieses Bild, und damit auch die individuelle Wahrnehmung und das subjektive Empfinden gegenüber der eigenen Gesundheit (Kolip 1997). Besonders in der Altersspanne zwischen 11 und 20 Jahren kommt es zu einer schnellen Zunahme von Krankheiten und Befindlichkeitsstörungen bei jungen Frauen. Auf Befragen geben sie weit höhere Werte für psychosomatische und psychische Beschwerden an, sind mit ihrem Körper und ihrer Gesundheit unzufriedener und bemühen sich, durch Diäten und Arzneimittel ihre körperliche Gestalt zu manipulieren.

Die mit der Pubertät einsetzende Sensibilisierung für den eigenen Körper führt auch zu Lebensunsicherheit und unklaren Zukunftsperspektiven von jungen Frauen. Einerseits nämlich fühlen sie sich im Unterschied zu den Männern der traditionellen Frauenrolle verpflichtet, die überwiegend durch Hausarbeit und Aufziehen von Kindern definiert ist. Gleichzeitig möchten sie aber auch Perspektiven für Ausbildung, Beruf und sozialen Aufstieg entwickeln. Die traditionelle Frauenrolle mit ihrer Familien- und Kinderorientierung gerät in ein Spannungsverhältnis zu den beruflichen

Orientierungen und hat Rollenkonflikte zur Folge, die ein Vielfaches derjenigen Lösungskompetenz erforderlich macht, die in der gleichen Phase von jungen Männern aufgebracht werden müssen. Viele junge Frauen reagieren mit Ohnmachtsempfindungen und Gefühlen von Hilflosigkeit, was nach Meinung vieler Gesundheitswissenschaftler das in dieser Umbruchphase besonders häufige Auftreten von psychosomatischen Beschwerden erklärt (Vogt 1998, Maschewsky-Schneider 1998).

Im späteren Lebenlauf bleiben diese Tendenzen bestehen. Frauen begeben sich sehr viel schneller und bei vergleichsweise geringem Anlaß in ärztliche Behandlung als Männer. Sie setzen aus Sorge vor Gesundheitsbeeinträchtigungen, aber auch aus Angst, die ihnen zugedachte Doppelrolle in Beruf und Haushalt nicht mehr erfüllen zu können, auf ärztliche und psychotherapeutische Unterstützung. In der Altersspanne zwischen 25 und 40 stehen deshalb Hilfeersuchen im Vordergrund, die mit der Geburtenregelung, dem Wunsch nach Kindern und nach einer Familie zusammenhängen. Unerfüllte Kinderwünsche können dabei die Gesundheit von Frauen ebenso negativ beeinflussen wie unerwünschte Schwangerschaften, Problemgeburten und kranke Kleinkinder.

In der Menopause zwischen dem 45. und 55. Lebensjahr kommt es vor allem infolge hormoneller Umstellungen zu einem Anstieg der Erkrankungsraten und Befindlichkeitsstörungen, die nicht selten ein psychopathologisches, depressives Stadium erreichen. Insgesamt bleiben aber die medizinisch diagnostizierten Krankheiten auch in dieser Phase niedriger als bei den Männern. Erst im hohen Alter gleichen sich die Erkrankungsrisiken beider Geschlechter einander an. Aber auch hier zeigt sich, daß sich Frauen im Hinblick auf die typischen Altersbeschwerden mit Hilfe von Ärzten und Medikamenten als bewältigungskompetenter erweisen.

5.7.3 Männerrolle und Gesundheit

Auch männliche Geschlechtsstereotype werden schon im Säuglings- und Kindheitsalter gebildet. Die meisten Bezugspersonen tolerieren bei Jungen das riskantere und aggressivere Verhalten. Werden dabei Zulässigkeitsgrenzen verletzt, was bei Jungen sehr viel eher geschieht als bei Mädchen, dann wird schneller und härter diszipliniert. Nach Abschluß der Pubertät treten bei männlichen Jugendlichen sowohl nach medizinischer Analyse (Seiffge-Krenke 1995; Hoepner-Stamos 1995) als auch nach Selbsteinschätzung (Kolip et al. 1995), weniger psychische und psychosomatische Störungen auf als bei weiblichen Jugendlichen. Auch Arztbesuche und die Indienstnahme anderer professioneller Helfer kommen in sehr viel geringerem Ausmaß vor. Alarmsignale werden überhört, Körperempfindungen bleiben unbeachtet und während des gesamten Lebenslaufes wird weitaus sorgloser mit dem Körper und seinen Ressourcen umgegangen, als dieses bei Frauen der Fall ist.

Dazu zählt vor allem auch der intensivere Konsum von legalen Drogen. Männliche Jugendliche und junge Männern konsumieren Alkohol und/oder Zigaretten, um sich Anerkennung in der Gruppe der Gleichaltrigen und soziale Integration zu sichern und die mit dem Übergang in das Erwachsenenalter verbundenen Identitätsprobleme, Belastungen und Befindlichkeitsstörungen zu kompensieren (Franzkowiak 1986). Dabei handelt es sich um weitverbreitete aber untaugliche, weil gesundheitlich riskante Bewältigungsversuche. Darüber hinaus schlägt sich die in dieser Altersphase ausgeprägte Suche nach aufregenden, mit Bewährungsproben verbundenen Erlebnisse und Abenteuern in einer überdurchschnittlich hohen Unfallhäufigkeit von Jungen nieder. Dieses Abenteuer- und Probierverhalten schließt auch den häufigeren Konsum von illegalen Drogen (Cannabis, Ecstasy, Amphetamine, Kokain, Heroin) mit ein (Hurrelmann und Bründel 1997).

Risikofreudigkeit gehört ganz offensichtlich zu der von anderen attribuierten und sich selbst zugeschriebenen Rolle des Mannes dazu. Sie läuft oft auf eine Rücksichtslosigkeit gegenüber dem eigenen Körper sowie auf die Rebellion gegenüber den etablierten Spielregeln des gesellschaftlichen Zusammenlebens hinaus. Diese Risikofreudigkeit ist aber auch mit der Überschätzung der eigene Fähigkeiten und der Ignoranz gegenüber der eigenen seelischen und körperlichen Belastbarkeit verbunden. Im mittleren Lebensalter kommt es dann infolge des früh einsetzenden Zwanges zur permanenten Überforderung der eigenen Gesundheitsressourcen und unter dem Eindruck der im Berufsleben vorherrschenden Karrieremuster zu schwereren, oft tödlich verlaufenden Erkrankungen, besonders im Herz-Kreislaufbereich (Siegrist 1996). Je älter Männer werden, um so höher ist heute ihr Risiko, an einer chronischen Krankheit zu sterben.

Da die Männerrolle in unserem Kulturkreis immer noch sehr stark durch den Beruf und die Funktion des Haupternährers in der Familie definiert ist, hängt die Art der beruflichen Tätigkeit mit dem Selbstwertgefühl, der empfundenen Lebensqualität und dem körperlich-seelischen Wohlbefinden auf enge Weise zusammen. Das Krankheits- und Sterberisiko ist auch bei jenen Männern sehr hoch, die von länger andauernder Arbeitslosigkeit oder Frühpensionierung betroffen werden. Je niedriger die Schulbildung und darauf aufbauend der berufliche Status und die ökonomische Lage ist, desto negativer schlagen sich Faktoren nieder, die mit dem Verlust des Arbeitsplatzes verbunden sind (Oppolzer 1986). Wer arbeitslos wird und dieses für längere Zeit bleiben muß, geht offenbar elementarer Schutzfunktionen verlustig, die die Berufstätigkeit für die Männerwelt bedeutet.

6
Schlußbemerkung

In diesem Beitrag ging es um die Zugangswege und Themen der soziologisch und psychologisch ausgerichteten Gesundheitsforschung. Wie die referierten Studien zeigen, gehört in dieser Perspektive zur Herstellung von Gesundheit

- der frühe und nachhaltige Aufbau von Selbstwertgefühl, Selbststeuerung, Komunikations- und Handlungskompetenz,
- die Entwicklung von Bewältigungskompetenz, die auf den konstruktiven Umgang mit psychosozialen und körperlichen Anforderungen gerichtet ist,
- der Aufbau von sozialen Unterstützungsnetzwerken aus informellen Beziehungen und formellen, professionellen Hilfen in einer guten Kombination und Mischung,
- die gesellschaftlich unterstützte Förderung der Gesundheit, die es Menschen und Institutionen erleichtert, die Sicherung der Gesundheit zu einer Leitidee ihres Handelns zu machen.

Die Stärkung der Selbstverantwortung beim Umgang mit Gesundheit und Krankheit wird mit den für alle Industriegesellschaften typischen Veränderungen in den

Lebens- und Arbeitsbedingungen einhergehen müssen. In dem Maße, in dem Krankheiten und gesundheitliche Risiken nicht mehr nur als schicksalhaftes Verhängnis, sondern als ein auf den gesellschaftlichen Verhältnissen und dem psychischen Verhalten der Menschen gegründetes Geschehen begriffen werden, verstärkt sich die aktive Beeinflußbarkeit der individuellen Gesundheitsbilanz. Zugleich verändert sich auch das Verhältnis von Arzt und Patient. Ärzte verlieren die Rolle des omnipotenten Heilers, dem man sich im Notfall bedingungslos zu unterwerfen hat. Sie werden immer mehr in die Rolle von professionellen Beratern kommen, die der selbstverantwortliche Patient im Laufe seiner Krankenkarriere neben dem Apotheker, dem Krankenkassenexperten, dem Verbraucherberater und dem Lebensberater zur Absicherung seiner eigenen Entscheidungen konsultiert.

Literatur

Antonovsky A (1987) Unraveling the Mistery of Health. Jossey-Bass, San Francisco

Badura B (1993) Soziologische Grundlagen der Gesundheitswissenschaften. In: Hurrelmann K, Laaser U (Hrsg) Gesundheitswissenschaften. Beltz, Weinheim Basel, S 63–87

Badura B, Münch E, Ritter W (1997) Partnerschaftliche Unternehmenskultur und betriebliche Gesundheitspolitik. Fehlzeiten durch Motivationsverlust. Bertelsmann, Gütersloh

Bandura A (1979) Eine soziallerntheoretische Analyse. Klett, Stuttgart

Bilden G (1991) Geschlechtsspezifische Sozialisation. In: Hurrelmann K, Ulich D (Hrsg) Neues Handbuch der Sozialisationsforschung. Beltz, Weinheim Basel, S 279–301

Dahrendorf R (1958) Homo sociologicus. Versuch zur Geschichte, Bedeutung und Kritik der Kategorie der sozialen Rolle. Westdeutscher Verlag, Köln Opladen

Deppe HU, Regus M (1975) Seminar Medizin, Gesellschaft, Geschichte. Suhrkamp, Frankfurt am Main

Engel GL (1976) Psychisches Verhalten in Gesundheit und Krankheit. Huber, Bern

Euler HP (1977) Das Konfliktpotential industrieller Arbeitsstrukturen. Analyse der technischen und sozialen Ursachen. Westdeutscher Verlag, Opladen

Farrell W (1995) Mythos Männermacht. Zweitausendeins, Frankfurt am Main

Franzkowiak P (1986) Risikoverhalten und Gesundheitsbewußtsein bei Jugendlichen. Springer, Berlin Heidelberg New York Tokyo

Griefahn B (1993) Arbeitswelt und Gesundheit. In: Hurrelmann K, Laaser U (Hrsg) Gesundheitswissenschaften. Beltz, Weinheim, S 277–295

Frieczewski F, Maschewsky W, Naschold F,. Wotschak W (1987) Herz-Kreislauf-Krankheiten und industrielle Arbeitsplätze. Campus, Frankfurt New York

Habermas J (1981) Theorie des kommunikativen Handelns. Suhrkamp, Frankfurt am Main

Hoepner- Stamos F (1995) Prävalenz und Ätiologie chronischer Erkrankungen im Kindes- und Jugendalter. In: Kolip P, Hurrelmann K, Schnabel P-E (Hrsg) Jugend und Gesundheit. Juventa, Weinheim München, S 49–67

Hradil S (1987) Sozialstrukturanalyse in einer fortgeschrittenen Gesellschaft. Von Klassen und Schichten zu Lagen und Milieus. Westdeutscher Verlag, Opladen

Hurrelmann K (1991) Familienstreß, Schulstreß, Freizeitstreß. Beltz, Weinheim

Hurrelmann K (1988) Sozialisation und Gesundheit. Soziale, psychische und körperliche Risikofaktoren im Lebenslauf. Juventa, Weinheim München

Hurrelmann K, Bründel H (1997) Drogengebrauch – Drogenmißbrauch. Wissenschaftliche Buchgesellschaft, Darmstadt

Hurrelmann K, Laaser U (1993) (Hrsg) Gesundheitswissenschaften. Beltz, Weinheim Basel

Hurrelmann K, Ulich D (Hrsg) (1991) Neues Handbuch der Sozialisationsforschung. Beltz, Weinheim Basel

Joas H (1991) Rollen- und Interaktionstheorien in der Sozialisationsforschung. In: Hurrelmann K, Ulich D (Hrsg) Neues Handbuch der Sozialisationsforschung. Beltz, Weinheim, S 137–152

Klotter C (Hrsg) (1997) Prävention im Gesundheitswesen. Verlag für Angewandte Psychologie, Göttingen Stuttgart
Klocke A, Hurrelmann K (1998) Kinder und Jugendliche in Armut. Westdeutscher Verlag, Wiesbaden
Kolip P (1997) Geschlecht und Gesundheit im Jugendalter. Die Konstruktion von Geschlechtlichkeit über somatische Kulturen. Leske & Buderich, Opladen
Kolip P (im Druck) Familie und Gesundheit. In: Hurrelmann K, Laaser U (Hrsg) Handbuch der Gesundheitswissenschaften. Juventa, Weinheim
Kolip P, Hurrelmann K, Schnabel P-E (Hrsg) (1995) Jugend und Gesundheit. Interventionsfelder und Präventionsbereich. Juventa, Weinheim München
Kolip P, Nordlohe E, Hurrelmann K (1995) Der Jugendgesundheitssurvey 1993. In: Kolip P, Hurrelmann K, Schnabel P-E (Hrsg) Jugend und Gesundheit. Juventa, Weinheim München, S 25–48
Kornhauser A (1965) Mental health of the industrial worker. Wiley, New York
Kreuter H, Klaes L, Hoffmeister H, Laaser U (1995) Prävention von Herz-Kreislaufkrankheiten. Ergebnisse und Konsequenzen der Deutschen Herz-Kreislauf-Präventionsstudie. Juventa, Weinheim München
Leppin A (1994) Bedingungen des Gesundheitsverhaltens. Risikowahrnehmung und persönliche Ressourcen. Juventa, München Weinheim
Lösel F, Bliesner T, Köferl P (1989) On the concepts of „invulnerability": evaluation and first results of the Bielefeld Project. In: Brambring M, Lösel F, Skowronek H (eds) Children at risk: Assessment, longitudinal research, and intervention. de Gruyter, Berlin, S 168–219
Luhmann N (1984) Soziale Systeme. Suhrkamp, Frankfurt am Main
Maschewsky-Schneider U (im Druck) Geschlecht und Gesundheit. In:. Hurrelmann K, Laaser U (Hrsg) Handbuch der Gesundheitswissenschaften. Juventa, Weinheim
Mielck A, Helmert A (im Druck) Soziale Lebenslage und Gesundheit. In: Hurrelmann K, Laaser U (Hrsg) Handbuch der Gesundheitswissenschaften. Juventa, Weinheim
Mitscherlich A (1980) Bedingungen der Chronifizierung psychosomatischer Krankheiten. Die zweiphasige Abwehr. In: Brede K (Hrsg) Einführung in die psychosomatische Medizin. Suhrkanmp, Frankfurt am Main, S 396–422
Oppolzer A (1986) Wenn Du arm bist, mußt Du früher sterben. VSA, Hamburg
Parsons T (1958) Struktur und Funktion der modernen Medizin. In: König R (Hrsg) Probleme der Medizinsoziologie. Kölner Z Soziol Sozialpsychol Sonderheft 3: 16–43
Pearlin L (1989) The Sociological Study of Stress. J Health Soc Behav 30: 241–256
Pelikan JM, Demmer H, Hurrelmann K (1993) Gesundheitsförderung als Organisationsentwicklung. Juventa, Weinheim München
Schäfer H, Heinemann H (1975) Modelle sozialer Einwirkungen auf den Menschen. In: Blohmke M et al. (Hrsg) Handbuch der Sozialmedizin, Bd 1. Enke, Stuttgart, S 92 f.
Schnabel P-E (1988) Krankheit und Sozialisation. Vergesellschaftung als pathogener Prozeß. Westdeutscher Verlag, Opladen
Schnabel P-E (1995a) Sozialisation und gesunde Entwicklung im Kindes- und Jugendalter. In: Kolip P, Hurrelmann K, Schnabel P-E (Hrsg) Jugend und Gesundheit. Juventa, Weinheim München, S 111–134
Schwarzer R (1992) Psychologie des Gesundheitsverhaltens. Hogrefe, Göttingen
Seiffge-Krenke I (1995) Psychische Störungen im Jugendalter. In: Kolip P, Hurrelmann K, Schnabel P-E (Hrsg) Jugend und Gesundheit. Juventa, Weinheim München, S 177–203
Selye H (1984) Stress – mein Leben. S. Fischer, Frankfurt am Main
Siegrist J (1978) Arbeit und Interaktion im Krankenhaus. Enke, Stuttgart
Siegrist J (1996) Soziale Krisen und Gesundheit. Hogrefe, Göttingen
Stein-Hilbers M (1994) Wem gehört das Kind? Campus, Frankfurt
Steinkamp G (1991) Sozialstruktur und Sozialisation. In: Hurrelmann K, Ulich D (Hrsg) Neues Handbuch der Sozialisationsforschung. Beltz, Weinheim Basel, S 251–277
Townsend P, Davidson N (1988) Inequalities in health. The Black Report. Penguin, Harmondsworth
Vogt I (1993) Psychologische Grundlagen der Gesundheitswissenschaften. In: Hurrelmann K, Laaser U (Hrsg) Gesundheitswissenschaften. Beltz, Weinheim Basel, S 45–62

Vogt I (im Druck) Psychologische Grundlagen der Gesundheitswissenschaften. In: Hurrelmann K, Laaser U (Hrsg) Handbuch der Gesundheitswissenschaften. Juventa, Weinheim
Weltgesundheitsorganisation, WHO (1946) Constitution. Genf
Weltgesundheitsorganisation, WHO (1986) Ottawa-Charta for Health Promotion. Ottawa/Ontario
Wirsching M, Stierlin H (1982) Krankheit und Familie. Konzepte – Forschungsergebnisse – Therapie. Klett & Cotta, Stuttgart

Wirtschaftswissenschaftliche Zugänge zu den Gesundheitswissenschaften

B. Birkner, F. Buchner, J. Wasem

Inhaltsverzeichnis

1 Einleitung

Eine wirtschaftswissenschaftliche Betrachtungsweise des Gesundheitswesens hat in den vergangenen Jahren erheblich an Gewicht gewonnen. Der wirtschaftswissenschaftliche Zugang zu den Gesundheitswissenschaften steht daher – auch in der akademischen Lehre in Public Health-Studiengängen – gleichberechtigt neben sozialmedizinischen, pflegewissenschaftlichen, pädagogischen, soziologischen und epidemiologischen Perspektiven. Ein eigenständiges Fach „Gesundheitsökonomie" hat sich etabliert.

Die Bedürfnisse der Menschen sind tendenziell unbegrenzt, die Mittel zu ihrer Befriedigung sind jedoch begrenzt. Diesem ubiquitären Problem verdankt die Ökonomie generell ihre Daseinsberechtigung. In den vergangenen 20 Jahren ist nun schmerzhaft bewußt geworden, daß dies auch – und vielleicht sogar in besonderem Maße – im Gesundheitswesen gilt: Wegen des für die meisten Bürger umfassenden Versicherungsschutzes, der wachsenden Möglichkeiten des medizinischen (insbesondere: medizinisch-technischen) Fortschritts, einer steigenden Zahl von Anbietern von Gesundheitsleistungen und einer alternden Bevölkerung wächst die Nachfrage der Bevölkerung nach Leistungen des Gesundheitssystems rasch (Weisbrod 1991).

Zugleich ist aber die Neigung der gesellschaftspolitischen Entscheidungsträger, dies über Zwangsabgaben an Staat oder Krankenkassen zu finanzieren – auch vor dem Hintergrund der Lohnnebenkostenproblematik und des internationalen Wettbewerbs der Wirtschaftsstandorte – begrenzt. Es kommt daher darauf an, die vorhandenen Mittel möglichst „effizient" einzusetzen. Dies bedeutet, die bestehenden Versorgungsleistungen darauf zu untersuchen, ob sie wirtschaftlich erbracht werden und die zur Verfügung stehenden Ressourcen möglichst optimal ausgenutzt werden. Auch gilt es, die Anreizstrukturen für alle Beteiligten im Gesundheitswesen (Leistungserbringer, Versicherte, Kostenträger) auf eine möglichst wirtschaftliche Mittelverwendung auszurichten. Die Untersuchung des Versorgungsgeschehens auf Wirtschaftlichkeit und die Entwicklung von Anreizsystemen für wirtschaftliches Verhalten der Beteiligten sind daher typische Aufgaben für die (Gesundheits-)Ökonomie.

In diesem Beitrag soll die wirtschaftswissenschaftliche Herangehensweise an gesundheitswissenschaftliche Fragestellungen dargestellt werden. Im nachfolgenden Abschnitt 2 werden daher zunächst Gesundheitsökonomie und Managementlehre von Gesundheitseinrichtungen als Disziplinen an der Schnittstelle zwischen Wirtschafts- und Gesundheitswissenschaften interpretiert. In Abschnitt 3 erfolgt eine Darstellung des deutschen Gesundheitswesens aus wirtschaftswissenschaftlicher Sicht: Hierbei werden wir zunächst auf die Finanzierungsträger im Gesundheitssystem eingehen (3.1); anschließend befassen wir uns mit den Leistungserbringern von Gesundheitsleistungen (3.2). Die ökonomische Perspektive von Steuerungsmöglichkeiten im Gesundheitswesens steht im Mittelpunkt von Abschnitt 4: Nach einem Überblick über die Ebenen, auf denen Steuerung stattfinden kann (4.1), werden zentrale Steuerungsarten und Steuerungsinstrumente vorgestellt (4.2). Die in jüngerer Zeit zunehmend eingeforderte Berücksichtigung ökonomischer Evaluation von Maßnahmen im Gesundheitswesen wird in Abschnitt 5 dargestellt. Der Beitrag schließt (in Abschnitt 6) mit einem Überblick über betriebswirtschaftliche und managementorientierte Fragestellungen des Gesundheitswesens am Beispiel des Krankenhausmanagements.

2
Gesundheitsökonomie und Managementlehre des Gesundheitswesens an der Schnittstelle zwischen Wirtschaftswissenschaften und Gesundheitswissenschaften

Zum Verständnis der Zugänge von Gesundheitsökonomie und Managementlehre an gesundheitswissenschaftliche Fragestellungen sind einige Kenntnisse über grundlegende volkswirtschaftliche und betriebswirtschaftliche Zusammenhänge und Bezeichnungen notwendig. In Abschnitt 2.1. werden diese zusammengetragen. In Abschnitt 2.2. werden die Überlegungen auf das Gesundheitswesen übertragen und in Abschnitt 2.3. werden die Besonderheiten von Gesundheitsgütern aus ökonomischer Sicht dargelegt.

2.1
Angebot und Nachfrage

Die Wirtschaftswissenschaften gehen davon aus, daß Güter nur in begrenztem Maß zur Verfügung stehen und nicht ausreichen, um alle Bedürfnisse der Menschen zu befriedigen. Unter Gütern werden dabei sowohl Sachgüter als auch Dienstleistungen verstanden. Es herrscht also eine Knappheit an Gütern und zugleich herrscht eine Knappheit an *Ressourcen*, an Mitteln, die zur Herstellung der Güter notwendig sind. Daher müssen ökonomische, d.h. wirtschaftliche Entscheidungen getroffen werden, Entscheidungen, für wen mit welchen Ressourcen wieviel von welchem Gut produziert werden soll. Es handelt sich dabei um ein zentrales Koordinierungsproblem der Volkswirtschaft, das als *Allokationsproblem* bezeichnet wird. Grundsätzlich bieten sich zwei Lösungsansätze an:

- die Marktwirtschaft mit dem Preismechanismus und
- die Zentralverwaltungswirtschaft mit einem zentralen Plan.

An dieser Stelle wird nur auf die erste Alternative näher eingegangen. Zunächst werden vereinfachend alle privaten Haushalte und alle Unternehmen einer Volkswirtschaft jeweils zu einem „Sektor" zusammengefaßt. Die Volkswirtschaft wird für unsere vereinfachenden Überlegungen auf diese beiden Akteure reduziert. Zwischen den beiden Sektoren bestehen zwei Verbindungen: Wollen die Haushalte Güter kaufen und verbrauchen, so werden sie zu Nachfragern von Verbrauchsgütern. Die Unternehmen produzieren Güter, die sie auf diesem Markt anbieten. Es fließen Güter von den Unternehmen zu den Haushalten und Geld von den Haushalten zu den Unternehmen. Diese Verbindung nennt man den Verbrauchsgütermarkt. Wollen die Unternehmen Güter produzieren, benötigen sie die sogenannten *Produktionsfaktoren* Kapital, Boden und Arbeitskraft. Die Unternehmen werden auf den Produktionsgütermärkten (z. B. dem Arbeitsmarkt) zu Nachfragern und die Haushalte zu Anbietern. Es fließen Güter – in diesem Fall in Form von Dienstleistungen – von den Haushalten zu den Unternehmen und Geld von den Unternehmen zu den Haushalten. Das entstehende Beziehungsgeflecht, das in Abbildung 1 dargestellt ist, wird als Wirtschaftskreislauf bezeichnet.

Auf einem Markt treten Nachfrager und Anbieter auf. Die Nachfrager wollen Produkte zu möglichst niedrigen Preisen kaufen, die Anbieter wollen ihre Produkte zu möglichst hohen Preisen verkaufen. Oder anders ausgedrückt, die Anbieter wollen ihre Gewinne maximieren und die Nachfrager wollen ihren Nutzen maximieren. Es besteht nun ein Koordinationsproblem, Preise und Mengen der einzelnen Güter festzulegen, die von den Anbietern an die Nachfrager verkauft werden. Diese Koordination wird über den *Marktmechanismus* geleistet: Angebot und Nachfrage prallen auf dem Markt aufeinander. Ist die Nachfrage nach einem Gut größer als das Angebot, so wird der Preis steigen, da die Anbieter ihre Gewinne maximieren wollen, zugleich wird die Menge der produzierten Güter steigen, da zusätzliche Anbieter durch den höheren Preis angelockt werden. Gleichzeitig sinkt die Nachfrage nach dem Gut aufgrund des steigenden Preises. Diese Entwicklung hält so lange an, bis ein Preis erreicht ist, bei dem die gesamte Nachfrage befriedigt ist. Diesen Preis nennt man *Gleichgewichtspreis*. Ist die Nachfrage nach einem Gut geringer als das Angebot, ergibt sich umgekehrt ein sinkender Preis, bis sich auch hier Angebot und Nachfrage entsprechen. Eine wichtige Voraussetzung für das Funktionieren dieses Marktmechanismus ist der *Wettbewerb*.

Abb. 1. Der vereinfachte Wirtschaftskreislauf (Nach Baßeler et al. 1995)

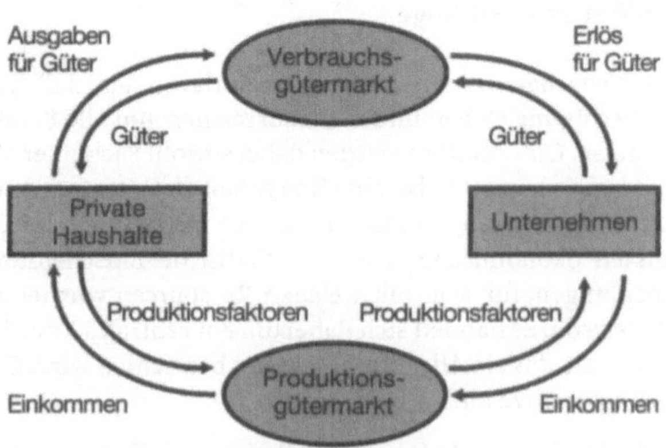

Gäbe es z. B. nur einen Anbieter auf dem Markt, so könnte dieser einen höheren als den Gleichgewichtspreis fordern, da kein anderer Anbieter ihn unterbietet und so „zwingt", seinen Preis zu senken. Man spricht in einem solchen Fall von einem Monopol. Der Marktmechanismus regelt auch die Frage nach dem „wie?", oder genauer die Frage, unter Verwendung welcher Ressourcen, ein Gut produziert wird: Es wird sich das Verfahren mit dem geringsten Ressourcenverbrauch durchsetzen, d. h. mit dem geringsten Kosten für den Anbieter. Nur mit diesem Verfahren kann der Anbieter bei niedrigen Preisen noch Gewinn machen.

Die Unternehmen stehen auf einem Markt daher vor der Aufgabe, möglichst in Bezug auf Preis und Qualität wettbewerbsfähige Produkte anzubieten. Sie müssen entsprechend ihre innerbetrieblichen Organisationsabläufe optimieren. Dies ist eine *betriebswirtschaftliche* Aufgabe. Die Betriebswirtschaftslehre entwickelt hierzu Konzepte. Sie versteht sich insbesondere auch als *Managementlehre*, die den Führungskräften eines Unternehmens Instrumente für ein erfolgreiches Unternehmensmanagement an die Hand gibt.

Die beschriebenen Verhältnisse sind stark vereinfacht und idealisiert. Sie sollen nur modellartig einige grundlegende Ideen erklären.

Das Gesundheitswesen ist – zumindest in den Ländern Westeuropas – einer der am stärksten regulierten Wirtschaftssektoren, in den meisten Bereichen ist das Gesundheitswesen den Gesetzen des Marktmechanismus und damit dem Ausgleich von Angebot und Nachfrage weitgehend entzogen. Gründe für das Versagen des Marktmechanismus und die starke Regulierung des Gesundheitswesens werden in den beiden folgenden Abschnitten aufgezeigt. Neben der Preisbildung durch den Marktmechanismus besteht prinzipiell auch in grundsätzlich marktwirtschaftlich verfaßten Volkswirtschaften (wie der bundesdeutschen) die Möglichkeit, Preise durch den Staat festzulegen oder durch Verhandlungen (etwa von Verbänden) auszuhandeln. Von diesen Möglichkeiten wird im bundesdeutschen Gesundheitswesen (wie auch in vielen anderen Ländern) häufig Gebrauch gemacht.

2.2 Die drei zentralen Akteure im Gesundheitswesen

Auch beim Gesundheitswesen handelt es sich um einen Bereich, in welchem Nachfrager nach Gütern und Diensten und Anbieter von Gütern und Diensten aufeinander treffen: Die Patienten stellen die Nachfrager oder Verbraucher dar; Ärzte, Pfleger, Krankenhäuser, Apotheken u. a., die sogenannten Leistungserbringer, stellen die Anbieter dar.

Für den Nachfrager sind meist weder Zeitpunkt der Nachfrage noch Preis und Umfang der nachgefragten Güter vorhersehbar. Die Kosten für einen Patienten erreichen dabei unter Umständen Größenordnungen, die seine Existenz finanziell zerstören können. Die Anbieter können meist nicht abschätzen, ob ein Patient bei aufwendigen Gesundheitsleistungen in der Lage ist, für die Kosten aufzukommen. Als Reaktion auf diese Unsicherheiten ist in den meisten Gesundheitssystemen ein dritter Akteur, neben Nachfrager und Anbieter von Gesundheitsleistungen, auf dem Markt aufgetreten: ein Leistungskäufer (OECD 1992). Diese Funktion kann insbesondere durch den Staat oder einen Versicherer wahrgenommen werden. Im Falle von Versicherungen kann es sich um halbstaatliche Einrichtungen, wie die gesetzlichen Krankenversicherer in

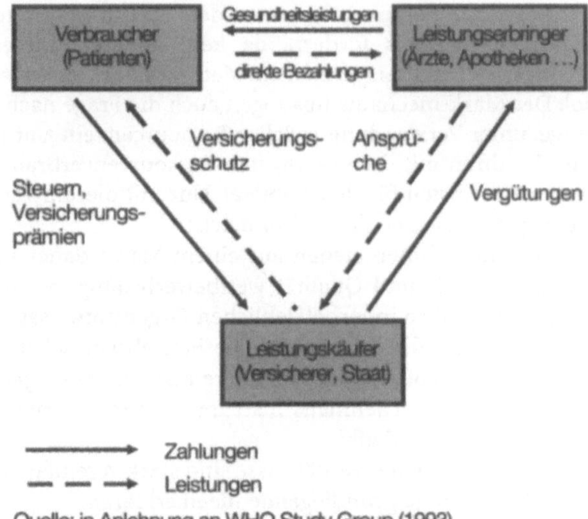

Abb. 2. Akteure im Gesundheitswesen und ihre Beziehungen (In Anlehnung an WHO Study Group, 1993)

Deutschland, handeln oder um private Krankenversicherungsunternehmen. Natürlich sind Mischformen möglich, wie man etwa an den französischen „Mutualitées" sieht. Auch können (wie in Deutschland oder den Niederlanden) gesetzliche und private Krankenversicherung auch nebeneinander bestehen.

Durch die Einführung eines Leistungskäufers werden die Unsicherheiten des Einzelnen auf eine größere Gemeinschaft übertragen. Der Einzelne entrichtet regelmäßige vorhersehbare Zahlungen (Steuern, wenn der Staat als Leistungskäufer auftritt, Versicherungsbeiträge, wenn eine Versicherung als Leistungskäufer auftritt). Die tatsächlich notwendigen Zahlungen an die Anbieter von Gesundheitsleistungen werden dann von den Leistungseinkäufern getätigt. In Abbildung 2 ist die sich ergebende Struktur dargestellt.

Der Staat kann durch gesetzliche Regelungen und Vorschriften auch steuernd in die Vorgänge des Gesundheitswesens eingreifen, was in dem vereinfachten Modell von Abbildung 2 nicht berücksichtigt wurde. Auch kann das Modell dadurch komplizierter ausgestaltet werden, daß etwa Wettbewerb zwischen Anbietern von Gesundheitsleistungen oder zwischen Leistungseinkäufern eingeführt wird. Oder der Kontakt mit einem bestimmten Typ von Leistungsanbietern (z. B. einem Allgemeinarzt) kann zur Voraussetzung für das Aufsuchen anderer Typen von Leistungserbringern (z. B. Fachärzte, Krankenhäusern) gemacht werden. Wie das entworfene theoretische Modell in der Praxis aussehen kann, zeigt Abschnitt 3 am Beispiel des deutschen Gesundheitswesens.

2.3 Besonderheiten von Gesundheitsgütern

Gesundheitsgüter sind Güter besonderer Art (Culyer 1971; Breyer u. Zweifel 1996). Dies ist intuitiv klar. Die Inanspruchnahme von medizinischen Leistungen, wie z. B. einer Krebstherapie, ist mit dem Kauf einer Waschmaschine kaum zu vergleichen. In diesem Abschnitt sollen die Besonderheiten der Gesundheitsgüter aus ökonomischer Sicht dargestellt werden, das Versagen des Marktes bei der Preisbildung von Gesundheitsgütern erläutert und Probleme auf dem Krankenversicherungsmarkt beschrieben werden. Gesundheitsgüter bilden keine homogene (gleichmäßige) Einheit, die folgenden Eigenschaften gelten jeweils nicht für alle Gesundheitsgüter sondern nur für einen Teil. Viele andere Güter weisen teilweise ebenfalls diese Besonderheiten auf, ein Zusammenfallen so vieler Besonderheiten ist jedoch das Charakteristische für Gesundheitsleistungen (Musgrove 1996).

2.3.1 Faktoren, die zu Marktversagen bei der Preisbildung führen

Vielfach treten bei Gesundheitsleistungen *positive externe Effekte* auf. Eine Impfung gegen eine ansteckende Krankheit nützt nicht nur dem Geimpften, sondern auch allen Nichtgeimpften, mit denen er in Berührung kommt: Die Nichtgeimpften können sich durch den Geimpften nicht anstecken. Neben dem individuellen Nutzen für den Geimpften (völliger Ansteckungsschutz für den Einzelnen) ergibt sich also ein zusätzlicher sozialer Nutzen für die Allgemeinheit (herabgesetzte Ansteckungsgefahr für die Allgemeinheit). Man bezeichnet dies als positiven externen Effekt. Auf einem freien Markt wäre die Nachfrage nach Gütern mit positivem externem Nutzen aus Sicht der Allgemeinheit zu gering, da der einzelne Verbraucher den positiven externen Effekt in seine Überlegungen nicht miteinbezieht. Im Extremfall würde überhaupt nicht nachgefragt, da jeder darauf wartet, daß andere das Gut erstellen und er es dann unentgeltlich nutzen kann, da er von seinem Nutzen nicht ausgeschlossen werden kann; dies wäre ein *öffentliches Gut*. Bei öffentlichen Gütern und Gütern mit externen Effekten bietet sich aus ökonomischer Sicht eine Subventionierung, eine Steuerfinanzierung oder eine Pflichtversicherung von Gesundheitsleistungen an.

Der Bedarf an Gesundheitsgütern ist für den Einzelnen oft nicht voraussehbar und bei Bedarf ist eine kurzfristige Verfügbarkeit notwendig. Für diese Gesundheitsgüter muß eine Reservekapazität aufrechterhalten und finanziert werden. Man spricht vom *Optionsgutcharakter* dieser Leistungen. Beispiele sind die Reservekapazitäten von Krankenhausbetten, die Bereitstellung von Rettungshubschraubern und die Nachtbereitschaft von Ärzten.

Die Fähigkeit, rationale Nachfrageentscheidungen zu treffen, also ein vernünftiges Abwägen von Preis und Leistung, ist bei den Nachfragern von Gesundheitsgütern in vielen Fällen eingeschränkt. Man spricht von *mangelnder Konsumentensouveränität.* Dies kann am Zustand des Patienten liegen, der ohnmächtig oder geisteskrank ist, der sich in einer lebensbedrohlichen Situation befindet oder durch die Situation emotional stark betroffen ist. Ein anderer möglicher Grund ist das asymmetrische Arzt-Patienten-Verhältnis: Der Arzt hat einen Informationsvorsprung gegenüber dem Patienten. So kann ein Arzt im allgemeinen Notwendigkeit und Erfolgsaussichten einer Therapie wesentlich besser beurteilen als der Patient. Letzterer ist meist auf die Informationen des Arztes angewiesen. In vielen Fällen übernimmt der Arzt letztendlich die Nachfrageentscheidung. Dies kann der Arzt – wenn entsprechende ökonomische Anreize vorliegen – ausnutzen und die Nachfrage „künstlich" ausdehnen; man spricht von *angebotsinduzierter Nachfrage* (Adam 1983; Labelle 1994; Andersen u. Schwarze 1997).

Ob die *Zahlungsfähigkeit ein Kriterium für die Vergabe von Gesundheitsleistungen* sein kann, ist aus ethischer Sicht zumindest fragwürdig. Eine Möglichkeit, diesen Überlegungen Rechnung zu tragen, bilden solidarische, einkommensabhängige statt rein risikoorientierter Krankenversicherungsbeiträge, eine andere Möglichkeit die Finanzierung durch Steuern. Beide Möglichkeiten finden sich daher sehr ausgeprägt in den modernen Gesundheitssystemen (WHO Study Group 1993).

Das Gesundheitswesen ist zum überwiegenden Teil ein *Dienstleistungssektor*. Für Dienstleistungen gilt das sogenannte *„uno-actu-Prinzip"*, d.h. Produktion und Konsum der Güter erfolgen gleichzeitig (Herder-Dorneich 1976). Oft ist die Nachfrage zudem unaufschiebbar – so erfordert ein Herzinfarkt ein sofortiges Eingreifen. Eine der Konsequenzen ist, daß ein Vergleich unterschiedlicher Angebote, wie z.B. beim Autokauf, oft nur schwierig und teilweise unmöglich ist. Außerdem sind die Gesundheitsdienstleistungen aufgrund ihrer Personalintensität nur unterdurchschnittlich rationalisierbar (vgl. eine Schätzung für die Bundesrepublik bei Wille/ Ulrich 1991).

Eine *objektive Qualitätsbeurteilung* ist bei Gesundheitsleistungen nur sehr bedingt möglich. Das Ergebnis ist von vielen Faktoren, u.a. vom Verhalten des Patienten, abhängig. Außerdem kann der Grad des Erfolgs oft nur von Fachleuten beurteilt werden (vgl. Abschn. 5).

2.3.2 Faktoren, die zu Marktversagen auf einem Krankenversicherungsmarkt führen

Zukünftige Bedürfnisse werden im allgemeinen zu niedrig eingeschätzt. Junge gesunde Menschen sind oft nicht bereit, für die Behandlung möglicher zukünftiger Erkrankungen in ausreichendem Maße finanziell vorzusorgen. Die entstehenden Probleme werden dadurch verstärkt, daß die Ausgaben für Gesundheitsleistungen mit dem Alter zunehmen und von dem im Alter zur Verfügung stehenden Einkommen nicht gedeckt werden können. Auf einem freien Markt ergibt sich daher eine aus gesellschaftlicher Perspektive zu geringe Nachfrage nach Krankenversicherung. Eine Pflichtversicherung, die insoweit in die Präferenzen der Bürger eingreift, bietet eine Möglichkeit diesem Problem zu begegnen.

Eine Krankenversicherung hat im allgemeinen weniger Wissen als der Einzelne über dessen Gesundheitszustand und damit verbunden über die zu erwartenden Gesundheitskosten. Die zu erwartenden Gesundheitskosten von chronisch Kranken sind höher als die von Gesunden. Personen mit höherem Krankheitsrisiko haben ein größeres Interesse, einer Krankenversicherung beizutreten. Auf einem Versicherungsmarkt muß eine Versicherung die Versicherungsprämien so kalkulieren, daß die höheren Gesundheitskosten gezahlt werden können. Gesunde Personen, die für sich geringe Gesundheitskosten erwarten, treten aus der Versicherung aus oder finden es ökonomisch nicht sinnvoll, einer Versicherung mit diesen höheren Beiträgen beizutreten. Es kommt zu einer Konzentration von Personen mit hohen Gesundheitskosten in der Versichertengemeinschaft (*adverse Selektion).* Ein wirksames Instrument, um diesem Effekt entgegenzuwirken, ist eine Versicherungspflicht oder ein steuerfinanziertes nationales Gesundheitssystem. Sie „erzwingt" die Quersubventionierung „schlechter Risiken" durch „gute Risiken", die bei freiem Ein- und Austritt in die Versicherungen dauerhaft nur in Grenzen realisiert werden könnte (Rothschild u. Stiglitz 1976).

Aus den gleichen Überlegungen ist ein Versicherungsunternehmen, das gezwungen ist, sich auf wettbewerblichen Versicherungsmärkten zu behaupten, daran interessiert, möglichst viele Personen in seiner Versichertengemeinschaft zu sammeln, die für die Versicherung geringe Kosten verursachen. Dies kann durch bevorzugte Behandlung von „guten Risiken", durch Aufnahmeverweigerung oder hohe Prämienzuschläge für „schlechte Risiken" erfolgen. Es kommt zur sogenannten *Risikoselektion.* Ob eine Person ein „gutes Risiko" darstellt, kann ein Versicherungsunternehmen durch Kontrolluntersuchungen, Krankheitsgeschichte oder Fragebögen feststellen. Auch Größen wie Alter und Geschlecht können die Grundlage für Risikoselektion bilden. Dem Problem der Risikoselektion kann einerseits durch risikogerechte Prämien Rechnung getragen werden (Pauly 1984), die der Staat auf ein sozialverträgliches Niveau herabsubventionieren könnte. Andererseits könnte der Staat einen *Kontrahierungszwang* vorschreiben, d.h. Versicherungsunternehmen verpflichten, jeden Versicherungswilligen aufzunehmen.

Als *„moral hazard"* bezeichnet man die Tatsache, daß sich die Wahrscheinlichkeit der Inanspruchnahme von Gesundheitsleistungen durch den Abschluß einer Krankenversicherung ändert (Pauly 1968). So ist ein Versicherter, der für eine teure Behandlung nichts zu zahlen hat (Vollversicherter), leichter bereit diese in Anspruch zu nehmen, als ein Patient, der für die gesamten Kosten selbst aufkommen muß. Bei einem Vollversicherten gehen auf der Aufwandsseite keinerlei monetäre Größen in die Nutzenabwägung ein. Eine zweite Ausprägung von „moral hazard" ist eine Vernachlässigung von Vorsorge- und Schadenverhütungsmaßnahmen bei Versicherten, da die finanziellen Konsequenzen von der Versicherung getragen werden. Eine Möglichkeit dem moral hazard entgegenzusteuern, ist die Einführung einer *Selbstbeteiligung.* Darunter versteht man die Pflicht des Versicherten, für einen Teil der auftretenden Kosten trotz Versicherung selbst aufzukommen (von der Schulenburg 1987a).

Ein weiteres Problem im Bereich der Krankenversicherung ist das sogenannte *Trittbrettfahrer-Verhalten* (in der angelsächsischen Diskussion: *free rider*). Darunter wird verstanden, daß Bürger auf den Abschluß einer Krankenversicherung verzichten könnten, da sie im Notfall auf die Solidarität der Gesellschaft bauen. So leistet in den meisten westlichen Staaten die Sozialhilfe für Gesundheitskosten von Personen, die nicht vorgesorgt haben und über kein eigenes Einkommen oder Vermögen verfügen. Eine Versicherungspflicht ist auch ein wirksames Mittel, um diesem Verhalten entgegenzuwirken.

Die bisherigen Überlegungen haben gezeigt, daß auf die Marktunvollkommenheiten im Gesundheitswesen in vielen Fällen mit staatlichen Interventionen reagiert werden kann. Diese reichen von Regulierungen (etwa: Verbot, schlechten Risiken eine höhere Prämie abzunehmen) über staatliche Finanzierung (über Steuern oder Sozialversicherungsabgaben) bis zur direkten staatlichen Produktion der Güter und Dienste. Oftmals produzieren die staatlichen Interventionen selber wiederum Folgewirkungen: Führt der Staat etwa, um Trittbrettfahrerverhalten und Risikoselektion zu verhindern und gleiche Zugangsvoraussetzungen zu Gesundheitsleistungen zu ermöglichen, eine umfassende Vollversicherung ein, kann hieraus „moral hazard" seitens der Versicherten und einkommensmaximierende angebotsinduzierte Nachfrage seitens der Leistungserbringer resultieren. Führt der Gesetzgeber deswegen dann Selbstbeteiligungen ein, können Verschlechterungen bei der Zugangsgleichheit für einkommensschwache Schichten resultieren. Es gilt also, bei der Ausgestaltung staatlicher Interventionen ihre möglichen Folgewirkungen sorgfältig zu untersuchen.

Aufgrund der Vielfalt staatlicher Regulierungen sind die Rahmenbedingungen für die im Gesundheitswesen als Leistungserbringer tätigen Unternehmen vielfach anders als auf einem „normalen" Markt. Hinzu kommt, daß traditionell neben gewinnorientierten Unternehmern auch nicht-gewinnorientierte „frei-gemeinnützige" Leistungserbringer tätig sind – etwa von Wohlfahrtsverbänden oder den Kirchen betriebene Krankenhäuser. Die Betriebswirtschaftslehre hat diese abweichenden Rahmenbedingungen und Zielformulierungen für Betriebe des Gesundheitswesens zu berücksichtigen (Eichhorn u. Lampert 1988).

3 Das deutsche Gesundheitswesen aus wirtschaftswissenschaftlicher Sicht

Ein Gesundheitssystem ist entscheidend durch die Akteure und Institutionen, die in ihm tätig sind, sowie die Beziehungen zwischen diesen geprägt (Mayntz u. Rosewitz 1988). In diesem Abschnitt wollen wir uns mit den Finanzierungsträgern und den Leistungserbringern im bundesdeutschen Gesundheitswesen und ihren Beziehungen zueinander und zu dem dritten Akteur im Dreieck, dem Patienten/Versicherten, aus ökonomischer Perspektive beschäftigen.

3.1 Finanzierungsträger der Gesundheitsversorgung

Das bundesdeutsche Gesundheitswesen wird – wie die meisten Gesundheitssysteme – von einer Reihe unterschiedlicher Träger finanziert, die in diesem Abschnitt vorgestellt und aus ökonomischer Sicht hinsichtlich zentraler Strukturmerkmale untersucht werden sollen. Wir beginnen allerdings zunächst mit einem knappen Abbild der insgesamt im deutschen Gesundheitssystem fließenden Finanzierungsströme.

3.1.1 Finanzströme im deutschen Gesundheitssystem

Für Gesundheit wurden in Deutschland 1994 rund 470 Mrd. DM ausgegeben. Abbildung 3 zeigt die wesentlichen Finanzströme. Die Abbildung ist eine Darstellung der komplexen Verhältnisse im deutschen Gesundheitssystem. Bei einer Aufstellung der Finanzierungsträger wird zwischen den primären Ausgabenträgern und den Versicherungsträgern unterschieden. Die primären Finanzierungsträger sind die öffentlichen Haushalte, die öffentlichen und die privaten Arbeitgeber sowie die privaten Haushalte. Diese finanzieren neben ihren direkten Ausgaben für Gesundheitsleistungen auch die Versicherungsträger und deren Ausgaben. Die wesentlichen primären Finanzierungsträger und Versicherungsträger werden im folgenden untersucht.

Es sei darauf hingewiesen, daß die Pflegeversicherung in Abbildung 3 nicht berücksichtigt ist, da sie auf den Daten des Jahres 1994 basiert, zu einem Zeitpunkt, als es noch keine Pflegeversicherung gab. Die entsprechenden Ausgaben der Sozialhilfeträger für Hilfe zur Pflege waren nicht als Ausgaben des Gesundheitswesens gebucht.

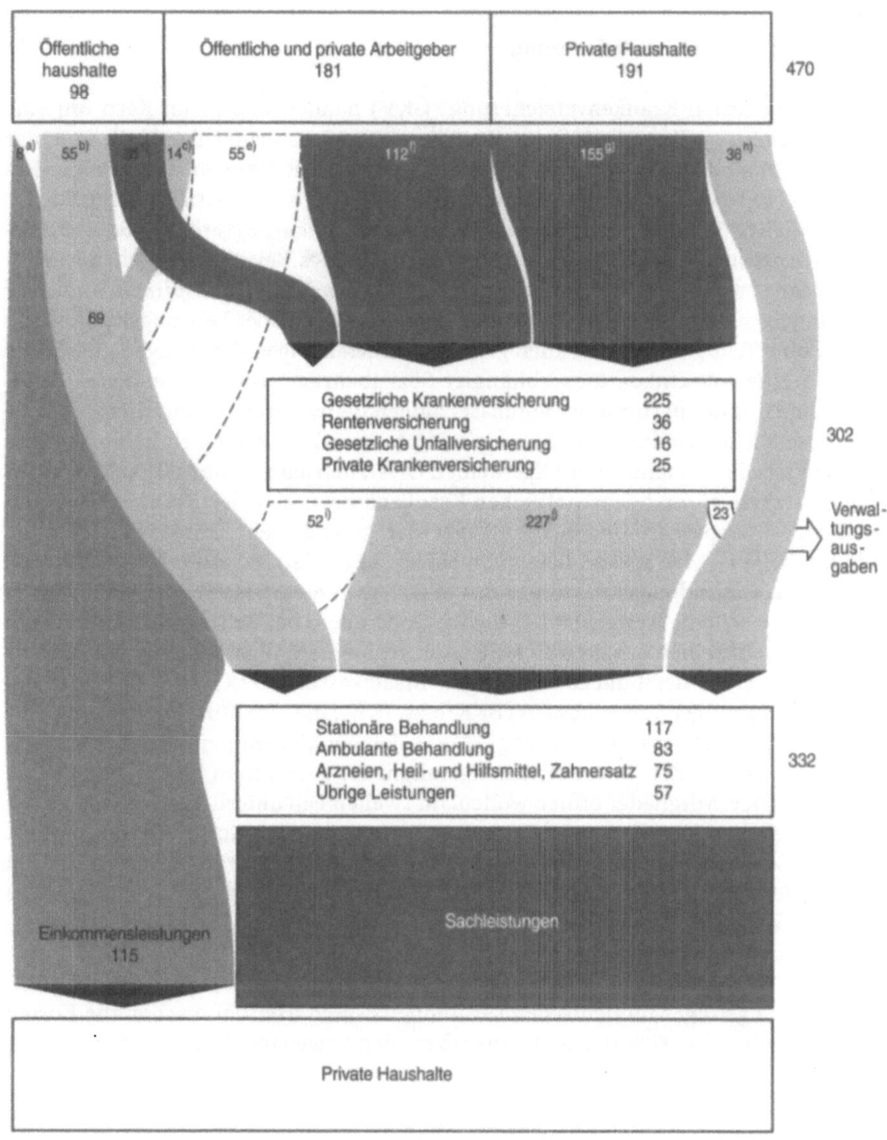

a) Einkommensleistungen, u.a. Renten bei Berufs- und Erwerbsunfähigkeit nach dem BVG
b) Sachleistungen, laufende und investive Zuschüsse
c) Zuschüsse und Erstattungen an die Versicherungsträger
d) Sachleistungen, insbesondere Beihilfen und Fürsorgeleistungen
e) Einkommensleistungen, vor allem Entgeltfortzahlung
f) + g) Beitragleistungen an die Versicherungsträger
h) Gesundheitsbezogener Leistungsaufwand
i) Einkommensleistungen, u.a. Berufs- und Erwerbsunfähigkeitsrenten, Krankenhilfe, Verletztengelder
j) Sachleistungen

Abb. 3. Finanzierungsströme im Gesundheitsbereich 1994 (Aus: Müller 1997)

3.1.2 Die gesetzliche Krankenversicherung

Bei der gesetzlichen Krankenversicherung (GKV) handelt es sich im Kern um eine *Pflichtversicherung*. Knapp 90% der Bevölkerung (in Ostdeutschland: rd. 92% der Bevölkerung) sind in ihr versichert. Umfang der Versicherungspflicht, etwaiger Befreiungsrechte sowie des Rechts zum freiwilligen Beitritt sind gesetzlich geregelt.

Wesentliches Strukturmerkmal der GKV ist das *Solidaritätsprinzip* (*Solidarprinzip*). Der Anspruch auf Leistungen ist von der Höhe des Beitrags weitgehend unabhängig. Man spricht von einer Zahlung nach dem *Leistungsfähigkeitsprinzip* und einer Erstattung nach dem *Bedarfsprinzip*. Der Leistungsumfang oder Leistungskatalog ist – bis auf kleine Teilbereiche – bei allen gesetzlichen Krankenversicherungen gleich. Die Beiträge werden als einkommensabhängige Sozialbeiträge erhoben, bei denen Familienmitglieder unter bestimmten Voraussetzungen beitragsfrei mitversichert sind.

Die gesetzliche Krankenversicherung in Deutschland hat keinen einheitlichen Träger. Eine Vielzahl von einzelnen Allgemeinen Orts-, Betriebs-, Innungskrankenkassen sowie Ersatzkassen, landwirtschaftlichen Krankenkassen, eine See-Krankenkasse und eine Bundesknappschaft bilden die Träger der gesetzlichen Krankenversicherung (Abb. 3, Tabelle 1). Man spricht daher von einem „gegliederten System".

Durch das Gesundheitsstrukturgesetz (GSG) haben mehr als 95% der Versicherten seit dem 1.1.1997 eine weitgehende, jährlich und zudem bei Beitragssatzerhöhungen ausübbare, Wahlfreiheit erhalten zwischen der regionalen Allgemeinen Ortskrankenkasse (AOK), einer der bundesweit tätigen Ersatzkassen (ErsK) und einer der Betriebs- oder Innungskrankenkassen (BKK bzw. IKK), die sich für eine Öffnung entschieden haben. Betriebs- und Innungskrankenkassen können per Satzung entscheiden, ob sie nur Betriebs- bzw. nur Innungsmitglieder aufnehmen wollen, oder ob sie sich für alle GKV-Mitglieder öffnen wollen. Im zweiten Fall unterliegen sie, wie die anderen gesetzlichen Krankenversicherungen, einem generellen Kontrahierungszwang. Vor dem GSG bestanden trotz der Vielzahl unterschiedlicher Krankenkassen für den einzelnen Versicherten nur begrenzte Wahlmöglichkeiten. Durch die Zugehörigkeit zu einer Berufsgruppe oder einem Beschäftigungszweig war die zuständige Krankenkasse vielfach vorgeschrieben.

Mit rund 225 Mrd. DM oder 48% der Gesamtausgaben war die GKV 1994 der größte Finanzierungsträger im deutschen Gesundheitswesen. Hierbei machen die Kosten für Behandlung (über 80% der GKV-Ausgaben) den Löwenanteil aus.

Tabelle 1. Gesetzliche Krankenkassen (Aus BMG 1996, 1997)

Kassenart	Anzahl Kassen (Stand: 1. Januar 1996)	Mitgliederzahl (Mio.) (Jahresdurchschnitt 1996)
AOK	20	21,9
ErsK	15	18,0
BKK	532	5,2
IKK	53	3,0
Sonstige	22	0,9
Gesamt	642	50,8

Die gesetzliche Krankenversicherung finanziert sich über das sogenannte *Umlageverfahren*. Umlageverfahren bedeutet, daß die Ausgaben eines Jahres auf die Beitragszahler dieses Jahres „umgelegt“ werden. Die GKV-Beiträge sind einkommensabhängig. Der sogenannte *Beitragssatz* gibt den Prozentsatz des Einkommens an, der als Beitrag erhoben wird. Der Beitrag wird bei Arbeitnehmern zu gleichen Teilen von Arbeitgeber und Arbeitnehmer gezahlt. Eine Krankenkasse muß den Beitragssatz so festlegen, daß aus den Beitragseinnahmen die Gesamtheit aller Kosten, welche die Versicherten im Laufe eines Jahres verursachen und die durch die Krankenkassenverwaltung entstehen, finanziert werden können. Eine Krankenkasse muß ihren Beitragssatz dann anheben, wenn ihre Ausgaben stärker steigen als die beitragspflichtigen Einkommen ihrer Versicherten. Wie Abbildung 4 zeigt, ist der durchschnittliche Beitragssatz in den vergangenen 25 Jahren zumeist - mit einigen Abweichungen - gestiegen. Die beitragspflichtigen Einkommen der Versicherten sind also weniger stark als die Leistungsausgaben der Krankenkassen gestiegen.

Der Beitragssatz ist dabei allerdings nicht bei allen gesetzlichen Krankenkassen gleich, da (anders als bei den verschiedenen Trägern der Renten- oder Pflegeversicherung) jede Krankenkasse ihren eigenen kostendeckenden Beitragssatz kalkulieren muß. Damit Unterschiede in den beitragspflichtigen Einkommen ihrer Versicherten, in der Altersstruktur, in der Zahl der familienversicherten Angehörigen sowie im Anteil der (zumeist hohe Leistungsausgaben verursachenden) Invaliditätsrentner nicht zu hohen Beitragssatzunterschieden führen und damit ein starkes Interesse der Krankenkassen an Risikoselektion bewirken würden, hat der Gesetzgeber seit 1994 einen *Risikostrukturausgleich* eingeführt. Er bewirkt, daß Krankenkassen mit überdurchschnittlich vielen „ungünstigen“ Risiken (z. B. überdurchschnittlicher Anteil älterer Versicherter; unterdurchschnittliche beitragspflichtige Einkommen der Versicherten; überdurchschnittlicher Anteil beitragsfrei versicherter Familienangehöriger) Ausgleichszahlungen von Krankenkassen mit einem überdurchschnittlich hohen Anteil „günstiger“ Risiken erhalten.

Verbleibende Beitragssatzunterschiede zwischen Krankenkassen sind in erster Linie auf nicht ausgeglichene Morbiditätsunterschiede, auf unterschiedliche regionale

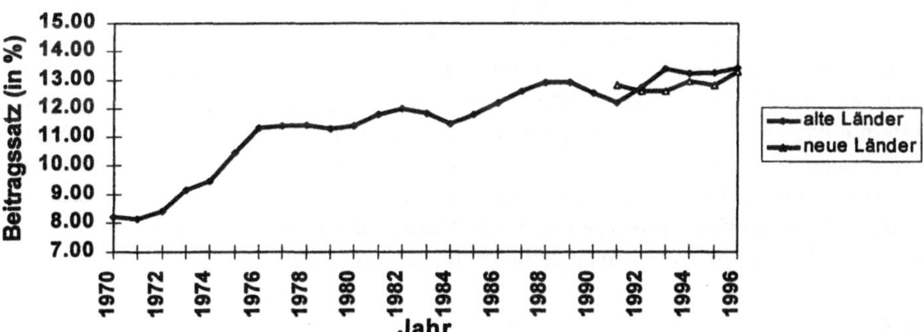

Quelle: BMG, Gesetzliche Krankenversicherung, Statistischer und finanzieller Bericht, verschiedene Jahrgänge

Abb. 4. Entwicklung des durchschnittlichen allgemeinen Beitragssatzes in der GKV seit 1970 (Berechnet nach BMA, Arbeits- und Sozialstatistik, verschiedene Jahrgänge)

Schwerpunkte im Tätigkeitsgebiet der Krankenkassen sowie auf ihre unterschiedliche Effizienz (z.B. unterschiedlich hohe Honorarzahlungen an Leistungserbringer, unterschiedlich hohe Verwaltungskosten) zurückzuführen. Der Gesetzgeber verspricht sich – wie die meisten Gesundheitsökonomen (z.B. Cassel 1993; Wille u. Schneider 1997; Jacobs et al. 1998) – von der Verbindung von Kassenwahlfreiheit, Kassenwettbewerb und Risikostrukturausgleich, daß die Krankenkassen sich um eine Ausschöpfung von Wirtschaftlichkeitsreserven im Gesundheitswesen in ihren Vertragsbeziehungen zu den Leistungserbringern bemühen. Das intensive Engagement der Krankenkassen bei neuen Versorgungsmodellen (z.B. „Hausarztabo", „vernetzte Praxen") zeigt, daß die Krankenkassen sich tatsächlich im Kassenwettbewerb um eine Steigerung der Effizienz der Leistungserbringung im Gesundheitswesen bemühen.

3.1.3 Die Gesetzliche Pflegeversicherung

Während die GKV seit über 110 Jahren besteht, ist die gesetzliche Pflegeversicherung (GPV) erst 1995 errichtet worden; Leistungen der stationären Pflege werden erst seit 1996 gewährt. Die GPV ist organisatorisch eng an die gesetzliche Krankenversicherung angelehnt. Träger der gesetzlichen Pflegeversicherung sind die Pflegekassen, die bei den einzelnen Krankenkassen eingerichtet wurden.

Die Leistungsempfänger werden in drei Pflegestufen eingeteilt (I, II und III). Ein großer Unterschied zur Krankenversicherung besteht darin, daß Leistungen nur beschränkt erstattet werden: Die GPV übernimmt mit Rücksicht auf den beschränkten Finanzierungsrahmen nicht die gesamten Kosten sondern es werden abhängig von der Pflegestufe monatliche Zahlungen gewährt, die nach oben beschränkt sind – ein Modell, das als Übergang vom Bedarfsprinzip zum Budgetprinzip, bei dem der Gesamtumfang an Leistungen durch ein Budget gedeckelt ist, beschrieben werden kann (Rothgang 1996). Der Beitragssatz wurde auf 1,7% festgelegt und wird von Arbeitnehmer und Arbeitgeber zu gleichen Teilen aufgebracht. Dabei wird der Arbeitgeberanteil durch die Streichung eines Feiertages (Buß- und Bettag) gegenfinanziert. In der GPV gilt somit ein kassenübergreifender einheitlicher Beitragssatz und ein einheitlicher Leistungskatalog. Zwischen den gesetzlichen Pflegeversicherungen besteht ein Finanzausgleich. Dieser unterscheidet sich vom Risikostrukturausgleich dadurch, daß die tatsächlichen Ausgaben ausgeglichen werden und nicht die Risikostruktur der Versicherten. Ein Wettbewerb zwischen den einzelnen Pflegeversicherern ist nicht in das System eingebaut. Durch den festgelegten einheitlichen Beitragssatz und den ausgabenbezogenen Finanzausgleich haben die gesetzlichen Pflegeversicherungen kaum Anreiz zu verstärktem Kostenbewußtsein. Durch die Trennung der Finanzierungszuständigkeit von Krankenkassen und Pflegekassen bei Leistungen, die sich oft kaum unterscheiden lassen, treten zusätzliche Probleme auf (Jacobs 1995).

3.1.4 Die private Kranken- und Pflegeversicherung

Mit Ausgaben von rund 25 Mrd. DM oder 5% der Kosten im deutschen Gesundheitswesen (Zahlen aus dem Jahr 1994) spielt die private Krankenversicherung (PKV) besonders im Vergleich mit der gesetzlichen Krankenversicherung eine eher kleine

Rolle, insbesondere da die große Mehrheit der Bevölkerung in der GKV pflichtversichert ist. In der PKV sind knapp 10% der deutschen Bevölkerung vollversichert. *Vollversichert* bedeutet, daß diese Versicherten ihren gesamten Krankenversicherungsschutz bei einer privaten Krankenversicherung abgeschlossen haben. Innerhalb Europas ist Deutschland neben den Niederlanden das einzige Land, in dem eine solche Vollversicherung durch private Krankenversicherung in nennenswertem Umfang vorkommt.

Neben der Vollversicherung gibt es in der privaten Krankenversicherung *Zusatzversicherungen*, die einen ergänzenden Krankenversicherungsschutz für gesetzlich Versicherte darstellen. Diese Versicherungsart gewinnt aufgrund der zunehmenden Kürzungen im Leistungsbereich der GKV an Bedeutung. Traditionelle Beispiele für Zusatzversicherungen sind die Absicherung des Einzelzimmerzuschlags oder der zusätzlichen Kosten durch Chefarztbehandlung. In jüngerer Zeit ist beispielhaft die Absicherung der Selbstbeteiligung bei Zahnersatz für GKV-Versicherte hinzugekommen.

Ein wesentlicher Unterschied zwischen privater Krankenversicherung und gesetzlicher Krankenversicherung besteht darin, daß der Privatversicherte bei jedem Versicherungsunternehmen zwischen einer Reihe *verschiedener Tarife* mit unterschiedlichen Leistungsangeboten und dementsprechend unterschiedlichen Beiträgen wählen kann.

Ein Privatversicherter schließt mit einem Versicherungsunternehmen einen *individuellen Vertrag* ab. Bei Inanspruchnahme von Gesundheitsleistungen schließt der Privatversicherte einen weiteren Vertrag mit dem Leistungserbringer ab und die erbrachten Leistungen werden dem Privatversicherten in Rechnung gestellt. Der Versicherte erhält die Kosten entsprechend den Tarifbedingungen seines Tarifs vom Versicherer erstattet (Kostenerstattungsprinzip). Es besteht – im Gegensatz zum sogenannten Sachleistungsprinzip der GKV – *keine vertragliche Verbindung zwischen Versicherer und Leistungserbringer* (dazu: Müller u. Wasem 1987). In anderen Ländern gibt es andere Modelle der privaten Krankenversicherung. So fallen in den USA teilweise Versicherer und Leistungserbringer zusammen oder sind sehr eng miteinander verbunden (*Managed care*); der Versicherte hat in diesem System meist keine freie Arztwahl, sondern muß sich an die Einrichtungen des Versicherers halten. Derzeit wird an verschiedenen Stellen die Einführung von Managed-care-Elementen in das deutsche System diskutiert.

Die Kalkulation der Prämien erfolgt in der privaten Krankenversicherung nach dem *Anwartschaftsdeckungsverfahren* (in der Ökonomie auch *Kapitaldeckungsverfahren* genannt). Die Idee besteht darin, den im Laufe des Lebens eines Versicherten zu erwartenden altersbedingten Anstieg der Gesundheitskosten durch Bildung von „Alterungsrückstellungen" in jungen Jahren, die im Alter aufgelöst werden, so auszugleichen, daß der Versicherte während seines Lebens einen konstanten Beitrag zu zahlen hat. Auch sind für gesundheitliche Beeinträchtigungen, die der Versicherte bereits zu Beginn der Versicherung aufweist, Risikozuschläge zu zahlen (sogenanntes Äquivalenzprinzip, bei dem höheren zu erwartenden Leistungen höhere Beiträge entsprechen). Dies ist die notwendige Konsequenz für die Versicherungsunternehmen um adverse Risikoselektion zu vermeiden.

Das Kapitaldeckungsverfahren der PKV ist im Vergleich zum Umlageverfahren der GKV stärker „immun" gegenüber der Alterung der Bevölkerung; auf der anderen Seite ist es stärker anfällig gegenüber der Inflation, da dann die angesparten Alterungsrückstellungen entwertet werden (Wasem 1997).

Alle in der PKV vollversicherten Personen müssen zugleich auch eine Pflegepflichtversicherung bei einem privaten Unternehmen abschließen. Diese ist insoweit aus ökonomischer Sicht ein interessantes Modell, als die PKV-Unternehmen hier auch bereits pflegebedürftige Personen versichern mußten und der Beitrag den Höchstbeitrag in der gesetzlichen Pflegeversicherung nicht überschreiten darf. Die private Pflegepflichtversicherung wird daher in einer „Mischung" aus Anwartschaftsdeckungsverfahren und Umlageverfahren von den PKV-Unternehmen kalkuliert (Wasem 1995). Auch gibt es hier ebenfalls einen unternehmensübergreifenden Finanzausgleich (Pool), um die großen Unterschiede in dem Anteil der Pflegebedürftigen an den Versicherten zwischen den Unternehmen auszugleichen.

3.1.5 Arbeitgeber

Die Finanzierungsbeiträge der öffentlichen und privaten Arbeitgeber im Gesundheitswesen umfassen:

- die *Entgeltfortzahlung im Krankheitsfall* in den ersten 6 Wochen: Nachdem die Arbeitgeber für Angestellte bereits seit Anfang des Jahrhunderts die Lohnfortzahlung in den ersten 6 Krankheitswochen übernommen hatten, wurden sie mit dem Lohnfortzahlungsgesetz von 1969 hierzu auch für Arbeiter verpflichtet. Im Rahmen des sog. Programmes für mehr Wachstum und Beschäftigung der Bundesregierung wurde im Herbst 1996 die gesetzlich vorgeschriebene Entgeltfortzahlung auf 90% des Lohnes festgesetzt. In einer großen Zahl von Tarifverträgen ist die volle Entgeltfortzahlung im Krankheitsfall allerdings nach wie vor geregelt. Rund 49 Mrd. DM haben die Arbeitgeber 1994 für die Entgeltfortzahlung im Krankheitsfall aufgewendet.
- Der *Arbeitgeberanteil an den Krankenversicherungsbeiträgen* der Arbeitnehmer: Der Arbeitgeber zahlt 50% des Krankenversicherungsbeitrages eines GKV-Mitglieds. Bei Versicherung in der PKV zahlt er einen Zuschuß, der sich an dem Beitrag in der GKV orientiert. Seit wenigen Jahren wird intensiv diskutiert, ob der Arbeitgeberanteil festgeschrieben werden sollte, so daß steigende Beitragssätze die Arbeitgeber nicht mehr stärker belasten. Auch wird diskutiert, ob der Arbeitgeberbeitrag unabhängig von dem jeweiligen Beitragssatz der Krankenkasse sein sollte, damit der Arbeitgeber kein Interesse hat, die Kassenwahl der Versicherten zu beeinflussen (Sachverständigenrat für die Konzertierte Aktion im Gesundheitswesen 1997). Die beiden Tarifpartnern lehnen eine solche Änderung allerdings ab, unter anderem weil sie annehmen, daß die Tarifverhandlungen zusätzlich belastet würden, da die Gewerkschaften versuchen würden, steigende Krankenversicherungsbeiträge als Argumente für Lohnsteigerungen geltend zu machen.
- Die *Beiträge zur gesetzlichen Unfallversicherung:* Da die gesetzliche Unfallversicherung die Haftpflicht des Unternehmens für arbeitsbedingte Unfälle und Erkrankungen ersetzt, zahlen die Arbeitgeber die Beiträge zur Unfallversicherung alleine.
- Der *Arbeitgeberanteil an den Rentenversicherungsbeiträgen* der Arbeitnehmer (zur Rolle der Rentenversicherung innerhalb des deutschen Gesundheitswesens s. unten): Über den Arbeitgeberanteil an Versicherungsbeiträgen haben die Arbeitgeber 1994 rund 112 Mrd. DM aufgewendet.

- *Beihilfezahlungen* der öffentlichen Arbeitgeber an Beamte: Statt einen Arbeitgeberanteil an den Krankenversicherungsbeiträgen von Beamten zu zahlen, übernehmen die öffentlichen Arbeitgeber einen Anteil der Gesundheitskosten der Beamten und ihrer Familienangehörigen, der zwischen 50% und 80% liegen kann. Der genaue Anteil richtet sich nach Familienstand und Kinderzahl des Versicherungsmitglieds bzw. nach dem Status der versicherten Person. Beihilfezahlungen erfolgen nach dem Kostenerstattungsprinzip. Die gesetzlichen Vorschriften unterscheiden sich auch zwischen Bund und den einzelnen Ländern.

3.1.6 Öffentliche Haushalte

Die Ausgaben der öffentlichen Haushalte beinhalten:

- *GKV-Beiträge für Arbeitslose* durch die Bundesanstalt für Arbeit (20 Mrd. DM);
- Ausgaben für Maßnahmen zur beruflichen und sozialen *Rehabilitation* in Höhe von 17 Mrd. DM. Dabei kann es sich neben Sachleistungen auch um Einkommensleistungen (z. B. Renten bei Berufs- und Erwerbsunfähigkeit (BU bzw. EU) für Beamte) handeln;
- Maßnahmen zur *Pflege*, die 1994 noch vorwiegend von der Sozialhilfe getragen wurden und heute zu einem großen Teil von der Pflegeversicherung abgedeckt werden. Die Ausgaben betrugen 17 Mrd. DM;
- die *Investitionskosten* der Krankenhäuser: Während die „laufenden" Kosten von den Krankenversicherungen bzw. den Versicherten bezahlt werden, werden die Investitionskosten (1994: rd. 11 Mrd. DM) von den Bundesländern gezahlt. Diese geteilte Finanzierungszuständigkeit nennt sich „duales System" (s. Abschnitt 3.2);
- *Zuschüsse und Erstattungen an die gesetzliche Rentenversicherung*, anteilsmäßig entsprechend den Gesundheitsleistungen der gesetzlichen Rentenversicherung (rund 11 Mrd. DM);
- Ausgaben für die *Ausbildung* von medizinischem Personal sowie gesundheitsbezogene *Forschung* (8 Mrd. DM);
- die Ausgaben für den *öffentlichen Gesundheitsdienst*, die dritte Säule im deutschen Gesundheitswesen, neben stationärer und ambulanter Versorgung (4 Mrd. DM);
- (Ausgaben, welche der öffentlichen Hand *als Arbeitgeber* entstehen. Darunter fallen die Beihilfe bei Beamten sowie der Arbeitgeberanteil bei Angestellten im öffentlichen Dienst; s. Abschn. Arbeitgeber).

3.1.7 Private Haushalte

Private Haushalte zahlen:

- den *Arbeitnehmeranteil der Krankenversicherungsbeiträge:* eine Reihe von Versicherten (z. B. Studenten, Selbständige) zahlen den gesamten Krankenversicherungsbeitrag alleine;
- den *Arbeitnehmeranteil an den Rentenversicherungsbeiträgen:* zur Rolle der Rentenversicherung innerhalb des deutschen Gesundheitswesens siehe weiter unten.

Im Jahr 1994 haben die privaten Haushalte für Versicherungsbeiträge 155 Mrd. DM aufgewendet.

- *Selbstbehalt* bei Arznei-, Heil- und Hilfsmitteln, Zahnersatz, Krankenhausaufenthalt, Fahrtkosten und weiteren Leistungen je nach den gesetzlichen (GKV) oder vertraglichen (PKV) Regelungen.
- die Kosten bei *Eigenmedikation.* Eine Reihe von Leistungen werden nicht von der gesetzlichen Krankenversicherung erstattet (z. B. bestimmte Arzneimittel, Heilpraktiker) oder die Haushalte erwerben sie trotz Anspruchs gegenüber ihrem Versicherungsträger selber.

Die privaten Haushalte haben 1994 neben den Versicherungsbeiträgen 36 Mrd. DM direkt für Selbstbehalte und Eigenmedikationen aufgebracht.

3.1.8 Gesetzliche Rentenversicherung

Die gesetzliche Rentenversicherung (GRV) leistet bei Erwerbstätigen im Bereich der medizinischen Rehabilitationsmaßnahmen., sofern diese zur Wiederherstellung oder Aufrechterhaltung der Arbeitsfähigkeit dienen. Außerdem zahlt die gesetzliche Rentenversicherung den Beziehern einer Rente einen Zuschuß zu ihren Krankenversicherungsbeiträgen.

Im Jahr 1994 trug die gesetzliche Rentenversicherung 36 Mrd. DM zur Finanzierung des Gesundheitswesens bei. 25 Mrd. DM entfielen auf Rentenzahlungen aufgrund von Berufs- und Erwerbsunfähigkeit und 7 Mrd. DM auf Kurbehandlungsmaßnahmen.

3.1.9 Gesetzliche Unfallversicherung

Die gesetzliche Unfallversicherung (GUV) kommt nur auf für Leistungen aufgrund von Unfällen während der Arbeit und für Leistungen aufgrund von Unfällen, die sich auf dem Weg zur Arbeit oder von der Arbeit ereignen. Sie leistet hierbei zum einen medizinische Behandlung, zum anderen zahlt sie während der Zeit einer unfallbedingten Arbeitsunfähigkeit ein *Verletztengeld* und bei dauerhafter Invalidität eine Rente.

Außerdem leistet die gesetzliche Unfallversicherung bei Berufsunfähigkeit wegen anerkannter Berufskrankheiten. Für die Anerkennung von Erkrankungen als Berufskrankheiten ist ein paritätisch von Arbeitgebervertretern und Gewerkschaften besetztes Gremium beim Bundesarbeitsministerium zuständig.

Die GUV zahlte 1994 16 Mrd. DM für Gesundheitsleistungen, davon 5 Mrd. DM für Renten und Abfindungen und 4 Mrd. DM für Behandlungsleistungen.

3.2 Die Leistungserbringer der Gesundheitsversorgung

In diesem Abschnitt werden die einzelnen Leistungssektoren des bundesdeutschen Gesundheitssystems aus ökonomischer Perspektive dargestellt. Wir beginnen allerdings mit einer knappen Skizze der Leistungsausgaben in der GKV insgesamt, die vielfach im Mittelpunkt des gesundheitspolitischen Interesses stehen.

3.2.1 Ausgabenentwicklung in der GKV

In Abbildung 5 wird die Entwicklung der Gesamtausgaben der GKV dargestellt. Die Abbildung zeigt, daß die Leistungsausgaben der GKV, die 1960 noch knapp 9 Mrd. DM betrugen, auf mehr als 190 Mrd. DM in 1995 (alte Bundesländer) angestiegen sind. Dies entspricht einer jährlichen Wachstumsrate der Leistungsausgaben von 9,1 vom Hundert. Zum Vergleich: Im selben Zeitraum weist das Bruttoinlandsprodukt in den alten Bundesländern eine jährliche Wachstumsrate von nur 6,9 vom Hundert auf. Entsprechend ist der Anteil der GKV-Leistungsausgaben am Bruttoinlandsprodukt in diesem Zeitraum von 2,9 v.H. auf 6,2 v.H. angestiegen.

Die Entwicklung ist in den einzelnen Teilbereichen des Gesundheitssystems allerdings recht unterschiedlich verlaufen. Dies macht Abbildung 6 deutlich. In Abbildung 6 ist die Entwicklung der Ausgaben in den zentralen einzelnen Leistungsbereichen in der GKV für den Zeitraum von 1960 bis 1995 (nur alte Bundesländer) dargestellt. Für alle Sektoren sind die Leistungsausgaben des Jahres 1960 auf 100 normiert worden, so daß die Abbildung die relative Ausgabenentwicklung der Bereiche zueinander im Zeitraum von 1960 bis 1995 zeigt. Die Abbildung macht deutlich, daß der Bereich der Heil- und Hilfsmittel seit 1960 mit Abstand das stärkste Ausgabenwachstum aufwies - in dem untersuchten Zeitraum sind die Leistungsausgaben für diesen Bereich jahresdurchschnittlich um etwa 12,8 v.H. gewachsen. Das zweitstärkste Ausgabenwachstum war im Bereich der Krankenhausversorgung (mit jahresdurchschnittlichem Wachstum von rd. 11,2 v.H.) zu verzeichnen. Das langfristige Wachstum der Ausgaben für zahnärztliche Behandlung (jahresdurchschnittliche Wachstumsrate: 9,5%), Zahnersatz (Wachstumsrate: 9,4%) und Arzneimittel (Wachstumsrate: 9,3%) lag über diesen Zeitraum eng beieinander, auch wenn die Kurvenverläufe in den untersuchten 30 Jahren recht unterschiedlich waren. Am geringsten war das Wachstum in der ambulanten ärztlichen Versorgung mit einem jahresdurchschnittlichem Ausgabenanstieg von 8,5%.

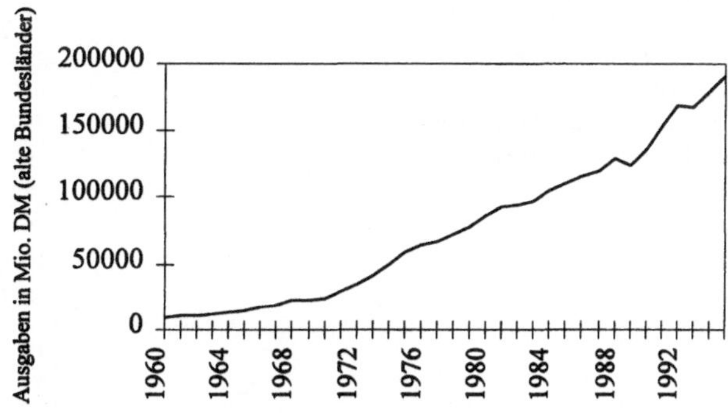

Abb. 5. Ausgabenentwicklung in der GKV: 1960 bis 1995 (Aus BMG, Gesetzliche Krankenversicherung, Statistischer und finanzieller Bericht, verschiedene Jahrgänge)

3.2.2 Krankenhausversorgung

Die stationäre Versorgung ist mit 64,8 Mrd. DM in den alten Bundesländern (neue Bundesländer: 12,7 Mrd. DM) mittlerweile der größte Ausgabenposten der GKV und liegt damit vor den Ausgaben für die ambulante kassenärztliche Versorgung, die 1960 noch den stärksten Ausgabenposten bildete. Betrug der Anteil der GKV-Leistungsausgaben für die Krankenhausbehandlung 1960 noch 17,5%, so ist er bis 1995 auf 34% angestiegen.

Die Finanzierung von Krankenhäusern beruht im deutschen Gesundheitswesen nach dem Krankenhausfinanzierungsgesetz (KHG) von 1972 auf zwei Säulen (*duale Finanzierung*):

- Die Finanzierung der Investitionen (Krankenhausbau, Erstausstattung und Wiederbeschaffung von Gütern mit einer angesetzten Lebenszeit von mehr als drei Jahren) erfolgt durch die öffentlichen Haushalte. Seit dem Krankenhausneuordnungsgesetz (KHNG) von 1984 liegt diese Investitionsfinanzierung voll in den Händen der Länder. Die Länder stellen Krankenhauspläne („Bedarfspläne") auf; nur Krankenhäuser, die in die Bedarfspläne aufgenommen sind, erhalten von den Ländern Investitionsmittel. Krankenhäuser, die nicht in den Bedarfsplan aufgenommen sind, haben auch keinen Rechtsanspruch darauf, daß die Krankenkassen mit ihnen Versorgungsverträge abschließen.
- Die laufenden Betriebskosten, darunter insbesondere die Personalkosten, werden von den Nutzern (zu rund 70% GKV) gedeckt.

Diese duale Finanzierung wird aus ökonomischer Perspektive kritisch bewertet, da die Verantwortung für Investitions- und Benutzerkosten sinnvollerweise in eine Hand gehören sollte. Die Finanzierung der Benutzerkosten hat der Gesetzgeber in den vergangenen zwei Jahrzehnten verschiedentlich modifiziert, um stärkere Anreize für wirtschaftliches Handeln der Krankenhäuser zu schaffen (vgl. hierzu unten Abschn. 4.2). 1996 wurden knapp 80% der Ausgaben der Krankenhäuser über tagesgleiche

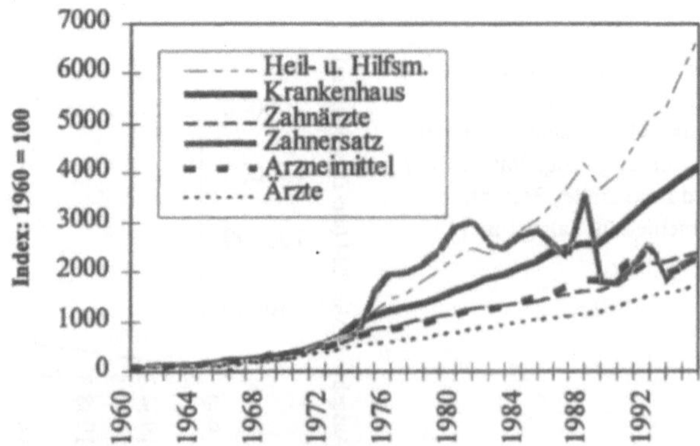

Abb. 6. Ausgabenentwicklung in einzelnen Leistungsbereichen der GKV: 1960 bis 1995 (Aus BMG, Gesetzliche Krankenversicherung, Statistischer und finanzieller Bericht, verschiedene Jahrgänge)

Abteilungspflegesätze und einen Basispflegesatz finanziert, die restlichen Kosten über sogenannte Fallpauschalen und Sonderentgelte für einzelne, zumeist aufwendige, Leistungen.

3.2.3 Ambulante ärztliche Versorgung

Die ärztliche Versorgung außerhalb des Krankenhauses wird in erster Linie durch niedergelassene, freiberuflich tätige Vertragsärzte (früher: Kassenärzte) wahrgenommen; die Krankenhäuser selber haben nur begrenzte Möglichkeiten, ambulant tätig zu werden (insbesondere: ambulante Operationen, vor- und nachstationäre Behandlung). Für die vertragsärztliche Versorgung haben die Krankenkassen 1995 in den alten Bundesländern 32,7 Mrd. DM und in den neuen Bundesländern 5,8 Mrd. DM ausgegeben. Dies entspricht 17% ihrer gesamten Leistungausgaben.

Die ambulante Versorgung bildet eine Art „Türhüter" („gatekeeper") zum Gesundheitswesen. Ein niedergelassener Arzt verordnet Medikamente und überweist an Krankenhäuser. Er „verursacht" dadurch im Schnitt etwa viermal soviel an Ausgaben im übrigen Gesundheitswesen wie er selbst an Vergütung erhält. Dies erklärt, daß die Gesundheitspolitik den niedergelassenen Arzt vielfach als einen Akteur, an dem sie mit Einsparungsmaßnahmen ansetzen könnte, angesehen hat.

Die Vertragsärzte werden in Deutschland im Rahmen eines zweistufigen Vergütungssystems honoriert (vgl. Abb. 7): Ausgehend vom Sachleistungsprinzip, erhält der Versicherte medizinische Leistungen von einem niedergelassenen Arzt. Der Versicherte gibt dafür seine Chipkarte (früher Krankenschein) ab. Der Kassenarzt reicht quartalsweise eine Aufstellung seiner Leistungen bei seiner Kassenärztlichen Vereinigung (KV), dem Organ der kassenärztlichen Selbstverwaltung, ein und erhält im Gegenzug die ihm zustehende Vergütung. Die Vergütung wird nach einem Honorarverteilungsmaßstab (HVM) errechnet, den die Kassenärztliche Vereinigung im Benehmen mit den Krankenkassen aufstellt. Der HVM orientiert sich im wesentlichen an dem sogenannten Einheitlichen Bewertungsmaßstab (EBM), den die Kassenärztliche Bundes-

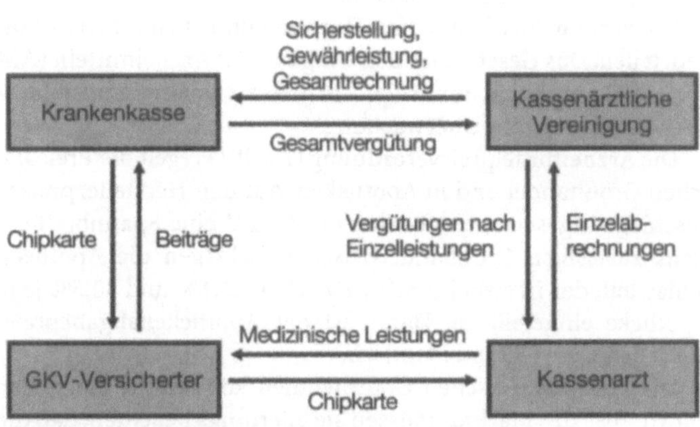

Abb. 7. Beziehungen in der ambulanten Versorgung (Mod. nach Beske et al. 1995)

vereinigung mit den Spitzenverbänden der Krankenkassen gemeinsam vereinbart. Im EBM wird das relative Gewicht der einzelnen ärztlichen Leistungen untereinander durch Punktwerte dargestellt. Die Kassenärztlichen Vereinigungen erhalten von den Krankenkassen eine „Gesamtvergütung", die diese dann nach dem HVM an die einzelnen Vertragsärzte verteilt. Die Kriterien, nach denen diese Gesamtvergütung ermittelt wird, haben sich in den vergangenen Jahrzehnten vielfach geändert: Zeitweise wurden die Gesamtvergütung pauschaliert, ohne Bezug zu den einzelnen Leistungen, teilweise orientierte sie sich an den von den Ärzten gegenüber der KV abgerechneten Einzelleistungen. (Vgl. zur Steuerung des ambulanten Bereichs über das Vergütungsverfahren auch unten Abschn. Steuerungsarten und -instrumente.)

Neben der Interessenvertretung der Kassenärzte bei den Verhandlungen mit den Krankenkassen haben die *Kassenärztlichen Vereinigungen* vom Gesetzgeber den sogenannten *Sicherstellungsauftrag* (§ 72 SGB V) erhalten. Die KV hat in ihrer Region dafür zu sorgen, daß jederzeit eine flächendeckende Versorgung der Versicherten mit Kassenärzten sichergestellt ist. Außerdem ist sie aufgrund des *Gewährleistungsauftrags* (§ 71 SGB V) dafür verantwortlich, daß eine kassenärztliche Versorgung gewährleistet ist, die den gesetzlichen bzw. vertraglichen Vorschriften entspricht.

3.2.4
Arznei-, Heil- und Hilfsmittel

Für Arznei-, Heil- und Hilfsmittel wurden 1995 von der GKV in den alten Bundesländern rd. 39 Mrd. DM ausgegeben, das entspricht 21% der GKV-Ausgaben (neue Bundesländer: 8,9 Mrd. DM). Die in Krankenhäusern abgegebenen Arznei-, Heil- und Hilfsmittel sind in diesem Betrag nicht enthalten, da sie unter den Ausgaben für stationäre Versorgung „gebucht" werden.

Den größten Anteil an diesem Ausgabenbereich haben die Arzneimittel, für die im Westen 1995 rd. 25 Mrd. DM (neue Länder: 6,4 Mrd. DM) von den Krankenkassen ausgegeben wurden. Auf dem *Arzneimittelmarkt* bieten im deutschen Gesundheitswesen private Unternehmen der Pharmaindustrie über Apotheken ihre Produkte an. Die Nachfrage erfolgt durch die Patienten bzw. durch Verordnungen der niedergelassenen Ärzte. Die Kosten tragen die Krankenversicherungen bzw. die Patienten über Selbstbeteiligung und Eigenmedikation.

Die Verbraucher können die Wirkung und Qualität von Arzneimitteln nicht immer beurteilen. Das Gesetz über den Umgang mit Arzneimitteln (AMG, Arzneimittelgesetz von 1976) enthält nicht nur Vorschriften zu Qualität und Wirksamkeit, sondern regelt auch Zulassung und Überwachung.

Die Arzneimittelpreisverordnung (AMPV) regelt die Preisbildung im pharmazeutischen Großhandel und in Apotheken. Auf den Herstellerpreis wird ein Großhandelszuschlag aufgeschlagen, für den die AMPV eine Spannbreite vorgibt. Auf den höchstens zulässigen Großhandelszuschlag schlagen die Apotheken ihren eigenen Zuschlag auf, der in sieben Stufen zwischen 23,1% und 40,5% je nach Einkaufspreis der Apotheke eingeteilt ist. Damit ist der Apothekenabgabepreis für ein Medikament überall in Deutschland identisch.

Die pharmazeutischen Unternehmen können die Herstellerpreise frei festsetzen. Für rd. 70% des Marktes müssen sie allerdings beachten, daß die Krankenkassen Festbeträge für die Apothekenabgabepreise festgesetzt haben, die die Krankenkassenleistung begrenzen. Überschreitet der Arzneimittelpreis den Festbetrag, müssen die Patienten die Differenz selber tragen. Für die meisten Produkte wollen die pharmazeutischen Hersteller dies vermeiden.

Bei den *Heil- und Hilfsmitteln* handelt es sich um einen sehr heterogenen Bereich mit sehr unterschiedlichen Teilmärkten. Dies erschwert die Entwicklung geeigneter Steuerungskonzepte für diesen Bereich - die Tatsache, daß (wie in Abb. 6 gesehen) Heil- und Hilfsmittel das bei weitem eindrucksvollste Ausgabenwachstums aufwiesen, hat ihr eine wichtige Ursache. Die ökonomisch wichtigsten Teilmärkte sind bei den Heilmitteln Krankengymnastik und Massagen, bei den Hilfsmitteln die Versorgung mit Hörgeräten und Brillen. Für Heilmittel vereinbaren die Krankenkassen Preise mit den Verbänden der Leistungserbringer, bei Hilfsmitteln werden teilweise Vertragspreise vereinbart, teilweise setzen die Verbände der Krankenkassen hier Festbeträge für Gruppen vergleichbarer Hilfsmittel fest.

3.2.5 Zahnärztliche Versorgung und Zahnersatz

Im Jahr 1995 wurden von der GKV in den alten Bundesländern 11,2 Mrd. DM für die zahnärztliche Behandlung und 6,2 Mrd. DM für Zahnersatz aufgewendet (Ostdeutschland: 2,6 Mrd. DM für zahnärztliche Behandlung, 1,2 Mrd. DM für Zahnersatz). Auf beide Bereiche zusammen entfallen damit rd. 9% der Leistungsausgaben der Krankenkassen.

Das System der zahnärztlichen Versorgung ist analog zu dem der ambulanten Versorgung organisiert; an die Stelle der KV tritt die Kassenzahnärztliche Vereinigung (KZV). Die Vertragszahnärzte werden nach Einzelleistungen vergütet. Die Versorgung mit Zahnersatz ist erst in den 70er Jahren eine Regelleistungen in der GKV geworden; hier gab es von Beginn an spürbare Zuzahlungen der Versicherten, die der Gesetzgeber des GRG und des 2. NOG ausgebaut hat. Darüber hinaus hat der Gesetzgeber die Versorgung mit Zahnersatz zu erheblichen Teilen wieder aus der GKV ausgegliedert: Versicherte, die nach 1978 geboren sind, erhalten keine Zahnersatzleistungen mehr von der Krankenkasse, die übrigen Versicherten erhalten seit Beginn des Jahres 1998 nur noch einen Festzuschuß (vgl. dazu unten Abschn. Steuerungsarten und -instrumente). Der Zahnarzt rechnet nach Inkrafttreten der Festzuschüsse auf der Basis der bis zu diesem Zeitpunkt nur für die Privatversicherten geltenden Gebührenordnung für Zahnärzte (GOZ) mit dem GKV-Versicherten ab, der anschließend seine Rechnung zwecks Festzuschuß bei der Krankenkasse einreicht. Hier ist also das Sachleistungsprinzip abgeschafft worden.

4 Steuerungsmöglichkeiten im Gesundheitswesen

Nachdem wir uns in Abschnitt 3 einen Überblick über das deutsche Gesundheitswesen aus wirtschaftswissenschaftlicher Sicht verschafft haben, wollen wir in diesem Abschnitt die Steuerungsmöglichkeiten in der Gesundheitsversorgung kennenlernen. Zunächst werden wir (in Abschn. 4.1) unterschiedliche Steuerungsebenen unterscheiden. Anschließend werden wir uns (in Abschn. 4.2) einen Überblick über die verschiedenen Steuerungsarten und Steuerungsinstrumente verschaffen.

4.1 Steuerungsebenen

Es ist sinnvoll, das Gesundheitswesen gedanklich in *Handlungsebenen* aufzuteilen. Die Gliederung folgt der Anzahl der miteinander agierenden Personen und dem Grad ihres Zusammenschlusses.

4.1.1 Arzt und Patient

Der eigentliche Zweck des Gesundheitswesens, die Verbesserung von Gesundheit, die Heilung und Linderung von Krankheit wird auf der unteren Ebene verfolgt, im Zusammenwirken zwischen einem Angehörigen eines Heilberufs und dem Patienten. Hier werden letztlich die Ressourcen zugeteilt. Soll steuernd in das Gesundheitswesen eingegriffen werden, so sind die *Ziele der Steuerung auf der unteren Ebene umzusetzen*. Das eigentliche Referenzmodell der unteren Ebene ist der Patient und sein Arzt, die im Zusammenwirken Gesundheit „produzieren". Sozialstaatlichen Zielen gemäß sollte diese Beziehung von pekuniären Motiven so frei wie möglich sein, die Leistungserbringung nur vom objektiven Bedarf abhängen. Dies ist freilich eine Idealvorstellung: Ist es doch die Krankheit des Patienten, die die Grundlage für den Einkommenserwerb des Arztes darstellt und können – umgekehrt – ökonomische Vorteile für den Patienten mit der Krankheit verbunden sein (Einkommensersatzleistungen). Die Definition der Begriffe „gesund" und „krank" und ebenso die Auslegung dessen, was als objektiver Bedarf zu betrachten ist, erfolgt auf der unteren Ebene. Weil die Begriffe nicht stringent abzugrenzen sind und weil eine eher großzügige Auslegung beiden Seiten, Arzt und Patient, in der Regel zum Vorteil gereicht, ist tendenziell eine Expansion der Leistungen naheliegend. Unter Umständen haben die Leistungserbringer ein Interesse daran, die Nachfrage der Patienten auszudehnen (s. oben: „angebotsinduzierte Nachfrage").

4.1.2 Verbände

Auf der mittleren Steuerungsebene werden allokationsrelevante Entscheidungen von Verbänden getroffen. Zu unterscheiden sind *freie Verbände* von sog. Zwangsverbänden (von der Schulenburg 1987b). In freien Verbänden ist die Mitgliedschaft nicht obligatorisch. Es handelt sich um Interessengruppen, deren Hauptaufgabe es ist, die Interessen der Mitglieder nach außen hin zu vertreten und in politische Entscheidungsprozesse einfließen zu lassen. Als Beispiele für freie Verbände seien der Hartmannbund, der Marburger Bund und der Bundesverband der pharmazeutischen Industrie genannt.

Bedeutsamer für die Steuerung des Gesundheitswesen sind die *Zwangsverbände* auf Nachfragerseite (Krankenkassen) und auf Anbieterseite (Ärztekammern, Kassenärztliche Vereinigungen). Ihnen sind vom Gesetzgeber hoheitliche Aufgaben der Daseinsvorsorge übertragen, die sie in Selbstverwaltung erbringen. Die Mitgliedschaft ist obligatorisch („Zwangsverband") in einer Krankenkasse für die in §5 SGB V aufgeführten Personen. An der ambulanten Versorgung beteiligte Vertragsärzte müssen der

Kassenärztlichen Vereinigung (bzw. der Kassenzahnärztlichen Vereinigung) angehören; für die Ärztekammer besteht Pflichtmitgliedschaft für alle Ärzte. Alle genannten Pflichtverbände sind Körperschaften des öffentlichen Rechts. Aufgabe der Kammern ist die Qualitätssicherung in der ärztlichen Berufsausübung und der medizinischen Fortbildung sowie die Wahrung des Standesrechts. Ökonomisch bedeutsamer sind die Kassenärztlichen (und Kassenzahnärztlichen) Vereinigungen, die gemeinsam mit den Krankenkassen im ambulanten Sektor die Vergütungen vereinbaren (vgl. oben Abschn. 3.2.).

Es ist vor allem diese rechtliche und ökonomische Ausgestaltung der ambulanten Versorgung, die eine Reihe von Gesundheitsökonomen zu der Einschätzung gelangen läßt, Verbändesteuerung stelle einen „dritten" ordnungspolitischen Weg zwischen Staat und Markt dar. Mit der Delegation staatlicher Aufgaben an die „Gemeinsame Selbstverwaltung" von Kassen und Zwangsverbänden der Anbieter setzt sich das Subsidiaritätsprinzip in demokratisch adäquater Weise – die Verbände werden durch Sozialwahlen legitimiert – durch. Verbändesteuerung wird als Spezifikum der deutschen Sozialversicherungslandschaft angesehen, das den Dualismus zwischen Markt und Staat überwinde.

In historischer Sicht stand der Selbstverwaltungsgedanke bereits Pate bei der Entstehung der Krankenkassen vor über 100 Jahren. Die Kassen als Sachwalter der Versicherteninteressen waren die ersten Selbstverwaltungsverbände. Ihnen folgte in zeitlichem Abstand (am Ende der Weimarer Republik) die Gründung von Ärzteverbänden mit dem Ziel, die Ärzteinteressen gegenüber den Kassen wirkungsvoll vertreten zu können. Dieses Verhalten entspricht der *Theorie der „countervailing power" (Gegenmachtprinzip)* von J. K. Galbraith, wonach eine bestehende, starke Interessenvertretung einer Marktpartei die defensive Gründung eines Gegenverbandes zur Abwehr der bisherigen Unterlegenheit provoziert.

Aus historischen und ökonomischen Gründen konnte sich aber bislang *kein Machtgleichgewicht* entwickeln. Die einst aus einer Defensivstrategie entstandene Ärztevertretung dominiert nach 1945 das Behandlungsgeschehen. Die Kassenlandschaft ist nach wie vor zergliedert, sie weist ständische Merkmale auf und unterschied noch bis vor kurzem zwischen Arbeitern und Angestellten. Die freie Kassenwahl intensiviert den Wettbewerb zwischen den Kassen und könnte dazu beitragen, ihre Interessen weiter auseinanderdriften zu lassen. Zwar besteht ein Interesse der Versicherten und ihrer Arbeitgeber an starken Krankenkassen, jedoch ist es nur ein Interesse unter vielen.

Anders die Ärztevertretung: Die Kassenärztlichen Vereinigungen treten als homogener Block auf, der ein gesetzlich sanktioniertes regionales Monopol innehat. Hoheitliche Aufgaben und Interessenvertretung der Mitglieder treffen in einer Instanz zusammen. Das quasi existentielle Interesse der einzelnen Mitglieder an einem starken Verband leitet sich aus dessen Zuständigkeit für die Vergütungsverhandlungen her. „Gemeinsame Selbstverwaltung kann nur dann zu einer effizienten Ressourcenallokation beitragen, wenn sich in etwa gleichgewichtige Verhandlungspartner gegenüberstehen." (Neubauer u. Rebscher 1984).

Der Sachverständigenrat für die Konzertierte im Gesundheitswesen schlägt deshalb behutsame Schritte in Richtung auf eine Aufhebung des Vertragsmonopols der Kassenärztlichen Vereinigungen vor (Sachverständigenrat für die Konzertierte Aktion im Gesundheitswesen 1994, 1995). Behutsam deshalb, weil es gilt, die Erfahrungen der Selbstverwaltung weiterhin zu nutzen und gegebenenfalls weiterzuentwickeln. Trotz der genannten Einschränkungen – insbesondere der strukturellen Überlegenheit der Kassenärztlichen Vereinigungen – expandierten die Ausgaben im ambulanten Sektor in geringerem Maße als in anderen Versorgungsbereichen des Gesundheitswesens (vgl. Abb. 6). Unter dem Vorzeichen der Kostendämpfung kann die Verbändesteuerung daher als erfolgreich bezeichnet werden. Die Ausgaben für ärztliche Leistungen bewegten sich weitgehend im Rahmen der Beitragsentwicklung. Allerdings ist es fraglich, ob dies dem Verbändemodell zuzurechnen ist oder durch staatliche Gesetzgebungsmaßnahmen alimentiert wurde. Einige gesetzliche Regelungen haben zur weitgehenden Ausgabenstabilität beigetragen. So hat der ambulante Sektor die längste Erfahrung mit der Budgetierung. Bereits mit dem Krankenversicherungs-Kostendämpfungsgesetz (KVKG) von 1977 wurden die Ausgaben für niedergelassene Ärzte „gedeckelt". Auch stärkte der Gesetzgeber die Verhandlungsposition der Kassen durch zahlreiche gesetzgeberische Vorgaben (Wasem 1993).

4.1.3 Staat

Dem Gesetzgeber als oberster Steuerungsinstanz obliegt es, nach Maßgabe der parlamentarischen Mehrheiten, das Sozialstaatsprinzip auszulegen und damit die Distributionsbedingungen im Gesundheitswesen zu determinieren. Der Staat gibt aufgrund seiner alleinigen Gesetzgebungskompetenz die *Rahmenbedingungen für die Steuerung* vor, indem er selbst steuernd eingreift, oder Allokationsentscheidungen an die mittlere oder untere Ebene delegiert. Die Substitution von staatlicher Steuerung durch Steuerung nachgelagerter Ebenen wird also vom Staat selbst vorgegeben. Bis zum Beginn staatlicher Kostendämpfungspolitik – beginnend mit dem KVKG von 1977 – dominierte die Steuerung durch die Selbstverwaltung; die autonome Festlegung des Beitragssatzes durch die selbstverwalteten Krankenkassen war selbstverständlich. Mit steigender Intensität, rückt seitdem die Stabilisierung des Beitragssatzes in den Mittelpunkt der Gesundheitspolitik des Staates (Arnold 1992; Zöllner 1992).

Dieses Bemühen kumulierte mit dem GSG von 1992 in einer Politik der Budgetierung. Es wurde 1997 abgelöst durch das 2. Gesetz zur Neuordnung der gesetzlichen Krankenversicherung (2. NOG). In diesem Gesetz ist eine teilweise Kompetenzverlagerung auf die Verbändeebene vorgesehen; der Staat zog sich damit stärker aus der Steuerung zurück. Analog der Verbändelösung im ambulanten Sektor – bestimmt die Selbstverwaltung der Kassen und der Deutschen Krankenhausgesellschaft Fallpauschalen und Sonderentgelte, welche zuvor vom Staat festgesetzt wurden (administrierte Preise).

Gesundheitspolitik – Sozialpolitik allgemein – kann nicht isoliert von wirtschaftspolitischen Zielen des Staates, insbesondere Vollbeschäftigung und angemessenes Wirtschaftswachstum, gesehen werden. Der Gesundheitssektor setzt zum einen selbst positive Wachstums- und Beschäftigungsimpulse frei, behindert aber andererseits bei steigender Beitragslast Investitionen und Konsum. Gesundheitspolitik stellt sich vor diesem Hintergrund wie eine Gratwanderung dar (Sachverständigenrat für die Konzertierte Aktion im Gesundheitswesen 1996).

Eine klassische und traditionelle Aufgabe des Staates ist die Überwachung des Seuchengeschehens, sie wird von den Gesundheitsämtern der Kommunen wahrgenommen. Den Ländern kommt die Aufgabe der Krankenhausbedarfsplanung zu.

4.2 Steuerungsarten und -instrumente

In diesem Abschnitt wollen wir einen Überblick über die *Steuerung der Leistungsmärkte* des Gesundheitswesens geben. Die nachfolgende Gliederung der Steuerungsinstrumente kann nicht für sich beanspruchen durchwegs stringent und widerspruchsfrei zu sein. Sie soll auch nicht suggerieren, einzelne Instrumente ließen sich – bei der Vielzahl der eingesetzten Steuerungen – singulär analysieren. Unterteilt werden die Instrumente im folgenden nach der *Art der Steuerung* in Preis-, Mengen- und Globalsteuerung. Der Einteilung liegt die Einnahmen bzw. Ausgabengleichung zugrunde:

$$\text{Einnahmen} = \text{Preis} \times \text{Menge} = \text{Ausgaben}$$

Instrumente der Preis- bzw. Mengensteuerung setzen an den einzelnen Komponenten der Gleichung an, Globalsteuerung zielt auf die Größen Ausgaben bzw. Einnahmen. Zusätzlich kann als zweite Gliederungsdimension nach dem *Wirkungsort der Maßnahmen* untergliedert werden in angebotsseitige, nachfrageseitige Steuerung und Steuerung des Gesamtsystems. In Tabelle 2 ist jeder Kombination der beiden Gliederungsprinzipien ein Instrument als Beispiel zugeordnet.

Tabelle 2. Systematik der Steuerungsinstrumente

	Steuerungsart		
Wirkungsort	Mengensteuerung	Preissteuerung	Globalsteuerung
Angebotsseite	z. B. Kapazitätenplanung	z. B. Vergütungsverfahren für Ärzte und Kliniken	z. B. Budgets für jedes einzelne Krankenhaus
Nachfrageseite	z. B. Negativliste	z. B. Selbstbeteiligungen	z. B. bevölkerungsbezogene Budgets
Gesamtsystem	z. B. Versorgungsplanung	z. B. staatlich administrierte Preise	z. B. einkommensabhängiges Globalbudget oder Sektoralbudgets

Eine das Gesamtsystem betreffende Versorgungsplanung gibt es in der Bundesrepublik nicht, ebensowenig bevölkerungsbezogene Budgets. Staatlich administrierte Preise existieren nur für einige Leistungen. Alle übrigen beispielhaft genannten Steuerungsarten finden sich im deutschen Gesundheitswesen. Für die Bundesrepublik ist je Sektor ein Steuerungsmix kennzeichnend; verschiedene Steuerungsarten sind miteinander kompatibel und werden auch tatsächlich gleichzeitig eingesetzt.

4.2.1 Preissteuerung im Gesundheitswesen

Unter Preissteuerung wird eine Verhaltensbeeinflussung durch preisliche Anreize verstanden. Der Terminus Preis bezieht sich sowohl auf Gesundheitsgüter und -leistungen als auch auf die Entlohnung der Produktionsfaktoren (Faktorpreise). Preissteuerung kann an vier Punkten ansetzen:

- Preishöhe absolut (z. B. Höhe der Zuzahlung als Preis für den Nachfrager nach zuzahlungspflichtigen Arzneimitteln),
- Preisrelation (z. B. Änderung der Punktwerte des EBM für persönliche Arztleistungen zuungunsten von Apparateleistungen),
- Preisbezugsgröße (z. B. Bezug des Preises auf einzelne Leistungen, auf homogene Fallgruppen, auf den Patiententag),
- Art der Preisfindung (z. B. staatlich administrierte Preise, Preisfindung in Verhandlungen, durch Ausschreibungen, Marktpreise).

Voraussetzung für jede Art von Preissteuerung ist, daß die Zielgröße, also z. B. die nachgefragte oder angebotene Menge, auf die Anreizsetzung durch veränderte Preisgestaltung reagiert. Die Preiselastizität mißt das Ausmaß der Wirkung einer Preisänderung auf die nachgefragte oder angebotene Menge eines Gutes.

Nachfrageseitige Preissteuerung

Nachfrageseitige Preissteuerung hat ihre theoretisch-konzeptionelle Grundlage in den Überlegungen zu *„moral hazard"*. Sie ist nur dann wirksam, wenn der Adressat auf Preisänderungen reagiert. Für eine preiselastische Nachfrage sind folgende Punkte wichtig:

- Die Höhe der Preisänderung ist spürbar,
- für das betreffende Gut sind Substitute (andere Güter mit gleichem Verwendungszweck) vorhanden,
- das Gut ist für den Nachfrager verzichtbar, z. B. weil es nicht lebensnotwendig ist,
- der Nachfrager ist in der Lage, autonom über den Konsum zu entscheiden.

Selbstbeteiligung, das Instrument nachfrageseitiger Preissteuerung schlechthin, wirkt nur dann verhaltenssteuernd, wenn die genannten Merkmale zutreffen; andernfalls handelt es sich um eine Verschiebung der Finanzierungslast und nicht um Steuerung. Tatsache ist, daß Selbstbeteiligung der Patienten in allen Gesundheitssystemen, auch den staatlichen wie z. B. dem britischen National Health Service, praktiziert wird. Wo die genannten Voraussetzungen im bundesdeutschen Gesundheitssystem vorliegen, wird seit vielen Jahren kontrovers diskutiert. Zu fragen ist nach den Steuerungswirkungen der Kostenbeteiligung in diesem System.

Die gesetzlich krankenversicherten Patienten werden an den Kosten der Arzneimittel, der Heil- und Hilfsmittel, des Zahnersatzes, des Krankenhausaufenthalts und der Rehabilitation beteiligt. *Absolute Zuzahlungen* (Gebühren) werden erhoben für Arzneimittel je Verpackungsgröße, für Krankenhausaufenthalte je Kalendertag bis 14 Tage und für Rehabilitationsmaßnahmen je Kalendertag; *prozentuale Zuzahlungen* gelten für Heilmittel, wie z. B. Massagen. Geht man davon aus, der Patient besitze Entscheidungsmöglichkeiten über seinen Nachfrageakt, so unterscheiden sich in der Theorie die Wirkungen beider Arten von Zuzahlungen.

Absolute Zuzahlung, sofern sie spürbar hoch ist, müßte zu Mengenreduktion führen (der Krankenhauspatient müßte folglich an einer möglichst geringen Verweildauer interessiert sein). Jenseits der Zuzahlungsgrenze (also im Krankenhaus ab 14 Tagen) herrschen die gleichen Bedingungen wie bei Vollversicherung. Da die

Zuzahlungshöhe nicht vom Preis der Leistung oder des Produktes abhängt, hat der Nachfrager kein Interesse an einer Preissenkung.

Es ist in der Realität schwer vorstellbar, daß ein Patient selbst die Verweildauer im Krankenhaus beeinflussen kann (gerade bei schwereren Erkrankungen ist von einer unelastischen Nachfrage auszugehen) und es ist kaum zu erwarten, daß Patienten ihren Arzt bitten, Verschreibungen zu unterlassen, um die Zuzahlung einzusparen. Für die mit absoluter Selbstbeteiligung belegten Leistungsarten ist, mit Ausnahme der Vorsorgekuren, kaum von preiselastischer Nachfrage auszugehen. Ein Krankenhaus- oder Rehabilitationspatient kann die Verweildauer nicht steuern, deshalb ist die Zuzahlung in diesen Fällen als zusätzliche Finanzierungsquelle und nicht als Steuerung im eigentlichen Sinne anzusehen. Die Zuzahlung zu Arzneimitteln in Abhängigkeit von der Packungsgröße mag dazu beitragen, die Nachfrage auf kleinere Mengeneinheiten zu lenken und damit unnötiger Verordnung entgegenwirken; darüber hinaus mag die Compliance erhöht werden. Dennoch dürfte auch hier der Finanzierungsaspekt im Vordergrund stehen. Die Wirkung der Zuzahlungserhöhungen des 2. NOG dürften denn auch eher in einer Umverteilung der Finanzierungslast vom Beitragszahler zum Patienten zu sehen sein.

Im Falle der *prozentualen Zuzahlung* verhält sich der rationale Nachfrager (der Theorie gemäß) wie auf einem normalen Markt; bei steigendem Preis sinkt die nachgefragte Menge und umgekehrt (da sich die Zuzahlung entsprechend vergrößert bzw. verringert). Der Nachfrager wird, sofern es ihm möglich ist, in Preisverhandlungen mit dem Anbieter eintreten. Die Steuerungswirkungen sind also stärker als bei absoluter Zuzahlung.

Während durch Selbstbeteiligung faktisch eine negative Sanktion der Leistungsinanspruchnahme bewirkt wird, soll durch eine *Beitragsrückerstattung* für Versicherte ohne Leistungsinanspruchnahme umgekehrt ein positiver Steuerungseffekt erreicht werden: Die Nachfrage soll bei Bagatellerkrankungen aus der GKV ausgesteuert werden und in die Eigenverantwortung der Patienten übergehen. Zudem soll der Versicherte zu präventivem Verhalten veranlaßt werden. Die Steuerungswirkung von Beitragsrückerstattung ist jedoch umstritten (Malin et al. 1994; Breyer u. Zweifel 1996).

Wirksame Steuerung der Arzneimittelnachfrage und preislicher Anreiz im oben definierten Sinne, ist aber in der *Festbetragsregelung* des GRG zu sehen. Der Arzneimittelmarkt wird damit aufgeteilt in zuzahlungspflichtige und -befreite Medikamente (Festbetragsarzneimittel). Nachfrage wird mit diesem Instrument auf kostengünstigere Substitute (Generika) gelenkt. Dem Patienten (und seinem Arzt) ist es freigestellt, die teuere Variante zu wählen, jedoch hat er dann die Differenz zwischen Festbetrag und Preis selbst zu entrichten.

Für Zahnersatz leisten die Krankenkassen seit 1998 *Festzuschüsse*. Selbstbeteiligungsmodelle dieser Art, sog. *Indemnitätstarife* (Knappe et al. 1988), sehen vor, daß der Nachfrager einen festen Betrag für eine bestimmte Leistung von der Versicherung erhält. Deckt dieser den Preis nicht ab, so hat der Versicherte den überschießenden Anteil selbst zu tragen. Jenseits des Zuschusses ist er folglich mit der Nachfragekurve konfrontiert, die ohne Versicherung gilt.

In einem Sozialversicherungssystem werden Indemnitätstarife im allgemeinen zur Steuerung der Nachfrage nach sog. Luxusmedizin (z. B. kosmetische Zusatzleistungen) für geeignet angesehen.

Neue Vorschläge für Selbstbeteiligungsmodelle

Ein alternativer Ansatzpunkt für Selbstbeteiligungen wäre die *Art der Indikationsstellung und die Art des Arzneimittels.* Da es bei schweren Krankheiten und der damit notwendig verbundenen Therapie keinerlei Preiselastizität und damit Steuerungsmöglichkeit gibt, könnte auf Selbstbeteiligung gänzlich verzichtet werden. Der Sachverständigenrat nennt in seinem Gutachten 1995 einige Indikationsgruppen (und die für sie nötigen Arzneien), deren Therapie generell zuzahlungsfrei bleiben sollen. Darunter finden sich z.B. Krebserkrankungen, insulinpflichtiger Diabetes, Aids, M. Parkinson etc.

Ein weiterer Vorschlag zielt auf eine Dreiteilung des Arzneimittelmarktes in folgende Kategorien.

- Unverzichtbare Arzneien; keine Steuerungsfunktion (dies wären alle Arzneien für die vom Sachverständigenrat genannten Indikationen); Marktanteil: 1%;
- therapeutisch sinnvolle Arzneimittel; geringe Steuerungsfunktion; Marktanteil 73%;
- therapeutisch entbehrliche, umstrittene Arzneien; gute Steuerungsmöglichkeiten; Marktanteil: 26%.

Es wäre nun möglich, die Arzneien der Gruppe 1 völlig von Selbstbehalten zu befreien, Medikamente der 2. Gruppe mit absoluten Selbstbehalten nach Packungsgröße zu belegen. Höchste Spürbarkeit der Selbstbeteiligung wäre für die Medikamente der Gruppe 3 zu fordern. Dies könnte bis zu 100%iger Selbstbeteiligung reichen, also in eine Streichung aus dem Leistungskatalog der GKV münden.

Sofern „moral hazard" auf der Nachfragerseite auftritt, dürfte es vor allem in jenen Bereichen von leichteren Befindlichkeitsstörungen angesiedelt sein, die mit therapeutisch entbehrlichen Arzneien behandelt werden. Eine Abstaffelung der Zuzahlungen nach dem (gesundheitlichen) Bedürftigkeitsgrad des Patienten wäre somit sozialpolitisch verträglich und könnte überdies erwünschtes Steuerungspotential entfalten.

Angebotsseitige Preissteuerung

Preissteuerung auf der Angebotsseite soll an zwei Beispielen expliziert werden: Der Honorierung niedergelassener Ärzte und der Krankenhausfinanzierung.

Honorierung der niedergelassenen Ärzte. Niedergelassene Ärzte nehmen (wie in Abschn. 3.2 bereits besprochen) eine zentrale Stellung in der Gesundheitsversorgung ein. Angebotsseitige Preissteuerung hat daher vielfach bei den Ärzten angesetzt. Steuerungswirkungen des ärztlichen Honorars gehen dabei von folgenden drei Konstellationen aus:

Die *absolute Höhe* der Arzteinkommen, bzw. die Stellung der Ärzte im Einkommensgefüge aller Berufe, wirkt sich auf den Zuwachs der Ärztezahlen aus. Die günstige Position der Mediziner im Einkommensgefüge verbunden mit einem geringen Arbeitslosigkeitsrisiko dürfte die Hauptursache der sog. Ärzteschwemme sein.

Stärkste gesundheitsökonomische Beachtung findet die Steuerungswirkung der *Preisbezugsbasis* der ärztlichen Leistung. In der Bundesrepublik werden die niedergelassenen Ärzte nach Einzelleistungen honoriert, obgleich das geltende Recht (§ 85 Abs. 2 SGB V)) auch Festbeträge, Kopf- oder Fallpauschalen zuließe. Abbildung 9 zeigt die Anreizwirkungen der Einzelleistungsvergütung auf die Mengengrößen Patientenzahl pro Arzt, Fallzahl und Anzahl der Einzelleistungen je Fall im Vergleich zur Kopfpauschale und der Fallvergütung.

Die Honorierung des Arztes mit Kopfpauschalen besagt, daß dieser pro eingeschriebenen Patienten einen fixen Betrag erhält. Ein mit Kopfpauschalen vergüteter Arzt (die Vergütungsart der „general practitioner" im Nationalen Gesundheitsdienst, NHS, in Großbritannien) wird bestrebt sein, die Anzahl der bei ihm eingeschriebenen Patienten zu erhöhen. Der Wettbewerb zwischen den Ärzten findet um die Patienten statt, d. h. es sind positive Wirkungen auf die Behandlungsqualität zu erwarten. Da der Arzt die größten Vorteile daraus zieht, gesunde Patienten zu haben, ist eine präventive Orientierung seiner Behandlung lohnend. Andererseits fördert eine Kopfpauschale die Leistungsminimierung je Behandlungsfall, die zum einen zu einer unzureichenden Behandlung führen kann, zum anderen den Arzt dazu verleiten mag, schwierigere Fälle „weiterzuschieben" an nächsthöhere Versorgungsstufen.

Fallpauschalen wirken kontraktiv auf die Anzahl der Leistungen pro Fall, expansiv auf die Patientenzahl und die Fallzahl. Ebenso wie bei Kopfpauschalen besteht der Anreiz, schwierige „unrentable" Fälle weiterzuüberweisen. Eine Vergütung nach Einzelleistungen wirkt auf alle drei Mengenvariablen expansiv. Der Arzt ist bestrebt, die Anzahl der Arztbesuche (z. B. durch Wiederbestellungen) zu erhöhen; dies führt zur „Fünf-Minuten-Medizin" einerseits, andererseits zu einer Erhöhung von veranlaßten Leistungen (Arzneimittelverschreibung z. B.), die üblicherweise mit einer Arztkonsultation einhergehen.

In der Bundesrepublik wurde die reine Einzelleistungshonorierung modifiziert zugunsten von *Komplexgebühren* für zusammengefaßte Leistungsbündel. Realisiert wurde dieser Ansatz erstmals in der Neuordnung des EBM von 1995. Danach werden z. B. die Basisleistungen je Fall mit einer Ordinationsgebühr entgolten. Die Ausgestaltung der Einzelleistungsvergütung der Vertragsärzte in Deutschland ist in Verbindung mit der *vorab* zwischen Kassen und Kassenärztlichen Vereinigungen vereinbarten Gesamtvergütung zu sehen (vgl. dazu Abb. 7). Der Preis der Einzelleistung (Punktwert) ergibt sich *ex post* nach Maßgabe der Anzahl der insgesamt von allen Ärzten erbrachten Einzelleistungen. Steigt die Menge der abgerechneten Leistungen sinkt der Punktwert et vice versa.

Die Vergütungs*art* beeinflußt überwiegend die Menge der Behandlungsleistungen je Patient, die Vergütungs*struktur* hingegen beeinflußt die Art und Zusammensetzung der Leistungen. Als dritte Einflußgröße sind also die *relativen Preise* (oder die Preisstruktur) der Einzelleistungen anzusehen; in der Bundesrepublik werden sie durch

Tabelle 3. Steuerungswirkungen der Entgeltformen für niedergelassene Ärzte (Aus Thiemeyer 1985, S. 39)

Form des Entgelts	Bezugsgröße		
	Anzahl der Patienten	Anzahl der Fälle	Anzahl der Einzelleistungen
Kopfpauschale	max.	min.	min.
Fallpauschale	max.	max.	min.
Einzelleistungsvergütung	max.	max.	max.

den EBM (bzw. für Privatpatienten die GOÄ) festgelegt. Daß ärztliche Behandlung in diesem Sinne preiselastisch ist, belegte die Reaktion auf die Reform des EBM 1996: Die Änderung der Punktwertrelationen zugunsten persönlicher Dienstleistungen des Arztes (sog. „Sprechende Medizin") und zuungunsten kapitalintensiver Leistungen bewirkte zweierlei: Erstens eine Mengenausweitung der entsprechenden höherdotierten Positionen des EBM, die die Gesamtpunktzahl um 30% steigen ließ, und zweitens eine Umverteilung der Honorare zwischen den Facharztgruppen, die kapitalintensiv produzierende Praxen benachteiligte.

Vergütung von Krankenhausleistungen. Die Krankenhausfinanzierung ist ein typischer Fall des oben genannten Steuerungsmix in der Bundesrepublik Deutschland. Sie weist Elemente staatlicher Planung auf, die Vergütung wird budgetiert und schließlich werden auch Instrumente der Preissteuerung eingesetzt. Die preislichen Steuerungswirkungen der Krankenhausvergütung sind jener der Arzthonorierung vergleichbar. Ansatzpunkt der Preissteuerung war hier jedoch die Preisbezugsgröße; Preisrelationen spielten bislang kaum eine Rolle. Bis 1995 wurden Krankenhausleistungen mit dem tagesgleichen Pflegesatz vergütet, d.h. Bezugsbasis für den Preis war der *Pflegetag* des Patienten. Davon gingen in Verbindung mit dem Selbstkostendeckungsprinzip negative Steuerungswirkungen aus: Für das einzelne Krankenhaus war es lohnend die Anzahl der Patienten und/oder die Verweildauer zu erhöhen. Da insbesondere die letztere Größe für das Krankenhaus leicht beeinflußbar ist, entwickelte sich eine im internationalen Vergleich weit überdurchschnittliche Verweildauer in deutschen Hospitälern.

Der Pflegetag weist nur einen geringen Bezug zur tatsächlichen Leistung der Klinik auf. Zusätzlich bewirkte das Kostendeckungsprinzip eine Orientierung des Hauses an den Kosten, nicht an den Leistungen. Belohnt wurde also nicht effizienter Ressourceneinsatz, sondern letztlich eine Ausweitung der Kosten, mit der sich in Budgetverhandlungen eine Erhöhung des Pflegesatzes begründen ließ. Schließlich setzte sich nach anhaltendem Kostendruck durch die Ausgaben für stationäre Versorgung – nicht zuletzt verursacht durch das geltende Vergütungssystem – die Einsicht durch, neue Wege in der Krankenhausvergütung zu finden. Nach der Bundespflegesatzverordnung von 1995 müssen Krankenhausleistungen verpflichtend mit *diagnoseabhängigen Fallpauschalen, Sonderentgelten und (residualen) Pflegesätzen* vergütet werden. Sonderentgelte sind ein Bündel von Einzelleistungen (Leistungskomplex) mit dem *ein Teil der allgemeinen Krankenhausleistungen eines Behandlungsfalles* vergütet wird; mit Fallpauschalen werden *alle allgemeinen Krankenhausleistungen eines Behandlungsfalles* entgolten.

Fallpauschalen und Sonderentgelte werden nicht krankenhausindividuell ermittelt (wie die Pflegesätze) vielmehr sind bundeseinheitliche Punktwerte per Bundespflegesatzverordnung vorgegeben, die auf Länderebene mit Preisen bewertet werden. Für das einzelne Krankenhaus ist die Höhe der Pauschalen ein Datum; Einflußnahme ist nicht möglich.

Verhandlungsgegenstand von Krankenhaus und Kassen sind weiterhin die *Abteilungspflegesätze* und der Basispflegesatz. Mit ersterem werden die medizinischen Leistungen für alle jene Fälle einer Abteilung vergütet, die nicht mit Fallpauschalen und Sonderentgelten abgerechnet werden können. Im Gegensatz zum früheren für die ganze Klinik einheitlichen Pflegesatz ist die preissteuernde Wirkung eines Abteilungspflegesatzes deutlich verbessert. Die Fallzusammensetzung und damit das Leistungsspektrum zwischen den Abteilungen eines Krankenhauses dürfte sich stärker unterscheiden als zwischen gleichen Abteilungen verschiedener Kliniken. Der Kostenträger ist also in der Lage, Preisvergleiche auf Abteilungsebene zwischen verschiedenen Krankenhäusern anzustellen. Kliniken mit überdurchschnittlichen Abteilungspflegesätzen geraten somit in Rechtfertigungszwang.

Der *Basispflegesatz* deckt die nicht-medizinischen Leistungen (Hotelleistungen) des Krankenhauses ab; er wird zusätzlich zum Abteilungspflegesatz und dem Sonderentgelt vergütet. Für Abteilungspflegesätze und Basispflegesatz vereinbaren die Vertragsparteien ein Budget. Davon wird der vorauskalkulierte Teil der Krankenhausleistungen abgezogen, der mit Fallpauschalen und Sonderentgelten vergütet wird.

Erwünschte Steuerungswirkungen der Fallpauschalen und Sonderentgelte bestehen darin, daß der Preis der Leistungen weit mehr vom tatsächlichen Ressourcenverzehr abhängt als dies beim tagesgleichen Pflegesatz der Fall ist. Die Gesamtvergütung des Krankenhauses hängt damit vor allem von der *Zusammensetzung der Behandlungsfälle und der Schwere der behandelten Erkrankungen in der Klinik* ab. Der Anreiz zu ineffektiven Ausweitungen der Verweildauer entfällt, die Häuser werden – im Gegenteil – bestrebt sein, die Kosten je Fall zu senken. Aktionsparameter der Kliniken ist die Anzahl der Fälle, die jedoch nur in Maßen beeinflußbar ist (z.B. durch Mehrfacheinweisungen). Weitere negative Anreizwirkungen von Sonderentgelten und von Fallpauschalierung können von „Rosinenpickerverhalten" ausgehen. Rentable Fälle werden im eigenen Haus behandelt, unrentable abgeschoben. Da die Verweildauer bzw. die Leistungen je Fall tendenziell minimiert werden, ist durch begleitende qualitätssichernde Maßnahmen einer Absenkung des Leistungsniveaus unter das medizinisch Notwendige vorzubeugen.

4.2.2
Steuerung durch staatliche Planung und Mengenvorgaben

Preisliche Steuerung setzt Anreize, die Anpassung des einzelnen Akteurs an die Bedingungen bleibt fakultativ, allerdings nach Maßgabe seiner Einkommens- bzw. Erlössituation. Steuerung durch staatliche Planung und Mengenvorgaben läßt den Beteiligten keine Freiheitsgrade; sie müssen ihre Dispositionen den Vorgaben unterordnen. Weist preisliche Steuerung eine Affinität zu Marktprozessen auf, so lehnt sich Mengensteuerung, das Vorgehen und die Rolle des Staates betreffend, eher an ein planwirtschaftliches System, bzw. übertragen auf das Gesundheitswesen, den staatlichen Gesundheitsdienst, an. Die *Auswirkungen* einer Mengensteuerung allerdings können, was zu zeigen sein wird, durchaus im Sinne jener sein, die eine Implementierung marktwirtschaftlicher Elemente im Gesundheitswesen fordern.

Voraussetzung jeder Planung und Mengensteuerung, so auch in der Gesundheitsversorgung, ist ein *umfangreiches Berichtswesen*, das den Staat als Entscheidungsträger in die Lage versetzt, den Bedarf an Gesundheitsgütern und -leistungen zu ermitteln. Jedoch bleibt, auch wenn eine fundierte Gesundheitsberichterstattung unterstellt wird, stets ein normatives Element erhalten, wenn Bedarf hoheitlich festgelegt wird.

Die Unterteilung in angebotsseitige und nachfrageseitige Steuerung erfolgt danach, ob Input- (oder Faktoreinsatz)mengen festgelegt werden oder Leistungen, die die Konsumtion betreffen bzw. der Kreis der Berechtigen exogen bestimmt werden.

Instrumente nachfrageseitiger Mengensteuerung

Nachfrageseitige Mengenfestlegung existiert aus der Sicht der Gesetzlichen Krankenversicherung im Gesundheitswesen der Bundesrepublik in zwei Ausprägungen: Der Gesetzgeber legt die *Anzahl der Bedarfsträger bzw. deren Anteil* fest oder er definiert den *Leistungskatalog der Sozialversicherung*. Mengensteuernde Eingriffe auf der Nachfrageseite wurden bislang immer als wirksames Mittel zur Kostenbegrenzung eingesetzt.

Eine reine nachfrageseitige Mengensteuerung findet sich z. B. bei der strengen Beschränkung u. a. der Abgabe von Opiaten durch das Betäubungsmittelgesetz statt. Die Verschreibung von einigen Betäubungsmitteln kann dabei vom Gesetzgeber u. a. mengenmäßig beschränkt werden (§13 BtmG).

Leistungsausgrenzungen sind kein neues Steuerungsinstrument in der GKV, wenngleich sie aus Gründen der Kosteneinsparung in jüngster Zeit an Bedeutung gewinnen. Im Rahmen des GKV-Leistungskataloges handelt es sich dabei um nachfrageseitige Mengensteuerung. Ihre Wirkung gleicht jener einer *100%igen Selbstbeteiligung* und stellt aus der Sicht des Versicherten allerdings, wie oben ausgeführt, ein Instrument der Preissteuerung dar. Die *Negativliste* nach § 34 SGB definiert einige Indikationen, deren Behandlungskosten nicht von der Solidargemeinschaft übernommen werden, da sie als sog. Bagatellen gelten. Der Patient bedarf (so die Annahme) hier nicht des Arztes als Sachwalter seiner (gesundheitlichen) Interessen; er ist in der Lage, sich durch Selbstmedikation zu helfen. Wird Behandlung unterlassen und auf Selbstheilung gesetzt, so ist dies ebenso vertretbar. Deshalb kann, so der ordnungspolitische Hintergrund, dieser Teil des Krankheitsspektrums dem freien Markt überlassen werden. Politisch letztlich nicht durchsetzbar war eine Positivliste, mit der verordnungsfähige Medikamente definiert worden wären und der Markt für Arzneimittel folglich aufgeteilt wäre. Neben Gründen der Wirtschaftlichkeit spricht vor allem die *Schaffung von Markttransparenz* für den verordnenden Arzt angesichts der Vielzahl angebotener Medikamente für eine solche Maßnahme. Ebenso wie die Lockerung der Festbetragsregelung kann der Verzicht auf eine Positivliste aber als Begünstigung der forschungsintensiven Pharmaindustrie interpretiert werden. Damit wird wiederum der inhärente Zielkonflikt der Gesundheitspolitik deutlich, die Beitragslast einerseits zu senken bzw. zu stabilisieren und andererseits Arbeitsplätze, die durch das Gesundheitswesen alimentiert werden, zu erhalten.

Mit dem Beitragsentlastungsgesetz von 1997 wurden die *Leistungen* der GKV für *Brillengestelle*, für *Zahnersatz der Jahrgänge 1979 und jünger* sowie Maßnahmen zur *Gesundheitsförderung gestrichen*. Die politische Begründung für letzteres war überwiegend fiskalischer Art, waren doch die Zuwachsraten für Ausgaben zur Gesundheitsförderung überproportional. Die genannten Leistungseinschränkungen belegen den Trend, das Risiko für jenen Teil des Krankheitsspektrums zu privatisieren, der von geringerem Schweregrad, damit weniger dringlichem Bedarf und höherer Nachfrageelastizität gekennzeichnet ist.

Mit einer weitergehenden Aufteilung des Leistungsspektrums der Kassen in obligatorische Regel- und freiwillige Satzungsleistungen würde sich der Staat weiter aus seiner Definitionshoheit für den Bedarf an Gesundheitsleistungen zurückziehen. Bei freier Kassenwahl wird die Entscheidung über den Grad der Versicherungsdeckung, also die Menge und Art der Leistungen, die im Bedarfsfalle in Anspruch genommen werden können, teilweise den Versicherten überlassen (Sachverständigenrat für die Konzertierte Aktion im Gesundheitswesen 1994, 1995).

Als Instrument für nachfrageseitige Mengensteuerung ist auch der *Medizinische Dienst* der Krankenversicherung (MDK) anzusehen (analog für Rehabilitationsmaßnahmen der Rentenversicherung die sozialmedizinische Begutachtung). Ihm obliegt es u.a., gutachterlich Stellung zu nehmen über „Art und Umfang der Leistung", Einleitung der Rehabilitation etc. (SGB V § 275 Abs. 1).

Erwähnung verdient eine in der Sozialgesetzgebung bislang einmalige Quotierung eines leistungsberechtigten Personenkreises, wie sie sich im SGB XI § 43 Abs. 2 findet. Danach legt der Gesetzgeber fest, daß der Anteil von Härtefällen der Pflegeversicherung - also gewissermaßen eine vierte Pflegestufe - nicht mehr als 5 v.H. der Pflegebedürftigen der Stufe III betragen darf, ungeachtet des tatsächlichen Bedarfs.

Angebotsseitige Mengensteuerung

Staatliche Kapazitätenplanung ist ein Instrument zur Festlegung von Menge, Art und Standort von Einrichtungen der Gesundheitsversorgung oder der Bestimmung von Faktoreinsatzmengen. Verbindliche Planvorgaben regeln den Marktzutritt für Anbieter und können also über deren wirtschaftliche Existenz entscheiden. Aus diesem Grunde sind sie ein ordnungspolitisch empfindliches Instrument. Tatsächlich waren staatliche Planvorgaben schon einmal auf dem Prüfstand des Verfassungsgerichts, als sich im Jahre 1960 die Kassenärzte die Niederlassungsfreiheit erstritten. Die Kollisionsmöglichkeit zwischen Sozialstaatsgebot einerseits und individuellen Freiheitsrechten andererseits, wie sie im Gesundheitswesen z.B. als Therapiefreiheit, Niederlassungsfreiheit etc. anzutreffen sind, kann deshalb an dieser Stelle expliziert werden. Staatliche Angebotsplanung verfolgt sozialstaatliche Ziele, hier definiert als Sicherstellung einer bedarfsgerechten Versorgung der Bevölkerung. Reglementiert sie damit zugleich Marktzutrittschancen der Anbieter, so können sowohl Art. 12 (Berufsfreiheit) als auch Art. 14 (Eigentumsgarantie) des Grundgesetzes davon berührt werden.

War es noch in den 70er Jahren v.a. die Sicherstellung einer ausreichenden Versorgung und deren regionale Ausgewogenheit (also Vermeidung von *Unterversorgung*), die den Anlaß zu Planung gab, so ist heute deren Anliegen die Aussteuerung von kostentreibender *Überversorgung*. In der Bundesrepublik wird Angebotsplanung für Krankenhäuser und Vertragsärzte praktiziert und bis 1997 zudem für Großgeräte.

Krankenhausbedarfsplanung wird von den Ländern durchgeführt, wobei Einvernehmen mit Kassen und Krankenhausträgern herzustellen ist. Grundgedanke der Planung ist es, daß *Krankenhäuser zur Daseinsvorsorge*, die dem Staat obliegt, *zu rechnen sind* und er deshalb für die wirtschaftliche Sicherung der Krankenhäuser und die Gewährleistung einer bedarfsgerechten Versorgung der Bevölkerung zuständig ist. Hierin unterscheidet sich der Krankenhaussektor von der vertragsärztlichen Versorgung, deren Steuerung dem Subsidiaritätsprinzip gemäß an die Selbstverwaltung delegiert ist. Zentrale Bedarfsgröße der Krankenhauskapazitätenplanung ist die Bettenzahl, wobei nach Versorgungsstufe des Hospitals und Fachrichtung differenziert wird. Die wirtschaftliche Existenz hängt für die Krankenhäuser von der Aufnahme in den Landesbedarfsplan in zweierlei Hinsicht ab. Wenn sie in die Planung aufgenommen sind, trägt das Bundesland Erweiterungs- und Wiederbeschaffungsinvestitionen (mit einer Nutzungsdauer von über drei Jahren, vgl. §9 Abs. 1 KHG) und die Krankenkassen sind verpflichtet (Kontrahierungszwang, § 109 SGB V) die laufenden Kosten über Pflegesätze, Fallpauschalen und Sonderentgelte zu vergüten. Kritik an der Krankenhausplanung wird mit der damit verbundenen dualen Finanzierung begründet (vgl. dazu oben Abschn. 3.2.2.).

Die *kassenärztliche Bedarfsplanung* wird von den Kassenärztlichen Vereinigungen im Einvernehmen mit den Krankenkassen durchgeführt. Sie ist in erster Linie eine Regionalplanung. So war es auch die ungleiche räumliche Verteilung der Arztpraxen (hohe Arztdichte in Ballungsräumen, niedrige im ländlichen Raum), die den Anlaß zur Einführung der Bedarfsplanung gab. Aufgrund steigender Arztzahlen und des offenkundigen Zusammenhangs zwischen Leistungsvolumen und Arztzahl, wurde die Niederlassungsfreiheit mit dem GSG von 1992 stark eingeschränkt. Seitdem ist es möglich, Zulassungsbeschränkungen zu verfügen, wenn der bedarfsgerechte Versorgungsgrad um 10 v.H. überschritten wird (SGB V § 101). Zudem sieht das Gesetz ab 1999 vor, die Zulassung generell von Verhältniszahlen des Bedarfsplanes abhängig zu machen. Mit diesem Instrumentarium soll auch das Verhältnis von Hausärzten und Fachärzten geregelt werden. Das Freiheitsrecht der unbeschränkten Niederlassung wird laut Gesetzesbegründung zwar eingeschränkt, jedoch beruhe die Verfassungsgerichtsentscheidung von 1960 auf Annahmen zur Ärztedichte, die in den 90er Jahren nicht mehr gelten. Die Selbstverwaltung, der die ambulante Versorgung unterliegt, ist hier an das Gesetz gebunden. Formal vollziehen Selbstverwaltungsgremien die Planung, Entscheidungsspielräume bestehen aber nicht. Das gesundheitspolitische Postulat einer „Stärkung der Selbstverwaltung" bedarf, das sollte an dieser Stelle deutlich werden, stets der kritischen Hinterfragung, ob im Sinne des Subsidiaritätsprinzips tatsächlich Entscheidungsbefugnis, die ja stets der Ermessensspielräume bedarf, nach unten delegiert wird.

Großgeräteplanung setzt eine Planungsebene tiefer als die bisher genannten Planungen an, bei den Faktoreinsatzmengen. Gemäß § 122 SGB V wurde sie vom Bundesgesundheitsminister durch Vorgaben zu planungsrelevanten Geräten und Anhaltszahlen zur Versorgung geregelt und von der Selbstverwaltung durchgeführt. Ziel der Planung war es, die gemeinsame Nutzung der Geräte durch niedergelassene Ärzte und Krankenhäuser sicherzustellen und eine gleichmäßige räumliche Verteilung der Geräte zu erreichen. Als Sanktionsmaßnahme sah das Gesetz vor, daß ärztliche Leistungen, die auf nicht abgestimmten Großgeräten erbracht werden, nicht abrechnungsfähig sein sollten. Aufgrund zahlreicher erfolgreicher gerichtlicher Klagen gegen diese Regelung wurde die Großgeräteplanung mit Inkrafttreten des 2. NOG allerdings aufgegeben.

4.2.3 Budgetierung

Budgets legen die Ausgabensumme eines Versorgungssektors insgesamt, seiner Teilbereiche oder einzelner Anbieter fest. Die Variablen Preis bzw. Menge in der oben definierter Ausgaben- bzw. Einnahmengleichung sind sogenannte Residualgrößen. Übersteigen die bisherigen Ausgaben die Budgetsumme, so muß dies zwangsläufig zu sinkenden Mengen und/oder sinkenden Preisen führen.

Budgetierung als Instrument zur Beitragssatzstabilität

Seit Ende der 70er Jahre gilt das Hauptaugenmerk der Gesundheitspolitik der Stabilität des Beitragssatzes. Das Motto von der einnahmenorientierten Ausgabenpolitik wurde gefunden, als der Anteil der Gesundheitsausgaben am Bruttosozialprodukt stieg. Steigender Beitragslast soll durch „Kostendämpfung" gegengesteuert werden. Mit dem GRG wurde der Grundsatz der Beitragssatzstabilität in das SGB V (§71) aufgenommen; mit dem GSG von 1992 wurde diesem Anliegen nochmals Nachdruck verliehen. In den letzten Jahren verengte sich die Diskussion – verschärft durch die Beschäftigungskrise – weitgehend auf den von den Arbeitgebern zu tragenden Beitragsteil.

Als wirksames Mittel zur Kostenkontrolle und vorherrschendes Steuerungsinstrument der vergangenen Jahre erwies sich die Deckelung der Leistungsausgaben. Soll der Beitragssatz festgeschrieben werden, muß das *Gesamtbudget der GKV bzw. die Budgets der einzelnen Versorgungssektoren mit der gleichen Rate wie die beitragspflichtigen Einkommen wachsen.* Zur Konstanthaltung des Anteils der GKV-Ausgaben am Bruttosozialprodukt führt dies nur dann, wenn sich Beitragseinnahmen und Bruttosozialprodukt gleichlaufend entwickeln.

Die GKV hat lt. § 70 SGB V auch den Grundsätzen von Qualität und Humanität zu folgen, in der Form, daß den Versicherten eine „bedarfsgerechte und gleichmäßige Versorgung nach dem allgemein anerkannten Stand der medizinischen Erkenntnisse" zu gewähren ist (Gewährleistungsprinzip). Beide Prinzipien, Beitragssatzstabilität und bedarfsgerechte Versorgung, ließen sich nur dann gleichzeitig verwirklichen, wenn sich der adäquate Bedarf der Bevölkerung im Gleichklang mit den Beitragseinnahmen entwickelt. Darin wird das arbiträre Element einer einnahmenorientierten Budgetierung deutlich: Eine Übereinstimmung beider Entwicklungen wäre Zufall. Beitragseinnahmen variieren mit dem Konjunkturverlauf und der Entwicklung auf dem Arbeitsmarkt; sie hängen von der Verhandlungsposition der Tarifpartner ab. Ferner unterliegen sie politischen Eingriffen, wie z. B. dem Verschieben von Leistungen der Sozialversicherungsträger (sog. „Verschiebebahnhöfe"). Als weiterer Einwand gegen eine Deckelung der Ausgaben wird geltend gemacht, Gesundheitsgüter seien, wie zahlreiche andere Dienstleistungen, superiore Güter (Paffrath 1976). Ihren Anteil am BSP „künstlich" zu drücken oder konstant zu halten, widerspräche der Entwicklung, die reife Volkswirtschaften nähmen.

Budgetvorgaben, die sich nur an fiskalischen Größen wie dem Beitragssatz ausrichten und das Leistungsgeschehen unberücksichtigt lassen, werden als *starre oder fixe Budgets* bezeichnet. *Flexible Budgets* berücksichtigen als Orientierungsgrößen die zu erwartende Inanspruchnahme. Dies kann z. B. in der Form geschehen, die vorausgeschätzte Bevölkerungszahl dem Budget zugrundezulegen, die weit eher als die Beitragsentwicklung geeignet ist, den tatsächlichen Bedarf anzunähern. Am ehesten käme ein an der zu erwartenden Morbiditätsentwicklung ausgerichtetes Budget dem Ziel der Versorgungsgerechtigkeit nahe.

Sektorale Budgetierung

In der Bundesrepublik wurden mit dem GSG von 1992 die einzelnen Sektoren der Gesundheitsversorgung für den Zeitraum von 1993 bis 1995 budgetiert. Das Bundesministerium für Gesundheit ermittelte in diesen Jahren die zu erwartenden Anstiege in den beitragspflichtigen Einkommen der Versicherten und teilte sie den Spitzenverbänden der Kassen, Ärzte, Zahnärzte und Krankenhäuser mit, die keine darüber hinausgehenden Vergütungszuwächse vereinbaren durften. Darüber hinaus sah das GSG für Arznei- und Heilmittel ein (zeitlich nicht befristetes) Budget vor, das allerdings nicht an die Einnahmenentwicklung gekoppelt ist, sondern im Sinne einer flexiblen Budgetierung an die Versichertenzahl und -struktur (sowie weiterer Variablen; vgl. § 84 SGB V) angepaßt wird (vgl. dazu Abschnitt über gekoppelte sektorale Budgetierung).

In der *Folgewirkung für den Beitragssatz kommt die sektorale Budgetierung einer globalen gleich.* Allerdings bewirkt das Herabbrechen des Gesamtbudgets auf die Deckelung der einzelnen Sektoren eine Festschreibung der zum Zeitpunkt der Budgetierung vorhanden Anteile der Sektoren an den Gesamtausgaben der GKV. Sektorbudgets behindern also Angebotsformen, die Schnittstellen zwischen den Versorgungssektoren überwinden könnten und zementieren die bestehenden Strukturen. Außerdem können sie zu unerwünschten Ausweichreaktionen führen, z.B. zur budgetschonenden Abschiebung von Fällen in eine höhere oder tiefere Versorgungsstufe.

Budgetierung findet sich auch in der Gesetzlichen Pflegeversicherung und in der Rentenversicherung für die von ihr finanzierten Rehabilitationsmaßnahmen. Das SGB XI, das die Rechtsgrundlage der *Pflegeversicherung* darstellt, ist das erste Sozialgesetzbuch, das bereits bei seiner Einführung eine Verpflichtung auf die Beitragssatzstabilität vorsah. Die entsprechende Vorschrift ist deutlich formuliert: „Vereinbarungen über die Höhe von Vergütungen, die dem Grundsatz der Beitragssatzstabilisierung widersprechen, sind unwirksam" (SGB XI, § 70 Abs. 2). Demgegenüber ist die Formulierung für die *Rehabilitationsmaßnahmen der Rentenversicherung* eher „weich"; die Ausgaben für Rehabilitation sollen sich an der Bruttolohn und Gehaltssumme orientieren, Veränderungen der Versichertenzahlen sind im Sinne einer flexiblen Budgetierung, zu berücksichtigen (§ 220 SGB VI).

Rolle der Konzertierten Aktion im Gesundheitswesen

Die Globalsteuerung im Gesundheitswesen, deren Zielgröße der Beitragssatz ist, weist *Parallelen zur wirtschaftspolitischen Globalsteuerung* des Stabilitäts- und Wachstumsgesetzes von 1967 auf. Hier wie dort sollen gesamtwirtschaftliche Größen gesteuert werden. Ebenso wurden die Institutionen der Konzertierten Aktion und des Sachverständigenrat es an die Konzeption der Wirtschaftspolitik Schillers angelehnt. Die Einrichtung der Konzertierten Aktion im Gesundheitswesen (KAiG) wurde bereits 1977 mit dem KVKG beschlossen, wobei der Beginn der Deckelungspolitik (also erste Ansätze zur Globalsteuerung) und der Tätigkeit der KAiG sicher nicht zufällig sind.

Aufgabe der KAiG ist es, (vgl. § 141 SGB V) medizinische und wirtschaftliche Orientierungsdaten zu erstellen, sowie Vorschläge zur Erhöhung der Leistungsfähigkeit und Wirtschaftlichkeit im Gesundheitswesen zu entwickeln. Auf dieser Basis werden Empfehlungen zu einzelnen Versorgungsbereichen – auch deren Vergütung betreffend – abgegeben. Die KAiG ist gesetzlich auf den Grundsatz der Beitragssatzstabilität verpflichtet: Nur in diesem Rahmen sollen die Empfehlungen erfolgen. Alle Interessengruppen und deren Verbände sind in der KAiG vertreten. Eine Auflistung findet sich in § 141 Abs. 3 SGB V.

Zweck der Institution ist es, den konfligierenden Interessen der Akteure ein Forum zu bieten, in dem Konsensfindung möglich werden soll. Im Grunde erschöpft sich in dieser Zusammenführung aller Beteiligten und dem damit erzwungenen Dialog die Steuerungsfunktion der KAiG. Um weitergehendes Steuerungspotential zu entfalten, mangelt es zum einen an der Verbindlichkeit der Empfehlungen. Zum anderen bleibt der KAiG bei einer politisch vorgegeben Orientierung am stabilen Beitragssatz kein eigener Ermessensspielraum. Allerdings mag es zur *Entschärfung der Verteilungskonflikte* im Gesundheitswesen beitragen, wenn die Stabilitätskriterien im Rahmen der KAiG im Zusammenwirken der Verbände ausgesprochen und bekräftigt werden und nicht lediglich „von oben" vorgegeben werden.

Der KAiG ist seit 1985 – analog zu Schillers Globalsteuerung – ein Sachverständigenrat zur Seite gestellt, der sie bei der Erfüllung ihrer Aufgaben mit jährlichen Gutachten unterstützt (§142 SGB V).

Gekoppelte sektorale Budgets in der ambulanten Versorgung und ihre Konsequenzen

Die Auswirkungen der sektoralen Budgetierung waren in den beiden großen Versorgungsbereichen, dem ambulanten und stationären Sektor, unterschiedlich. Im Krankenhausbereich wurde das Sektorbudget auf die einzelnen Einrichtungen individuell heruntergerechnet; für die ambulante Versorgung galt das Sektoralbudget *ohne arztindividuelle Zuschlüsselung.*

Die globale Steuerung des ambulanten Sektors ist vor dem Hintergrund zweier gekoppelter Budgets zu sehen. Die *Gesamtvergütungen* der Vertrags(zahn)ärzte durften nur um den Prozentsatz der beitragspflichtigen Einkommen der Versicherten steigen. Zusätzlich galt das *Arznei- und Heilmittelbudget*; überstiegen die Ausgaben für Arznei- und Heilmittel das vorgegebene Budget und konnte die KV den übersteigenden Betrag nicht ausgleichen, so war die Gesamtvergütung um den Fehlbetrag des Arznei- und Heilmittelbudgets zu reduzieren. Die abhängige Variable dieser Regelung ist der Punktwert der ärztlichen Einzelleistung. Er gerät von zwei Seiten unter Druck:

Er sinkt (bei sonst konstanten Bedingungen), wenn das Volumen aller von niedergelassenen Ärzten erbrachten Einzelleistungen steigt; er sinkt (wiederum unter sonst konstanten Bedingungen), wenn die Summe aller Verordnungen über den vom Budget vorgegeben Rahmen steigt.

Der einzelne Arzt ist in diesem System nicht mit einem individuellen Budget konfrontiert. Verhält er sich dem Willen des Gesetzgebers konform, verordnet sparsam und weitet seine eigenen Leistungen nicht aus, so muß er damit rechnen, daß Kollegen anders verfahren und Leistungsmengen erhöhen, er selbst aber gleichwohl via sinkendem Punktwert mitbestraft wird. Umgekehrt kann ein überdurchschnittlich verordnender Arzt davon ausgehen, daß die Sanktion für sein Vorgehen ihn selbst nur marginal trifft, da sie auf alle seine Kollegen verteilt wird. Rationales Verhalten, abgestimmt mit anderen, ist in diesem Szenario für den einzelnen Arzt schwer.

Das Budgetierungssystem führte denn auch – verbunden mit der unkontrollierten Mengenausweitung nach der EBM-Reform – zu einem Verfall der Punktwerte. Der „eingebauten" Automatik des Systems zufolge lag die Steigerungsrate der Ausgaben für ärztliche Leistungen im Budgetierungszeitraum im Rahmen der Grundlohnentwicklung. Für die Kassenärztliche Bundesvereinigung war der Punktwertrückgang Anlaß zu einer neuerlichen Umstellung des Vergütungssystems auf praxisindividuelle Budgets.

Nach dem 2. NOG traten arztindividuelle Richtwerte an die Stelle des Arzneimittelbudgets. Für jede Arztgruppe wird der durchschnittliche Bedarf an Arznei- und Heilmitteln pro Krankheitsfall errechnet und dem Arzt als Verordnungsobergrenze gesetzt. Beides – Praxisbudgets und arztgruppenbezogenen Richtwerte – können als Ansätze dafür interpretiert werden, aus dem oben genannten Dilemma des einzelnen Arztes herauszufinden. Ob sie dem Ziel des Gesetzgebers, stabilen Beitragssätzen, gerecht werden, ist allerdings ungewiß.

Individuelle Budgets im Krankenhaussektor
Die Krankenhäuser in der Bundesrepublik unterliegen seit dem Krankenhaus-Neuordnungs-Gesetz von 1984 der Budgetierung. Von 1985 bis 1993 wurden prospektive, *flexible Budgets* zur Krankenhaus-Finanzierung eingesetzt. Damit wurde vom reinen Kostenerstattungverfahren mit seinen negativen Anreizwirkungen auf wirtschaftliche Leistungserbringung abgewichen. Die Höhe der Budgets war im voraus (prospektiv) abzuschätzen. Dies geschah auf der Grundlage der erwarteten Patiententage (Mengenkomponente) und dem Pflegesatz pro Tag (Preiskomponente), der aus den geschätzten Selbstkosten abzuleiten war. Erwirtschaftete das Krankenhaus mit den vereinbarten Pflegesätzen im Rahmen des Budgets Überschüsse, so verblieben sie zum Teil bei ihm; das gleiche gilt für Verluste. Das System war so ausgestaltet, daß dem Krankenhaus auf jeden Fall die Fixkosten (also die Kosten der Vorhaltung des Angebots) erstattet wurden. Mindererlöse wurden bis zur Grenze der Fixkosten (75%) ausgeglichen, Mehrerlöse entsprechend zu 75% abgeschöpft. Falls die tatsächlichen Ausgaben der Klinik aufgrund einer falsch eingeschätzten Mengenkomponente vom Budget abwichen, wurden sie in Höhe des variablen Kostenanteils ausgeglichen. Durch diese flexible Budgetierung verblieb das Mengenrisiko insoweit bei den Kostenträgern.

Das skizzierte Finanzierungssystem bietet Anreize zur Ausnutzung von Wirtschaftlichkeitsreserven. Dennoch blieb der Kostendämpfungseffekt mäßig, u. a. deshalb, weil das Entgeltsystem nicht in der Lage war, die *Verweildauer als Aktionsparameter* der Kliniken gänzlich *auszuschalten*. Nach wie vor bot sich der Anreiz, die Mengen durch Verweildauererhöhung expandieren zu lassen. Zudem bewirkte das Preisfindungsverfahren ein Auseinanderdriften von einzelwirtschaftlichem Kalkül des Krankenhauses und gesamtwirtschaftlichen Zielen. Gegenstand der Verhandlungen sind die Preise (Pflegesätze). Erwirtschaftete das Krankenhaus im laufenden Budgetjahr bei gegebenen Preisen Überschüsse, weil es – gesamtwirtschaftlich erwünscht – Rationalisierungspotential nutzte, so signalisierte es dem Verhandlungspartner Preissenkungsspielräume und verschlechterte folglich seine Position für die nächste Verhandlungsrunde.

Mit dem GSG wurde erstmals der *Krankenhaussektor in größerem Maßstab in die Kostendämpfungspolitik* einbezogen. Danach soll das Vergütungsverfahren mittelfristig auf Fallpauschalen als marktwirtschaftliche (preissteuernde) Elemente umgestellt werden. Zum anderen wurde als ausgabenbegrenzende Sofortmaßnahme für den Zeitraum von 1993–1995 das Budgetwachstum verbindlich an die Beitragsentwicklung gekoppelt (fixes Budget). Dem einzelnen Krankenhaus war es nun nicht mehr möglich, Budgetanpassungen vorzunehmen, wenn die tatsächlichen Pflegetage die erwarteten überschritten. Mehrerlöse, die entstanden, weil mehr oder schwerere Fälle zu behandeln waren, mußten im Sinne der fixen Budgetierung voll an die Krankenkassen abgeführt werden. Mindererlöse wurden zur Deckung der fixen Kosten zu 75% ausgeglichen. „Bestraft“ wurden damit also Kliniken, die die geplante Fallzahl nach Menge und/oder Erkrankungsschwere überschritten. Verweildauersenkung wurde somit zu einer strategischen Größe für die Kliniken (unterstützt zusätzlich durch die verweildauersenkenden Effekte der Fallpauschalen). Dadurch war es möglich, das Budget zu schonen. Das Mengenrisiko verblieb beim einzelnen Krankenhaus.

Die gesetzliche Regelung brachte trotz dieser rigiden Vorschriften nicht den beabsichtigten Erfolg auf der Ausgabenseite. Die Ausgaben für stationäre Versorgung stiegen weit überproportional zum Beitragsaufkommen an. Der Grund dafür waren die zahlreichen gesetzlichen Ausnahmetatbestände, die dem Krankenhaussektor trotz fixer Budgets Ausgabenzuwächse ermöglichten. Zu nennen ist insbesondere die (mit dem 2. NOG wieder aufgehobene) Pflegepersonal-Regelung, die zu einer – beabsichtigten (Stichwort: Pflegenotstand) – Erhöhung des Personals in den Kliniken führte.

Aufgrund der Mißerfolge der Ausgabenbegrenzung wurden im Jahr 1996 zwei weitere „Notbremsungen" für den stationären Sektor vorgenommen. Erstens wurde der Erlöszuwachs für jedes Krankenhaus auf den Anstieg der Gehälter nach dem Bundes-Angestelltentarifvertrag begrenzt. Krankenhäuser, die bereits vor 1996 freiwillig den Einstieg in die Fallpauschalen- und Sonderentgeltvergütung begonnen hatten, konnten Mehrerlöse im Budgetbereich mit Mindererlösen im Fallpauschalenbereich verrechnen; diese Möglichkeit entfiel 1996. Zweitens wurden die Kliniken verpflichtet bis 1999 die Budgets, ebenso die Fallpauschalen und Sonderentgelte jährlich linear um 1% zu kürzen. Begründet wurde diese Regelung damit, daß durch die Einführung der gesetzlichen Pflegeversicherung (v.a. der stationären Pflege) die Fehlbelegung in den Kliniken abgebaut werde – kritisch ist allerdings anzumerken, daß die Fehlbelegungen vermutlich recht ungleich auf die Krankenhäuser verteilt waren, schematische Kürzungsregelungen insoweit unzulänglich sind.

Das 2. NOG sah eine *Rückkehr zur flexiblen Budgetierung* vor. Der stationäre Sektor bleibt auf die Beitragssatzstabilität verpflichtet; strikt an die Grundlohnentwicklung gebunden wird aber nur derjenige Teil des Budgets, der nichtmedizinische Leistungen (Personalkosten etc.) abdeckt. Medizinisch begründete Mehrkosten – z. B. durch mehr Fälle, Kapazitätenausweitung, neue Angebote – können die Kliniken in die Budgetverhandlung mit einbringen. Die Finanzierung einer Mengenexpansion wird damit an die Beitragszahler zurückgegeben.

Die Kliniken können nunmehr Mehrerlöse zum Teil wieder einbehalten. Allerdings wurden die Sätze im Vergleich zur flexiblen Budgetierung vor 1993 abgesenkt. Erwirtschaftet ein Krankenhaus 5% mehr als das vereinbarte Budget, so verbleiben davon 15% bei ihm. Übersteigen die Mehrerlöse 5%, so behält das Krankenhaus vom Überschuß nur 10%. (Im Fallpauschalen- und Sonderentgeltbereich behält die Klinik 25% des Mehrerlöses ein.) Sind – umgekehrt – die tatsächlichen Einnahmen des Krankenhauses geringer als das Budget (Mindererlös), so wird der Ausgleich zur Deckung der Fixkosten von bisher 75% auf 50% abgesenkt.

Praxisbudgets – neue Wege in der Vertragsarztvergütung

Im Gefolge der Reform des EBM kam es zu einer medizinisch nicht begründbaren, mithin ökonomisch veranlaßten, Expansion der höherdotierten Gesprächsleistungen bei niedergelassenen Ärzten und u. a. dadurch zu einem Verfall der Punktwerte. Dies war auch für die Kassenärztliche Bundesvereinigung Anlaß, neue Wege in der Vergütungspolitik zu gehen. 1997 wurden für die Vertragsärzte sog. Praxisbudgets eingeführt. Der einzelne Vertragsarzt erhält je Quartal eine *arztgruppenbezogene Vergütungssumme*, die aus dem Produkt seiner bisherigen *Fallzahl* und dem *arztgruppenspezifischem durchschnittlichem Fallwert* gebildet wird. Die Höhe künftiger Budgets wird an die Anzahl der abgerechneten Fälle angepaßt. Im Interesse künftiger Budgeterhöhungen wird der Arzt folglich bestrebt sein, seine Fallzahl zu erhöhen. Die Neuregelung sieht dafür eine gewisse Gegensteuerung vor: Praxen mit überdurchschnittlicher Fallzahl müssen eine Abstaffelung des Fallpunktwerts (um 10 bis 20%) hinnehmen.

Einige Arztgruppen und Leistungen wurden von den Praxisbudgets ausgenommen. So gibt es Ärzte, die ausschließlich von Überweisungen abhängig sind und folglich ihren Leistungsumfang nicht selbst bestimmen können (z. B. Radiologen, Laborärzte). Ferner wurden Leistungen nicht in die Praxisbudgets einbezogen, die eine hohe Spezialisierung voraussetzen und sich also nicht gleichmäßig über die Ärzte einer Fachrichtung verteilen, z. B. ambulante Operationen.

Die eigentliche Mengenbegrenzung dieser Vergütungskonstruktion liegt in deren kontraktivem Effekt auf das Leistungsvolumen je Fall. Dies gilt allerdings nur für Leistungen des Arztes selbst, nicht aber für veranlaßte Leistungen. Nach wie vor bleibt es dem Arzt möglich, seine Arbeitszeit durch Verordnung von Arzneimitteln zu substituieren. Da die neue Vergütungsregelung zusätzliche persönliche Arztleistungen nicht „belohnt", erhöht sich der Anreiz zur Verordnung für den Arzt.

5
Ökonomische Evaluation von Maßnahmen im Gesundheitswesen

Wie oben in Abschn. 2.3 gesehen, sind Gesundheitsgüter und das Gesundheitssystem durch eine Reihe von Besonderheiten gekennzeichnet. Diese haben dazu geführt, daß Gesundheitsgüter und -dienste überwiegend nicht im direkten Austausch von Leistung durch den Leistungserbringer und Zahlung des entsprechenden Preises durch den direkten Nachfrager bzw. Konsumenten erbracht werden. Auf „normalen" Märkten treffen Nachfrager bei der Entscheidung über die zu erwerbenden Mengen und Qualitäten von Gütern und Diensten implizit eine Kosten-Nutzen-Abwägung: Es kommt nur insoweit zur Nachfrage, wie die Kosten von den Nutzen überwogen werden – selbst Güter und Dienste, die einen erheblichen Nutzen haben, werden von einem Individuum nicht nachgefragt, wenn die Kosten im Vergleich zum Nutzen als zu hoch eingeschätzt werden. Bei Gesundheitsgütern dürfte zunächst vielfach zweifelhaft sein, ob der Patient eine solche Kosten-Nutzen-Abwägung überhaupt treffen könnte. Darüber hinaus aber hat er im Regelfall überhaupt keine Veranlassung, sich über die Kosten-Nutzen-Relation Gedanken zu machen, da für ihn zum Zeitpunkt der Inanspruchnahme von Gesundheitsleistungen aufgrund des Krankenversicherungsschutzes monetäre Kosten weitgehend entfallen – er muß „nur" die nicht-geldlichen Kosten (Zeit, Angst vor der Behandlung) auf sich nehmen, jedoch (von Zuzahlungen abgesehen) dem Preis der medizinischen Leistungen im allgemeinen keine Beachtung schenken.

Auch aus Sicht des behandelnden Arztes ist aufgrund seiner ärztlichen Ethik und wegen des Krankenversicherungsschutzes zunächst einmal ausschließlich der Nutzen, nicht jedoch die Kostenseite medizinischer Maßnahmen von Belang: Sofern er nicht aufgrund rechtlicher oder vertraglicher Regelungen zumindest indirekt eine Kostenverantwortung trägt, wird er jede Maßnahme befürworten, die einen (sei es auch noch so geringen) positiven Nutzen aufweist. Von allen Maßnahmen mit positiven Nutzen wird er ungeachtet der Kosten diejenigen bevorzugen, die den größten Nutzen aufweisen. Hierin wird vielfach die Ursache dafür gesehen, daß der medizinische Fortschritt sich rasch, in tendenziell ausgabenerhöhender Weise und auch dort, wo nur geringfügige Nutzenzuwächse zu vergleichsweise hohen Kostenzuwächsen erzielbar waren, ausbreiten konnte (Weisbrod 1991).

Andererseits ist die Bereitschaft der Gesellschaft, im Rahmen der sozialen Sicherungssysteme Ressourcen für die gesundheitliche Versorgung zur Verfügung zu stellen (wie die Erfahrung der vergangenen 20 Jahre Kostendämpfungspolitik gezeigt hat) begrenzt. Zudem ist davon auszugehen, daß alleine schon aufgrund der demographischen Entwicklung in Verbindung mit der Weiterentwicklung in Medizin und Medizintechnik die Schere zwischen Einnahmen und Ausgaben der Krankenkassen tendenziell weiter auseinanderzuklaffen droht. Daher besteht nicht nur aus ökonomischer, sondern auch aus ethischer Perspektive die Aufgabe, die im Gesundheitswesen verbrauchten Ressourcen möglichst so einzusetzen, daß ein möglichst hoher „Ertrag" aus den eingesetzten finanziellen Ressourcen erzielt wird.

Da der Patient die Kosten-Nutzen-Abwägung nicht vornimmt (und wohl auch weitgehend nicht vornehmen kann), ist in den vergangenen 20 Jahren in vielen Ländern das Interesse daran gewachsen, bei der Bestimmung des Leistungskataloges der Gesundheitssysteme die Kosten-Ertrags-Relationen medizinischer Maßnahmen zu berücksichtigen. Auch gibt es in der Gesundheitspolitik zunehmend Befürworter dafür, den Ärzten durch „Standards" und „Leitlinien" Empfehlungen zu einer medizinisch effektiven und wirtschaftlich kostengünstigen Behandlungsweise an die Hand zu geben. Neben die Untersuchung der Wirksamkeit medizinischer Maßnahmen ist daher zunehmend auch die bewertende Untersuchung (Evaluation) von Kostenaspekten und der Kosten-Ertrags-Relation getreten. Auch die Untersuchung der Kosten-Ertrags-Relationen präventiver und rehabilitativer Maßnahmen hat verstärkt Interesse gefunden.

Grundsätzlich geht es bei ökonomischen Evaluationen darum, verschiedene präventive, diagnostische, therapeutische oder rehabilitative Alternativen miteinander zu vergleichen. Hierbei werden – je nach der Fragestellung, die es zu untersuchen gilt – unterschiedliche Formen der ökonomischen Evaluation gesundheitsbezogener Maßnahmen unterschieden (etwa: Brooks 1991).

- *Kosten-Kosten-Analyse*: Diese Form der ökonomischen Evaluation, die im englischen Sprachraum zumeist als *„cost-cost-analysis"* bezeichnet wird, kann dann eingesetzt werden, wenn für zwei oder mehr zu vergleichende Maßnahmen (z. B. zwei unterschiedliche Präventionsstrategien oder ein Arzneimittel im Vergleich zu einer nicht-medikamentösen Behandlung) bekannt ist, daß sie ein identisches Ergebnis (z. B. gleiche Zahl verhinderter Todesfälle je 10.000 Einwohner oder Patienten) liefern. In diesem Fall kann sich der Vergleich der Maßnahmen nämlich (da die Ergebnisse ja annahmegemäß identisch sind) auf einen Vergleich der Kosten beschränken: Die Maßnahme mit den geringsten Kosten schneidet am günstigsten ab und ist daher aus ökonomischer Sicht vorzuziehen (weswegen für die Kosten-Kosten-Analyse teilweise auch der Begriff *„Kosten-Minimierungs-Analyse"*, im englischen „cost-minimization-analysis", verwendet wird).

  Bei der Messung der Kosten sind einige konzeptionelle Fragen zu lösen (Dranove 1995; Weinstein 1995): Prinzipiell ist zu entscheiden, ob nur medizinische Kosten oder auch nicht-medizinische Kosten (z. B. Patientenzeit, Transportkosten zur Behandlung) zu berücksichtigen sind. Auch ist zu entscheiden, ob neben direkten Kosten auch indirekte Kosten (etwa: Verlust an Einkommen) berücksichtigt werden sollen. Ein weiteres Problem stellt die Frage der monetären Bewertung dieser Kosten dar. Welche Kosten berücksichtigt werden, hängt auch von der in der Untersuchung eingenommenen Perspektive ab: Nicht alles, was aus gesamtgesellschaftlicher Sicht Kosten sind, stellt etwa Kosten aus Sicht einer Krankenkasse dar (und umgekehrt). Auch die Frage der Abdiskontierung künftiger Kosten ist zu lösen (etwa: Sheldon 1992; Viscusi 1995).

Vielfach trifft die grundlegende Voraussetzung für eine Kosten-Kosten-Analyse, daß nämlich die Ergebnisse (auch *„outcomes“* genannt) der zu vergleichenden alternativen Maßnahmen identisch sind, allerdings nicht zu. So kann eine Präventionsstrategie eine stärkere Wirkung als eine andere haben oder die Überlebensraten bei einer Bestrahlung unterscheiden sich von denen bei einem operativen Eingriff. In diesen Fällen reicht das Messen nur der Kosten nicht mehr aus. Vielmehr müssen die Kosten *und* die Erträge gemessen und einander gegenüberstellt werden. Darin, wie die Erträge gemessen und der Vergleich gebildet wird, unterscheiden sich unterschiedliche Formen der ökonomischen Evaluation.

- *Kosten-Effektivitäts-Analysen:* Bei dieser Form der ökonomischen Evaluation (im englischen als *cost-effectivness-analysis* bezeichnet) wird das Ergebnis jeder der gesundheitsbezogenen Maßnahme in „natürlichen Einheiten“, z. B. in verringerten Todesfällen, erfolgreich behandelten Fällen, gesenktem Blutdruck etc. gemessen. Sodann wird die Relation zwischen den Kosten und dem Ergebnis jeder der Maßnahmen gebildet. Mit dem Wissen um diese Relationen kann die Gesundheitspolitik dann Entscheidungen über die Verwendung der knappen Ressourcen treffen.
  Ein Beispiel: Der Ertrag von zwei Präventionsstrategien A und B soll durch die mit ihnen verringerbaren Schlaganfallhäufigkeiten einer bestimmten Population gemessen werden. Der Ertrag betrage 3 (Strategie A) bzw. 4 (Strategie B) verringerbare Schlaganfälle je 10.000 Personen, jeweils im Vergleich zur Situation, in der keine dieser beiden Strategien eingesetzt wird. Strategie B ist also die „wirksamere“ Strategie. Zugleich entstünden nun bei Strategie A Kosten von 60.000 DM, bei Strategie B hingegen Kosten von 120.000 DM, wiederum jeweils im Vergleich zur Situation ohne jede dieser beiden Präventionsstrategien. In Bezug auf die Kosten-Effektivitäts-Relation gilt jedoch, daß bei Strategie A jeder verhinderte Schlaganfall je 10.000 Einwohner 20.000 DM kostet, bei Strategie B hingegen (ebenfalls im Vergleich zu „keiner“ Behandlung) 30.000 DM. Beim Übergang von Strategie A zu Strategie B muß die Gesellschaft für einen zusätzlich verhinderten Schlaganfall je 10.000 Einwohner 60.000 DM einsetzen. Ob der Gesellschaft dies Wert ist, muß sie (nach den Vorstellungen der Befürworter einer Orientierung der Ressourcenallokation im Gesundheitswesen an Kosten-Effektivitäts-Kriterien) bei der Ausgestaltung des Leistungskataloges der sozialstaatlich finanzierten Gesundheitsprogramme entscheiden.
- *Kosten-Nutzwert-Analysen:* Im Gegensatz zu den Kosten-Effektivitäts-Analysen wird bei Kosten-Nutzwert-Analysen (im englischen zumeist *„cost-utility-analysis“* genannt) das Ergebnis in Form des „Nutzwertes“ für die Bevölkerung gemessen. Hierbei geht man gegenwärtig überwiegend davon aus, daß der Nutzwert einer gesundheitsbezogenen Maßnahme einerseits in der Zahl der durch die Maßnahme gewonnenen Lebensjahre, andererseits in der Lebensqualität, in der diese Jahre verbracht werden, besteht. Lebensverlängernde Wirkung und Lebensqualität werden zu sogenannten *„qualitätsadjustierten Lebensjahren“* (im englischen: *„quality adjusted life years“*, abgekürzt: *QALYs*) zusammengefaßt.

Erforderlich ist also, daß für jede Maßnahme ermittelt wird, welche lebensverlängernden Wirkungen von ihr ausgehen, und wie die Lebensqualität der unterschiedlichen Gesundheitszustände (z. B. nach einer Operation oder während einer medikamentösen Therapie, sowie ohne medizinische Maßnahme) von den Betroffenen bewertet wird. Zur Ermittlung der Bewertung der Gesundheitszustände in Bezug auf ihre Lebensqualität werden Befragungen der Bevölkerung eingesetzt. Hierzu sind verschiedene Techniken entwickelt worden, die zum Teil zu recht verschiedenen Ergebnissen führen – ein Konsens darüber, welche Techniken eingesetzt werden sollten, ist gegenwärtig noch nicht in Sicht.
Ist für die unterschiedlichen Maßnahmen bekannt, wie hoch ihr „Nutzwert" (gemessen etwa in *QALYs*) ist, wie hoch andererseits ihre Kosten sind, können die Relationen aus Kosten und Nutzwert wieder einander gegenübergestellt werden: Je mehr „Nutzwert" für einen bestimmten Geldbetrag erzielbar ist, um so günstiger ist die jeweilige Maßnahme im Vergleich zu anderen Maßnahmen zu bewerten - (Johannesson u. Weinstein 1993). Insoweit über verschiedene Krankheiten hinweg das gleiche Maß für den Nutzwert verwendet wird, können auch ganz unterschiedliche Bereiche der Medizin miteinander verglichen und gegebenenfalls Priorisierungsentscheidungen unterworfen werden.

- *Kosten-Nutzen-Analyse:* Die Kosten-Nutzen-Analyse (im englischen: *„cost-benefit-analysis"*) ist die anspruchsvollste Variante ökonomischer Evaluation gesundheitsbezogener Maßnahmen. Denn hier geht es darum, nicht nur die Kosten, sondern auch Erträge der Maßnahmen in Geldeinheiten auszudrücken. Vergleichsweise einfach ist dies für solche Erträge einer Maßnahme, die tatsächlich in Geld bezifferbar sind (z. B. wenn durch eine Maßnahme eine Erwerbsunfähigkeit vermieden wird, so daß andernfalls anfallende Rentenzahlung entfallen und ein entsprechender „Nutzen" entsteht). Deutlich schwieriger sind jedoch die Nutzen eines verlängerten Lebens oder einer besseren Lebensqualität zu messen – hier wird versucht, entsprechende Werte entweder aus Befragungen der Bevölkerung oder indirekt aus ihrem Verhalten zu gewinnen. Hierbei bestehen noch zahlreiche nicht gelöste Probleme.
Da bei der Kosten-Nutzen-Analyse sowohl Kosten als auch Nutzen in Geldeinheiten gemessen werden, kann für jede Maßnahme isoliert entschieden werden, ob ihre Kosten oder ihre Nutzen größer sind. Dies ist (bei allen angerissenen methodischen Problemen) ein theoretischer Fortschritt gegenüber Kosten-Nutzwert-Analysen oder Kosten-Effektivitäts-Analysen, bei denen immer eine vergleichende Aussage über mehrere Maßnahmen, jedoch keine isolierte Aussage über eine einzelne Maßnahme möglich ist. Daher wird die Kosten-Nutzen-Analyse aus ökonomischer Sicht teilweise als überlegene Form der Evaluation angesehen (etwa: Johannesson 1995; Pauly 1995).

Ökonomische Evaluationen können zur Versachlichung der Diskussion über die Gestaltung des Leistungskataloges und des Behandlungsspektrums in der Krankenversicherung nützliche Beiträge leisten. In pluralistischen, demokratischen Gesellschaften kann die Entscheidung über das, was im sozialstaatlich organisierten Gesundheitswesen finanziert werden soll, allerdings nicht der Automatik von Kosten-Nutzen-Tabellen überlassen werden. Außerdem bestehen gegenwärtig (wie gesehen) noch zahlreiche methodische Probleme, die vor einem verstärkten Einsatz in der gesundheitspolitischen Praxis gelöst werden müßten.

6
Betriebswirtschaftliche Fragestellungen am Beispiel des Krankenhausmanagements

Unter dem Stichwort „Management" vollzieht sich derzeit ein Umdenken in der Gesundheitsversorgung. Die Gesundheitsökonomik, ursprünglich entstanden als Zweig der Volkswirtschaftslehre, gewinnt zunehmend eine betriebswirtschaftliche Dimension hinzu. Unter der Perspektive der wirtschaftswissenschaftlichen Zugänge zu den Gesundheitswissenschaften wollen wir am Beispiel des Krankenhausmanagements einige Aspekte dieser Entwicklung ansprechen.

6.1
Rahmenbedingung für die Managementorientierung der Krankenhäuser

Für die Krankenhäuser begann die Phase der „Ökonomisierung" schon 1984 mit der Ablösung der retrospektiven Kostenerstattung durch prospektive flexible Budgets. Dies bedeutete die Abkehr von einem Denken, in dem die Kosten kaum eine Rolle spielten, Knappheit mithin die einzelne Klinik wenig zu interessieren brauchte. Das neue Finanzierungssystem zwang die Häuser, Wirtschaftlichkeitsüberlegungen in ihre Dispositionen miteinzubeziehen. Verschärft wurde dies durch die (derzeit noch nicht abgeschlossene) Umstellung auf leistungsbezogene Vergütung durch Fallpauschalen und Sonderentgelte sowie durch die fixe Budgetierung des GSG und des Gesetzes zur Stabilisierung der Krankenhausausgaben von 1996. Die „Landschaft", die sich den Krankenhäusern bot und in der sie sich zurechtzufinden hatten, ist durch zwei gegenläufige Tendenzen gekennzeichnet, die mit einer gewissen Zwiespältigkeit der Gesundheitspolitik korrespondieren. Einerseits waren die Kliniken mit einer großen *Regelungsdichte* und einer *hohen Änderungsfrequenz für gesetzliche Vorgaben* (kumulierend in der Gesetzesflut von 1996/97) konfrontiert. Andererseits wurden *Freiheitsgrade geschaffen*, die es zuvor nicht gab. Zu nennen ist die Möglichkeit, Gewinne (und analog Verluste) zu erwirtschaften, die z. T. der Klinik verbleiben, zu nennen ist weiter die Vielfalt der Erlösquellen, die Kliniken heute zur Verfügung stehen. (Vgl. Übersicht)

Ein weiterer Einflußfaktor war der *Kapazitätenabbau in der stationären Versorgung*. In den vergangenen 10 Jahren wurde die Bettenzahl um ca. 20 v.H. verringert. Für das einzelne Krankenhaus geht davon Druck aus: Ebenso wie die Erstattung der Kosten nach der Vergütungsumstellung nicht mehr selbstverständlich ist, kann auch das Überleben des Betriebes oder von Teilen des Betriebes in Frage gestellt werden. Hinzu kommt für viele Kliniken die *Änderung der Rechtsform* durch Ausgliederung z. B. aus der kommunalen Verwaltung in einen Eigenbetrieb oder – noch weitergehend – in eine privatwirtschaftliche Rechtsform, etwa eine GmbH.

Im Zuge der skizzierten Entwicklung veränderte sich auch die Gewichtung in der Führung der Krankenhäuser. Kliniken werden in aller Regel von einem Dreiergremium geführt, bestehend aus ärztlichem Direktor(in), Pflegedienstleiter(in) und Verwaltungsleiter(in). Die betriebswirtschaftliche Ausrichtung bewirkte eine Stärkung der Klinikverwaltung.

Auch wenn sich Krankenhäuser in Zukunft zu betriebswirtschaftlich geführten Dienstleistungsunternehmen entwickeln, und immer wieder Analogien zu anderen vergleichbaren Dienstleistern, etwa der Gastronomie, herausgestellt werden, so gilt

Übersicht

Erlösquellen des Krankenhauses, am Beispiel eines Kreiskrankenhauses. (Aus Fähsing 1995, S. 276)

1) **Erlöse aus tagesgleichen Pflegesätzen:**
   - Erlöse aus Basispflegesatz,
   - Erlöse aus Abteilungspflegesatz Hauptabteilungen,
   - Erlöse aus Abteilungspflegesatz Belegabteilungen;
2) **Erlöse aus Fallpauschalen und Sonderentgelten:**
   - Erlöse durch Fallpauschalen bei Erbringung durch Hauptabteilungen,
   - Erlöse durch Fallpauschalen bei Erbringung durch Belegoperateur,
   - Erlöse aus Sonderentgelten bei Erbringung durch Hauptabteilungen.
   - Erlöse aus Sonderentgelten bei Erbringung durch Belegoperateur;
3) **Erlöse aus vor- und nachstationärer Behandlung;**
4) **Erlöse aus ambulanten Operationen;**
5) **Nutzungsentgelte der Ärzte;**
6) **sonstige Erlöse.**

doch für sie neben der ökonomischen Zielsetzung nach wie vor der *soziale Auftrag*: Heilung und Linderung von Leiden und die Bereitstellung des dafür notwendigen Versorgungsangebotes.

6.2 Lang- und kurzfristige Managementkonzepte – Aktionsparameter der Krankenhäuser

„Management kann verstanden werden als zielbezogene Koordination von informationellen, personellen und sachlichen Ressourcen" (Hoefert 1997). Managementaufgaben unterscheiden sich nach der Fristigkeit: Operatives Management wahrt kurzfristig die Marktchancen des Betriebes, strategisches Management entwickelt langfristige Konzepte um am Markt zu bestehen.

Kurzfristig hat das Krankenhaus unter Bedingungen eines fixen Budgets alle Einnahmequellen laufend auf den Prozentsatz der Budgeterfüllung zu überwachen und mit dem Zeitpunkt im Budgetjahr abzustimmen. Zu den laufenden Managementaufgaben ist auch die Beschaffungspolitik bzw. die Bereitstellung von Lagerbeständen zu rechnen.

Langfristiges, also *strategisches Management* erfordert eine andere Sicht der Dinge. Es gilt die Zukunft des Hospitals zu sichern und dazu bedarf es eines Blickes nach innen, die eigenen Möglichkeiten betreffend, ebenso aber eines Blickes „über den Tellerrand" hinaus auf das Umfeld des Krankenhauses und seine Einflußfaktoren. Abbildung 8 möge dies veranschaulichen.

Erst wenn Umwelt- und Krankenhausanalyse abgeschlossen sind, können die längerfristigen Perspektiven des Krankenhauses abgeschätzt und schließlich in Planung umgesetzt werden. Die Umweltanalyse kann sich nicht mit der Deskription des Status

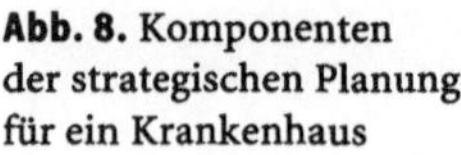

Abb. 8. Komponenten der strategischen Planung für ein Krankenhaus

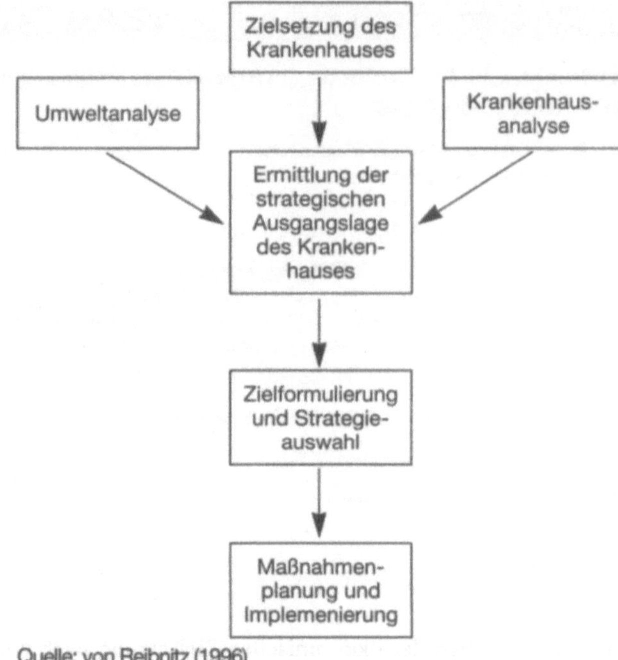

quo begnügen, sie hat, sofern dies möglich ist, Entwicklungen zu antizipieren. Sie soll aufzeigen, an welche Bedingungen sich die Klinik in Zukunft anzupassen hat. In Abbildung 9 sind die wichtigsten Einflußfaktoren des Krankenhausumfeldes zusammengetragen.

Andere Krankenhäuser in der Umgebung des Standortes treten als Konkurrenten auf, sofern sie vergleichbare Leistungen anbieten. Vor- und nachgelagerte Einrichtun-

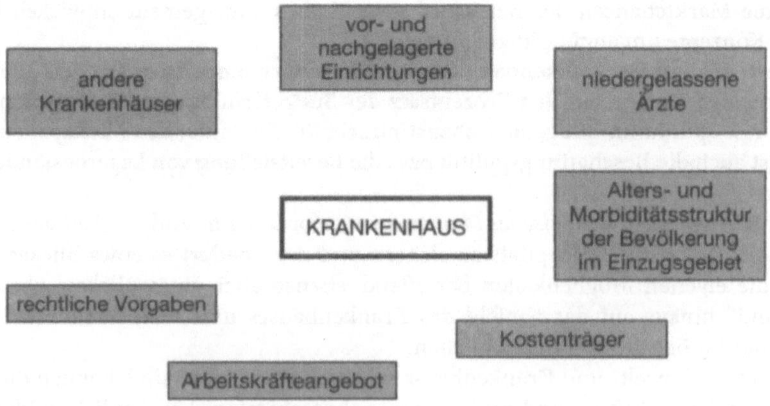

Abb. 9. Einflußfaktoren des Krankenhausumfeldes

gen, wie Tageskliniken oder Pflegeheime können ebenfalls Nachfrage absorbieren, indem sie z. B. die Verweildauer im Krankenhaus reduzieren. Das Überweisungsverhalten niedergelassener Ärzte beeinflußt direkt den Leistungsumfang des Krankenhauses. Die längerfristigen Expansionsmöglichkeiten einer Klinik werden auch vom Arbeitskräfteangebot der Region determiniert. Rechtliche Auflagen und Finanzierungsmöglichkeiten der Investitionen sowie des laufenden Betriebs sollten vom Management antizipiert werden. Die wichtigste langfristige Einflußgröße dürfte die demographische Struktur und das Morbiditätsniveau der Bevölkerung im Einzugsgebiet darstellen.

Unabhängig von den äußeren Bedingungen betrachtet die *interne Krankenhausanalyse* die gegebenen Möglichkeiten des Hauses zum Umfang und der Art der Leistungserbringung. Diese werden in erster Linie von *personellen und sachlichen Ressourcen* begrenzt. Das intern mögliche Leistungsspektrum ist danach mit dem Umfeld des Krankenhauses abzugleichen und es sind Strategien zu entwickeln, *beide längerfristig aufeinander abzustimmen.*

6.3
Controlling und dessen Umsetzung im Krankenhaus

Unter Controlling wird in erster Linie nicht ein Kontrollinstrument sondern ein Management-Informations-System verstanden, das zur Informationsbeschaffung und -verarbeitung für die Planung, Koordination und Kontrolle genutzt werden kann. Controlling ist also eine notwendige Voraussetzung für erfolgreiches Management. Im Krankenhaus bezieht sich Controlling überwiegend auf die Bereiche Kosten, Erlös und Leistungen sowie die Qualität.

6.3.1
Kosten-Controlling

Durch die Umstellung der Finanzierung nach dem GSG *stieg der Informationsbedarf in den Krankenhäusern enorm an.* Das Gesetz erfordert eine differenzierte Abrechnung von Abteilungspflegesätzen, Fallpauschalen, Sonderentgelten und den neuen Leistungen der vor- und nachstationären Behandlung und des ambulanten Operierens. Hinzukam die fixe Budgetierung nach dem GSG, die mit dem Gesetz zur Stabilisierung der Krankenhausausgaben noch einmal verschärft wurde und die Anforderungen an das Berichtswesen weiter erhöhte. War es bis 1996 möglich, Mehrerlöse des gedeckelten Budgetbereichs (Abteilungspflegesätze) mit Mindererlösen des Fallpauschalenbereichs auszugleichen, so entfiel diese Kompensationsmöglichkeit nach Inkrafttreten des Stabilisierungsgesetzes. Nunmehr mußten sämtliche Mehrerlöse abgeführt werden. Für die Klinikverwaltungen bringt dies die Notwendigkeit mit sich, die aktuelle Belegung möglichst zeitnah an die Ärzte zu übermitteln, um einer Abweichung vom Plansoll vorzubeugen.

Die Beobachtung und Kontrolle der Kosten gewinnt daher eine zentrale Bedeutung für die Existenzsicherung des einzelnen Krankenhauses. Hauptaufgabe des *Kosten-Controlling* ist es, *je Leistungsbereich die Erlöse den tatsächlichen internen Kosten gegenüberzustellen.* Nach Einführung der leistungsbezogenen Vergütung durch Fallpauschalen, Sonderentgelte und Abteilungspflegesätze mußten sich die Kliniken auf eine

Kostenstellenrechnung umstellen. D.h. es genügte nicht länger, einzelne Kostenblöcke, z. B. Personal etc., insgesamt auszuweisen, vielmehr mußte je Leistungseinheit die Kostenstruktur ermittelt werden. Da Fallpauschalen *alle* Klinikleistungen für den nach Indikation definierten Fall beinhalten, sind die Anforderungen an die Kostenzuordnung besonders hoch.

Als Mittel, die Kosten längerfristig in den Griff zu bekommen, bedienen sich viele Krankenhäuser mittlerweile des sog. *„outsourcing"*. Darunter wird die *Vergabe* von (überwiegend nicht-medizinischen) Leistungen, die die Klinik bislang selbst erbrachte, an *externe Firmen* verstanden. Das Krankenhaus kann sich so auf den Kern der von ihm geforderten Leistungserstellung - der medizinischen und pflegerischen Behandlung kranker Menschen - konzentrieren und gleichzeitig das Kostenniveau senken. Die Schließung z. B. der Klinikwäscherei oder der Reinigungsabteilung und die Entlassung des bisher dort beschäftigten Personals senkt die Fixkosten des Hauses (zu denen auch die Personalkosten, insgesamt ca. 80% der Gesamtkosten, gehören). Das Krankenhaus kann nun am Markt mittels Preisvergleichen oder Ausschreibungsverfahren den billigsten Anbieter von Reinigungs- und Wäschereidiensten suchen. Kostenvorteile ergeben sich für die Kliniken mit diesem Verfahren auch im Investitionsbereich, da öffentliche Fördermittel häufig nicht ausreichen, um Investitionen im nicht-medizinischen Bereich tätigen zu können.

6.3.2 Qualitäts-Controlling

Nicht zufällig wurden - parallel zur Ökonomisierung der Krankenhäuser im Zuge der fixen Budgetierung und der Vergütungsumstellung nach dem GSG - qualitätssichernde Maßnahmen gesetzlich verankert (§ 137 SGB V). Der zunehmende Rationalisierungsdruck könnte ohne externe und interne Qualitätskontrollen u.U. zu medizinisch nicht hinnehmbaren Leistungseinschränkungen führen. *Externe Qualitätssicherung* wird unter der Regie von Landesärztekammern unter Mitwirkung der Kassen erbracht. Qualitätssicherung hat sich dabei laut § 137 SGB V auf die Behandlung, Versorgungsabläufe und das Behandlungsergebnis (Struktur-, Prozeß, Ergebnisqualität) zu beziehen. Ärztekammern liefern Betriebsvergleiche und Richtlinien zur Behandlung und Dokumentation etc., die *Umsetzung* in die Praxis jedoch findet *intern in der einzelnen Klinik* statt.

Je mehr sich Kliniken wettbewerblich ausrichten, um so mehr gewinnt die *Qualität als Wettbewerbsparameter* an Bedeutung. Gegenwärtig sind sogar Bestrebungen zu einer Zertifizierung für Krankenhäuser (nach DIN-Norm) im Gange. Aufgrund ihrer Bedeutung im Wettbewerb wird Qualitätssicherung zunehmend als Managementaufgabe angesehen. Der Terminus Qualität wird heute umfassend verstanden. Traditionelle qualitätssichernde medizinische Maßnahmen, wie die Einholung einer Zweitmeinung, Hygiene, Besprechungen etc. haben ihren Stellenwert nicht verloren, sind jedoch zu ergänzen um prozeßorientierte Ansätze und zu erweitern auf den pflegerischen und nicht-medizinischen Bereich. Entsprechend hoch sind die Anforderung an die Dokumentation des Leistungsgeschehens unter Qualitätsaspekten.

In jüngster Zeit wird für Krankenhäuser das Konzept des *„total quality management"* (TQM) diskutiert und stellenweise umzusetzen versucht. Ziel des TQM, ursprünglich für Industrieunternehmen in Japan entwickelt, ist es, den Kundenwünschen kontinuierlich gerecht zu werden und dabei zugleich das Wirtschaftlichkeitsprinzip zu wahren. Das Mittel dazu ist in erster Linie die *integrierte Zusammenarbeit* aller Mitarbeiter. Aus der Sicht der Kliniken bedeutet TQM also, sich an den Bedürfnissen der Patienten zu orientieren und dazu Konzepte zu entwickeln, die alle Mitarbeiter einbeziehen. Die bisherige, in vielen Krankenhäusern noch ausgeprägte, von medizinischen Experten dominierte Organisation müßte nach diesem Konzept modifiziert werden.

Literatur

Adam H (1983) Ambulante ärztliche Leistungen und Ärztedichte – Zur These der anbieterinduzierten Nachfrage im Bereich der ambulanten ärztlichen Versorgung. Springer, Berlin Heidelberg New York Tokyo

Andersen HH, Schwarze J (1997) Angebotsinduzierte Nachfrage bei zunehmendem Wettbewerb? Eine empirische Analyse der Inanspruchnahme ambulanter ärztlicher Leistungen. Berliner Zentrum Public Health, Berlin

Arnold M (1992) Beitragssatzstabilität in der gesetzlichen Krankenversicherung. In: Sozialer Fortschritt 41:53–57

Baßeler U, Heinrich J, Koch W (1995) Grundlagen und Probleme der Volkswirtschaft. 15. Aufl. Wirtschaftsverlag Bachem, Köln

Beske F, Brecht JG, Reikemeier A-M (1995) Das Gesundheitswesen in Deutschland. Deutscher Ärzte-Verlag, Köln

Breyer F, Zweifel P (1996) Gesundheitsökonomie. 2. Aufl. Springer, Berlin Heidelberg New York Tokyo

Brooks RG (1991) Cost-effectiveness in health economics: State of the Art. In: Gäfgen G, Oberender P (Hrsg) Evaluation gesundheitspolitischer Maßnahmen. Nomos, Baden-Baden, S 9–28

Cassel D (1993) Organisationsreform der GKV: Anspruch und Wirklichkeit. In: Soziale Sicherheit 42: 18–24

Culyer AJ (1971) The nature of the commodity „Health care“ and its efficient allocation. In: Oxford Economic Papers-New Series 23:189–211

Dranove D (1995) Measuring Costs. In: Sloan FA (ed) Valuing health care. Costs, benefits, and effectiveness of pharmaceuticals and other medical technologies. Cambridge Univ Press, Cambridge, pp 61–76

Eichhorn S, Lampert H (Hrsg) (1988) Ziele und Aufgaben der frei-gemeinnützigen Krankenhäuser. Beiträge zur Gesundheitsökonomie Bd 18. Bleicher, Gerlingen

Herder-Dorneich P (1976) Wachstum und Gleichgewicht im Gesundheitswesen. Westdeutscher Verlag, Opladen

Jacobs K (1995) Zur Kohärenz von gesetzlicher Pflegeversicherung und anderen Zweigen der Sozialversicherung. In: Fachinger U, Rothgang H (Hrsg) Die Wirkungen des Pflegeversicherungsgesetzes. Duncker & Humblot, Berlin, S 245–262

Jacobs K, Reschke P, Wasem J (1998) Zur funktionalen Abgrenzung von Beitragssatzregionen in der gesetzlichen Krankenversicherung. Nomos, Berlin

Johannesson M (1995) The relationship between cost-effectiveness analysis and cost-benefit analysis. In: Soc Sci Med 41:483–489

Johannesson M, Weinstein MC (1993) On the decision rules of cost-effectiveness analysis. In: J Health Econom 12:459–467

Knappe E, Leu RE, Schulenburg J-M Graf von der (1988) Der Indemnitätstarif. Wege zur Sozialverträglichkeit und Wirtschaftlichkeit beim Zahnersatz. Springer, Berlin Heidelberg New York Tokyo

Labelle R, Stoddart G, Rice T (1994) A re-examination of the meaning and importance of supplier-induced demand. In: J Health Econom 13:347–368

Malin E-M, Richard S, Paquet R, König W (1994) Zwischenbilanz zur Beitragsrückzahlung in der GKV. In: Soz Fortschr 43: 141–147

Mayntz R, Rosewitz B (1988) Ausdifferenzierung und Strukturwandel des deutschen Gesundheitssystems. In: Mayntz R et al. (Hrsg) Differenzierung und Verselbständigung. Zur Entwicklung gesellschaftlicher Teilsysteme. Campus, Frankfurt am Main, S 117–180

Müller J, Wasem J (1987) Kostenerstattung in der gesetzlichen Krankenversicherung – sozial- und gesundheitspolitisch vertretbare Alternative zum Sachleistungsprinzip? In: Z Sozialref 33: 300–314

Müller W (1997) Ausgaben für Gesundheit 1994. In: Wirtsch Statist 2/1997

Musgrove P (1996) Public and private roles in health: Theory and financing patterns. Worldbank: Washington D.C.

Nagel E, Fuchs C (Hrsg) (1997) Leitlinien und Standards im Gesundheitswesen. Fortschritt in sozialer Verantwortung oder Ende der ärztlichen Therapiefreiheit? Deutscher Ärzte-Verlag, Köln, S 133–143

Neubauer G, Rebscher H (1984) Gemeinsame Selbstverwaltung. Eine Ordnungspolitische Alternative für die Gesundheitsversorgung. Wilfer, Spardorf

OECD (1992) The reform of health care. A comparative analysis of seven OECD Countries. Health Policy Studies No. 2. OECD, Paris

Paffrath D (1976) Zur These der Superiorität von Gesundheitsgütern. In: Sozialer Fortschritt 25: 172–176

Pauly MV (1968) The Eeonomics of moral hazard. In: Am Econ Rev 58: 531–537

Pauly MV (1984) Is cream-skimming a problem for the competitive medical market? In: J Health Econ 3: 87–95

Pauly MV (1995) Valuing health care benefits in money terms. In: Sloan FA (ed) Valuing health care. Costs, benefits, and effectiveness of pharmaceuticals and other medical technologies. Cambridge Univ Press, Cambridge, pp 99–124

Rothgang H (1996) Vom Bedarfs- zum Budgetprinzip? Die Einführung der Pflegeversicherung und ihre Rückwirkung auf die gesetzliche Krankenversicherung. In: Clausen L (Hrsg) Gesellschaften im Umbruch. Verhandlungen des 27. Kongresses der Deutschen Gesellschaft für Soziologie in Halle an der Saale. Campus, Frankfurt, S 931–946

Rothschild M, Stiglitz J (1976) Equilibrium in Competitive Insurance Markets: An Essay on the Economics of Imperfect Information. In: Quart J Econ 90: 629–649

Sachverständigenrat für die Konzertierte Aktion im Gesundheitswesen (1994) Gesundheitsversorgung und Krankenversicherung 2000. Eigenverantwortung, Subsidiarität und Solidarität bei sich ändernden Rahmenbedingungen. Sachstandsbericht 1994. Nomos, Baden-Baden

Sachverständigenrat für die Konzertierte Aktion im Gesundheitswesen (1995) Gesundheitsversorgung und Krankenversicherung 2000. Mehr Ergebnisorientierung, mehr Qualität und mehr Wirtschaftlichkeit. Sondergutachten 1995. Nomos, Baden-Baden

Sachverständigenrat für die Konzertierte Aktion im Gesundheitswesen (1996) Gesundheitswesen in Deutschland. Kostenfaktor und Zukunftsbranche. Bd 1: Demographie, Morbidität, Wirtschaftlichkeitsreserven und Beschäftigung. Sondergutachten 1996. Nomos, Baden-Baden

Schulenburg, J-M Graf von der (1987a) Selbstbeteiligung: Theoretische und empirische Konzepte für die Analyse ihrer Allokations- und Verteilungswirkungen. Mohr (Paul Siebeck), Tübingen

Schulenburg, J-M Graf von der (1987b) Verbände als Interessenwahrer von Berufsgruppen im Gesundheitswesen. In: Männer L, Sieben G (Hrsg) Der Arbeitsmarkt im Gesundheitswesen. Bleicher, Gerlingen, S 373–418

Sheldon TA (1992) Discounting in health care decision-making: time for a Change? In: J Publ Health Med 14: 250–256

Thiemeyer T (1985) Honorierungsprobleme in der Bundesrepublik Deutschland. In: Ferber, C von (Hrsg) Kosten und Effizienz im Gesundheitswesen. Oldenbourg, München, S 35–50

Viscusi WK (1995) Discounting health effects for medical decisions. In: Sloan FA (ed), Valuing health care: Costs, benefits, and effectiveness of pharmaceuticals and other medical technologies. Cambridge Univ Press, Cambridge, S 125–148

Wasem J (1993) Die Erfahrungen mit Kostendämpfungsstrategien und Gesundheitsreformen in der Bundesrepublik Deutschland. In: Institut für Gesundheits-System-Forschung (Hrsg) Bericht über die Tagung Finanzierung der Gesundheitsversorgung bei steigenden Kosten und begrenzten Ressourcen. Triltsch, Würzburg, S 119–170

Wasem J (1995) Zwischen Sozialbindung und versicherungstechnischer Äquivalenz – Die private Krankenversicherung und die Pflegepflichtversicherung. In: Fachinger U, Rothgang H (Hrsg) Die Wirkungen des Pflege-Versicherungsgesetzes. Duncker & Humblot, Berlin, S 221–238

Wasem J (1997) Die „Alterungsproblematik" als Herausforderung für die Absicherung des Krankheitskostenrisikos. In: Schulenburg J-M Graf von der, Balleer M, Hanekopf S (Hrsg) Allokation der Ressourcen bei Sicherheit und Unsicherheit. Nomos, Baden-Baden, S 65–92

Weinstein MC (1995) From cost-effectiveness ratios to resource allocation: where to draw the line? In: Sloan FA (ed) Valuing health care: Costs, benefits, and effectiveness of pharmaceuticals and other medical technologies. Cambridge Univ Press, Cambridge, pp 77–98

Weisbrod BA (1991) The health care quadrilemma: an essay on technological change, insurance, quality of care, and cost containment. In: J Econ Persp 29:523–552

WHO Study Group (1993) Evaluation of recent changes in the financing of Health Services. Report of a WHO Study Group. World Health Organization, Geneva

Wille E, Schneider U (1997) Regionalisierung, Risikostrukturausgleich und Verteilungsgerechtigkeit. In: Verband der Angestellten Krankenkassen e.V. (Hrsg) Regionalisierung der GKV – Solidarität nur bis zur Landesgrenze? Eigenverlag, Siegburg, S 73–102

Wille E, Ulrich V (1991) Bestimmungsfaktoren der Ausgabenentwicklung in der gesetzlichen Krankenversicherung (GKV). In: Hansmeyer K-H (Hrsg) Finanzierungsprobleme der sozialen Sicherung. Schriftenreihe des Vereins für Socialpolitik. N.F. Bd. 194. Duncker & Humblot, Berlin, S 9–115

Zöllner D (1992) Beitragssatzstabilität: Eignung, Bedingungen und künftige Entwicklung. In: Soz Fortschr 41:58–60

Serviceteil

A: Gesundheitswissenschaftliche Studienangebote in Deutschland

Hochschule	Studienangebot
Aachen, Katholische Fachhochschule	Prävention, Gesundheitsförderung, Management
Aachen, Technische Hochschule	Lehr- und Forschungslogopädie
Bamberg, Otto-Friedrich-Universität	Gesundheitspädagogik
Berlin, Humboldt-Universität	Medizinpädagogik/Pflegepädagogik, Rehabilitationspädagogik
Berlin, Alice-Salomon-Fachhochschule	Pflege/Pflegemanagement, Psychosoziale Arbeit
Berlin, Evangelische Fachhochschule	Pflegemanagement
Berlin, Fachhochschule für Wirtschaft	Gesundheitsökonomie
Berlin, Freie Universität	Psychosoziale Prävention und Gesundheitsförderung
Berlin, Technische Fachhochschule	Medizinische Informatik
Berlin, Technische Universität	Gesundheitswissenschaften/Public Health
Bielefeld, Fachhochschule	Pflegepädagogik
Bielefeld, Universität	Angewandte Gesundheitswissenschaften, Gesundheitswissenschaften/Public Health
Bochum, Ev. Fachhochschule	Pflege
Bochum, Ruhr-Universität	Prävention und Rehabilitation durch Sport
Braunschweig, Fachschule	Geragogik, Krankenversicherungsmanagement, Management im Gesundheitswesens
Bremen, Hochschule	Pflegeleitung
Bremen, Universität	Pflegewissenschaft, öffentliche Gesundheit
Chemnitz, Technische Universität	Präventions- und Rehabilitationssport
Darmstadt, Ev. Fachhochschule	Gesundheitsförderung, Pflegewissenschaft

Dortmund, Fachhochschule	medizinische Informatik
Dresden, Technische Universität	Gesundheitswissenschaften/Public Health
Düsseldorf, Heinrich-Heine-Universität	Gesundheitswissenschaften und Sozialmedizin
Erlangen-Nürnberg, Friedrich-Universität	Psychogerontologie
Flensburg, Universität	Erziehung und Gesundheit, Gesundheitspädagogik
Frankfurt, Fachhochschule	Pflege, Pflegemanagement
Frankfurt, Universität	Psychologische Gesundheitsförderung
Freiburg, Kath. Fachhochschule	Pflegemanagement/Pflegedienstleitung, Pflegepädagogik
Fulda, Fachhochschule	Pflege
Furtwangen, Fachhochschule	Medical Engineering
Gießen-Friedberg, Fachhochschule	Technisches Gesundheitswesen
Walle-Wittenberg, Universität	Medizinpädagogik, Pflegewissenschaft
Hamburg, Fachhochschule	Gesundheit, Pflege, Medizintechnik
Hamburg, Hochschule für Wirtschaft	Sozial- und Gesundheitsmanagement und Politik
Hamburg, Universität	Gesundheit, Psychologische Gesundheitsförderung
Hannover, Medizinische Hochschule	Bevölkerungsmedizin und Gesundheitswesen, Biomedizinische Technik
Hannover, Ev. Fachhochschule	Pflegemanagement, Supervision und Organisationsberatung
Hannover, Fachhochschule	Management für Gesundheitsberufe, Management im Gesundheitswesen
Heidelberg, Pädagogische Hochschule	Gesundheitspädagogik
Heidelberg, Ruprecht-Karls-Universität	Community Health in Developing Countries, Medizinische Informatik, Medizinische Biometrie
Heilbronn, Fachhochschule	Medizinische Informatik
Hildesheim, Universität	Psychologische Gesundheitsförderung
Hildesheim, Fachhochschule	Krankenversicherung
Hof, Fachhochschule	Dienstleistungs- und Versorgungsmanagement
Ilmenau, Technische Universität	Medizinische Informatik
Jena, Fachhochschule	Geriatrische Pflege, Gesundheitswesen/Rehabilitation, Medizintechnik, Pflege
Karlsruhe, Universität	Psychologische Gesundheitsförderung
Kassel, Universität Gesamthochschule	Soziale Gerontologie, Soziale Therapie
Koblenz, Fachhochschule	Gesundheitsförderung in der sozialen Arbeit
Koblenz-Landau, Universität	Psychologische Gesundheitsförderung
Köln, Deutsche Sporthochschule	Rehabilitation und Behindertensport

Köln, Katholische Fachhochschule	Pflegemanagement, Pflegepädagogik
Köthen, Fachhochschule	Biomedizinische Informatik, Biomedizinische Technik
Leipzig, Universität	Sporttherapie und Behindertensport
Lübeck, Fachhochschule	Technisches Gesundheitswesen
Lübeck, Medizinische Universität	Technisches Gesundheitswesen
Ludwigshafen, Ev. Fachhochschule	Pflegemanagement/Pflegedienstleitung, Pflegepädagogik
Lüneburg, Fachhochschule	Angewandte Gesundheitswissenschaften
Lüneburg, Universität	Angewandte Gesundheitswissenschaften, Gesundheitsförderung für Pädagogen
Magdeburg, Fachhochschule	Angewandte Gesundheitswissenschaften, Gesundheitsmanagement, Heilpädagogik und Rehabilitation
Mainz, Katholische Fachhochschule	Pflegemanagement, Pflegepädagogik
Mainz, Fachhochschule	Krankenhauswesen
München, Kath. Stiftungsfachhochschule	Pflegemanagement
München, Universität	Öffentliche Gesundheit und Epidemiologie
München, Fachhochschule	Gesundheitspädagogik, Medizintechnik
Münster, Fachhochschule	Biomedizinische Technik, Pflegemanagement, Pflegepädagogik
Neubrandenburg, Fachhochschule	Pflege und Gesundheit
Oldenburg, Universität	Psychologische Gesundheitsförderung
Osnabrück, Fachhochschule	Betriebswirtschaft des Gesundheitswesens, Krankenpflegemanagement, Pflegewissenschaft
Osnabrück, Kath. Fachhochschule	Pflegemanagement und Pflegepädagogik
Osnabrück, Universität	Gesundheitswissenschaften, Pflegewissenschaften
Riedlingen, Kolping-Fachhochschule	Krankenhaus- und Sozialmanagement, Psychologische Gesundheitsförderung
Senftenberg, Fachhochschule Lausitz	Medizinische Informatik
Stralsund, Fachhochschule	Medizinische Informatik
Ulm, Fachhochschule	Medizinische Dokumentation, Medizintechnik
Ulm, Universität	Gesundheitswissenschaften/Public Health
Vechta, Hochschule	Gerontologie
Wiesbaden, Fachhochschule	Gemeindepsychiatrie
Wilhelmshaven, Fachhochschule	Technik und Gesundheitswesen
Witten/Herdecke, Private Universität	Pflegewissenschaft
Würzburg, Universität	Sport und Gesundheit
Würzburg, Fachhochschule	Pflegemanagement
Zwickau, Westsächsische Hochschule	Biomedizinische Technik, Management im Gesundheitswesen, Pflegemanagement

B:
Detailangaben zu den universitären Postgraduiertenstudiengängen in Deutschland

Universitäre Postgraduierten-Studiengänge zu Gesundheitswissenschaften/Public Health werden in Deutschland seit 1989 (zuerst in Bielefeld) angeboten. Die Studiengänge sind in der Regel als berufsbegleitende Angebote konzipiert. Sie richten sich an Mediziner, Sozialwissenschaftler, Ökonomen, Naturwissenschaftler, Juristen sowie an einigen Standorten auch an Fachhochschulabsolventen. Die Studiengänge sind interdisziplinär und praxisorientiert ausgerichtet. Die Ausbildungskapazität liegt bei derzeit etwa 300 Studienplätzen jährlich.

Im folgenden sind die derzeit existierenden Aufbaustudiengänge im Überblick dargestellt.

- Berlin:
  - Ergänzungsstudiengang Gesundheitswissenschaften/Public Health.
  - Abschluß: Magister/Magistra Public Health (M. P. H.).
  - Träger: Technische Universität Berlin. Institut für Gesundheitswissenschaften/ Public Health HH/, Steinplatz 1, D-10623 Berlin, Tel.: 030/314-23744, Fax: 030/314-21578.
  - Studienschwerpunkte: Gesundheitsförderung in der Gemeinde und am Arbeitsplatz; Planung und Management im Gesundheitswesen; Epidemiologie und Methoden.
  - Beginn: Wintersemester; Bewerbungsfrist: Februar bis 30 April; Dauer: 4 Semester; Plätze pro Jahr: 40.
  - Zugangsvoraussetzungen: Abgeschlossenes Universitäts- oder Fachhochschulstudium in Public-Health-relevantem Studienfach, Nachweis gesundheitsrelevanter Studienleistungen und/oder praktische Erfahrungen in einem gesundheitsbezogenen Beruf. Für Fachhochschüler: zweijährige gesundheitswissenschaftlich relevante Berufstätigkeit.
- Bielefeld:
  - Zusatzstudiengang Gesundheitswissenschaften. Abschluß: Diplom-Gesundheitswissenschaftler/in (Master of Public Health).
  - Träger: Universität Bielefeld, Fakultät für Gesundheitswissenschaften, Postfach 100131, D-33501 Bielefeld, Tel.: 0521/106-4380, Fax: 0521/106-2987.
  - Studienschwerpunkte: Gesundheitssystementwicklung; Gesundheitsforschung; Angewandte Epidemiologie; Psychiatrische und psychosoziale Versorgung; Pflege; Management im Gesundheitswesen; Gesundheitsökonomie und -politik; Prävention und Gesundheitsförderung; Gesundheit in Arbeit und Umwelt; Rehabilitation.
  - Beginn: Sommersemester; Bewerbungsfrist: bis 15. Januar; Dauer: 4 Semester; Plätze pro Jahr: 75.
  - Zugangsvoraussetzungen: abgeschlossenes Universitäts- oder Fachhochschulstudium in einem gesundheitswissenschaftlich relevanten Studienfach, Nachweis über gesundheitswissenschaftlich relevante praktische Tätigkeit von insgesamt einem Jahr. Für Fachhochschüler: Nachweis über gesundheitswissenschaftlich relevante Tätigkeit von insgesamt zwei Jahren.

- Bremen:
  - Aufbaustudiengang Öffentliche Gesundheit/Gesundheitswissenschaften; Abschluß: Magister/Magistra Sanitatis Publicae (M. S. P.).
  - Träger: Universität Bremen FB 11 – Human- und Gesundheitswissenschaften, Postfach 33 04 40, D-28334 Bremen, Tel.: 04 21/2 18-27 54, Fax: 04 21/2 18-20 84.
  - Studienschwerpunkte: Epidemiologie, Sozialversicherungen.
  - Beginn: Wintersemester; Bewerbungsfrist: bis 15. Juli. Dauer: 4 Semester; Plätze pro Jahr: 25.
  - Zugangsvoraussetzungen: abgeschlossenes Universitätsstudium.
- Dresden:
  - Aufbaustudiengang Gesundheitswissenschaften – Public Health. Abschluß: Magister/Magistra Public Health (M. P. H.).
  - Träger: Technische Universität Dresden, Medizinische Fakultät, Fiedlerstr. 27, D-01307 Dresden, Tel.: 03 51/4 58-28 15/44 54, Fax: 03 51/4 58-43 41.
  - Studienschwerpunkte: angewandte Epidemiologie, chronisch Kranke, soziale Psychiatrie, Rehabilitation und Betreuung alter Menschen, Management-Wissenschaften, Umwelt- uind Arbeitsmedizin, Pharmakoepidemiologie und Arzneimittelanwendung.
  - Beginn: alle zwei Jahre zum Wintersemester, Bewerbungsfrist: bis 30. September, Dauer: 4 Semester, Plätze: 30 alle zwei Jahre.
  - Zugangsvoraussetzungen: Abgeschlossenes Universitätsstudium in einem Public-Health-relevanten Studienfach sowie schriftlicher Nachweis über Art, Umfang und Ergebnis einer praktischen Tätigkeit in einem Public-Health-relevanten Bereich.
- Düsseldorf:
  - Zusatzstudiengang Gesundheitswissenschaften und Sozialmedizin, Abschluß: Magister/Magistra des öffentlichen Gesundheitswesens (M. san.).
  - Träger: Heinrich-Heine-Universität Düsseldorf, Institut für Medizinische Soziologie, Moorenstr. 5, D-40225 Düsseldorf, Tel.: 02 11/81-1 47 30, Fax: 02 11/81-1 23 90.
  - Studienschwerpunkte: Organisationsanalyse und -management im Gesundheitswesen, Methoden der Gesundheitswissenschaften, Umwelt, Arbeit und Gesundheit, Familie, Gemeinde und Gesundheit, verhaltensmedizinische Prävention und Rehabilitation.
  - Beginn: Sommersemester, Bewerbungsfrist: bis 30. September des Vorjahres, Dauer: 4 Semester, Plätze pro Jahr 20.
  - Zugangsvoraussetzungen: Staatsexamen in den Fächern Human-, Zahn-, Veterinärmedizin oder Pharmazie mit zweijähriger Berufstätigkeit oder Diplom in Biologie oder naturwissenschaftlich ausgerichteter Psychologie mit dreijähriger Berufstätigkeit.
- Hannover:
  - Ergänzungsstudiengang Bevölkerungsmedizin und Gesundheitswesen (Public Health), Abschluß: Magister/Magistra Sanitatis Publicae (M. S. P.).
  - Träger: Medizinische Hochschule Hannover, Abt. Epidemiologie und Sozialmedizin, OE 5410, D-30623 Hannover, Tel.: 05 11/5 32-59 99/41 99, Fax: 05 11/5 32-53 47.
  - Studienschwerpunkte: Management im Gesundheitswesen, Gesundheitsförderung und präventive Dienste, Epidemiologie.

  - Beginn: Wintersemester, Bewerbungsfrist: 1. Februar bis 31. Mai, Dauer: 4/2 Semester, Plätze pro Jahr: 20.
  - Zugangsvoraussetzungen: abgeschlossenes Universitätsstudium.
- Heidelberg:
  - Community Health and Health Management in Developing Countries, Abschluß: Master of Scienxe in Community Health and Health Management in Developing Countries.
  - Träger: Universität Heidelberg, Hygiene-Institut, Abt. Tropenhygiene und Öffentliches Gesundheitswesen. Im Neuenheimer Feld 324, D-69120 Heidelberg, Tel.: 06221/564905, Fax: 06221/564918.
  - Studienschwerpunkte: Assessing Health Needs (qualitative and quantitative methodologies), Health Planning and Management, Communicative Skills and Adult Education, Community Structures, Health Service Organisation, Operational Research („field study").
  - Beginn: Oktober. Bewerbungsfrist: bis 31. Dezember. Dauer 1 Jahr. Plätze pro Jahr: 25.
  - Zugangsvoraussetzungen: This course is open to medical doctors and other graduates in the health and social sectors who have at least two years working experience in health services in developing countries, high standard of spoken and written English.
- München:
  - Postgraduiertenstudiengang Öffentliche Gesundheit und Epidemiologie. Abschluß: Magister/Magistra Public Health, postgrad. (M. P. H., postgrad.).
  - Träger: Ludwig-Maximilians-Universität München, Institut für Medizinische Informationsverarbeitung, Biometrie und Epidemiologie, Marchionistr. 15, D-81377 München, Tel.: 089/70-954492, Fax: 089/70-1000.
  - Studienschwerpunkte: Methodik der Epidemiologie und Biometrie, Methodik der Prävention und Sozialwissenschaften, Gesundheitsökonomie und Management, Gesundheit und Umwelt, epidemiologische und präventivmedizinische Anwendungsfelder.
  - Beginn: Sommersemester, Bewerbungsfrist: bis 31. Dezember, Dauer: 4 Semester, Plätze pro Jahr: 25.
  - Zugangsvoraussetzungen: abgeschlossenes Universitätsstudium in einem Public-Health-relevanten Studienfach, Berufserfahrung in einem relevanten Bereich ist erwünscht.
- Ulm:
  - Aufbaustudiengang Gesundheitswissenschaften, Abschluß: Magister/Magistra der Gesundheitswissenschaften (M. S. P.).
  - Träger: Universität Ulm, Zentrale Studienberatung, D-89069 Ulm, Tel.: 0731/502-2053, Fax: 0731/502-2074.
  - Studienschwerpunkte: Biostatistik, medizinische Dokumentation, Epidemiologie, allgemeine Hygiene, Humanökologie, Toxikologie, Arbeitsmedizin, Umwelthygiene und -medizin, Sozialmedizin.
  - Beginn: Wintersemester, Bewerbungsfrist: bis 15. Juli, Dauer: 4 Semester, Plätze pro Jahr: 20.
  - Zugangsvoraussetzungen: Ärztliche Prüfung im Geltungsbereich der Approbationsordnung für Ärzte oder ein als gleichwertig anerkannter Abschluß mit über-

durchschnittlichem Ergebnis oder Berufspraxis auf dem Gebiet des öffentlichen Gesundheitswesens, besondere wissenschaftliche Leistung.

Die Universitäts-Forschungsverbünde Public Health in Deutschland

Das Bundesministerium für Bildung, Wissenschaft, Forschung und Technologie (BMBF) fördert seit 1992 drei Public-Health-Forschungsverbünde in Deutschland, 1994 kamen zwei weitere Verbünde hinzu. Die erste Förderphase umfaßte bei einem Fördervolumen von 55 Millionen DM insgesamt 93 Projekte mit über 100 Wissenschaftlern. Eine zweite Förderphase läuft seit 1996.

Der Stifterverband für die Deutsche Wissenschaft fördert mit Mitteln der Fritz- und Hildegard-Berg-Stiftung die Deutsche Koordinierungsstelle Gesundheitswissenschaften. Sie nimmt eine Mittlerfunktion zwischen Hochschulen und außeruniversitären Forschungseinrichtungen sowie den Wissenschaftsorganisationen wahr, hält engen Kontakt mit den zuständigen Stellen des Bundes und der Länder und verbessert durch eigene Fördermaßnahmen die Bedingungen für die Entwicklung der Gesundheitswissenschaften/Public Health in Deutschland.

- Berliner Forschungsverbund Public Health:
  - Kontaktadresse: Technische Universität Berlin, Geschäftsstelle Public Health, Sekr. KO 3, Steinplatz 1, D-10623 Berlin, Tel.: 030/3142-1970, Fax: 030/3142-1578.
  - Schwerpunkte: gesundheitsbezogene Stadtforschung, Epidemiologie und Versorgungsforschung, Gesundheitssystemforschung, Gesundheitsförderung in der Arbeitswelt.
- Bayerischer Forschungsverbund Public Health – Öffentliche Gesundheit:
  - Kontaktadresse: Ludwig-Maximilians-Universität München, Pettenkoferstr. 33, D-80336 München, Tel.: 089/544203-40, Fax: 089/544203-44.
  - Schwerpunkte: Pflege und Behinderung, Gesundheit von Kindern und Jugendlichen, Laiensystem und kommunale Gesundheitsförderung, epidemiologische Studien bei ausgewählten Zielgruppen.
- Norddeutscher Forschungsverbund Public Health:
  - Kontaktadresse: Medizinische Hochschule Hannover, Abteilung Epidemiologie und Sozialmedizin, OE 5410, D-30623 Hannover, Tel.: 0511/532-4462, Fax: 0511/532-5347.
  - Schwerpunkte: Gesundheitsförderung und Gesundheitsberichterstattung, Epidemiologie in Arbeit und Umwelt, Frauen und Gesundheit, Gesundheitssystemforschung, evaluative Versorgungsforschung.
- Nordrhein-Westfälischer Forschungsverbund Public Health:
  - Kontaktadresse: Universität Bielefeld, Postfach 100131, D-33501 Bielefeld, Tel.: 0521/106-4255, Fax: 0521/106-2968.
  - Schwerpunkte: Entwicklung und Qualifizierung des öffentlichen Gesundheitswesens, Gesundheitssystemforschung für chronisch Kranke, Gesundheitsförderung.
- Forschungsverbund Public Health Sachsen:
  - Kontaktadresse: Medizinische Fakultät der Technischen Universität Dresden, Fiedlerstr. 27, D-01307 Dresden, Tel.: 0351/458-3254, Fax: 0351/458-5338.
  - Schwerpunkte: lebensphasen- und umweltbezogene Gesundheitsrisiken und Gesundheitsförderung, Zahngesundheit, medizinische Versorgung im gesellschaftlichen Wandel.

Fachgesellschaften und Verbände in den Gesundheitswissenschaften

- Deutsche Gesellschaft für Public Health (DGPH):
  Die DGBH wurde 1996 als Dachverband für die Forschungsverbünde, Studiengänge, Fachgesellschaften und Berufsverbände für Public Health in Deutschland gegründet.
  - Geschäftsstelle: Prof. Dr. med. Dr. med. dent. Wilhelm Kirch, Forschungsverbund Public Health Sachsen, Technische Universität Dresden, Fiedlerstr. 27, D-01307 Dresden, Tel.: 0351/458-4490, Fax: 0351/458-3038.
- Deutsche Gesellschaft für Sozialmedizin und Prävention (DGSMP):
  Die Gesellschaft fördert Forschung, Lehre und Praxis in der Sozialmedizin durch wissenschaftliche Veranstaltungen, Stellungnahmen und Gutachten. Sie versteht Sozialmedizin in diesem Kontext als Kernfach der Bereiche Public Health und Gesundheitswissenschaften.
  - Geschäftsstelle: Prof. Dr. med. Bernt-Peter Robra, M. P. H. Geschäftsstelle der DGSMP, Institut für Sozialmedizin, Otto-von-Guericke-Universität Magdeburg, Leipziger Str. 44, D-39120 Magdeburg, Tel.: 0391/5414252, Fax: 0391/5414258.
- Deutsche Gesellschaft für Medizinische Informatik, Biometrie und Epidemiologie (GMDS):
  Die Gesellschaft fördert die medizinische Informatik einschließlich Biometrie und Dokumentation sowie die Epidemiologie in Forschung und Lehre. Sie kommt diesem Ziel durch die Vergabe von Forschungspreisen, Ausrichtung von Fortbildungen, Publikationen, Arbeitsgruppen und wissenschaftliche Tagungen nach.
  - Geschäftsstelle: Herbert-Lewin-Str. 1, D-50931 Köln, Tel.: 0221/4004-430/431, Fax: 0221/4004-378.
- Gesellschaft für Hygiene und Umweltmedizin e. V. (GHU):
  Die Gesellschaft fördert die Hygiene und Umweltmedizin auf allen Fachgebieten einschließlich der Krankenhaus- und Sozialhygiene durch Austausch von Wissen in der Forschung. Dieses Ziel wird durch wissenschaftliche Tagungen, Publikationen und durch Zusammenarbeit mit anderen Fachgesellschaften unterstützt.
  - Geschäftsstelle: Priv.-Doz. Dr. med. M. Wilhelm, Institut für Hygiene, Heinrich-Heine-Universität Düsseldorf, Gebäude 23.12. U1, Postfach 101007, D-40001 Düsseldorf, Tel.: 0211/811-2618, Fax: 0211/811-2619.
- Deutsche Gesellschaft für Medizinische Soziologie (DGMS)/Deutsche Gesellschaft für medizinische Psychologie (DGMP):
  Die beiden Gesellschaften arbeiten eng zusammen und sind Mitglied in der Arbeitsgemeinschaft der Wissenschaftlichen Medizinischen Fachgesellschaften (AWMF) und der European Public Health Association (EUPHA).
  - Geschäftsstelle: Prof. Dr. med. Jürgen von Troschke, Universität Freiburg, Abteilung für Medizinische Soziologie, Hebelstr. 29, D-79104 Freiburg, Tel.: 0761/203-5520, Fax: 0761/203-5516.
- Deutsche Gesellschaft für Gesundheitsforschung und Epidemiologie:
  Die Gesellschaft ist ein Zusammenschluß von Forschern aus der empirischen Sozialforschung und der biomedizinischen epidemiologischen Forschung.
  - Geschäftsstelle: Prof. Dr. H. U. Wittchen, MPI für Psychiatrie, Kraepelinstr. 2, 80804 München, Tel.: 089/30622-544.

- Deutscher Verband für Gesundheitswissenschaften Public Health (DVGE):
  Der DVGE ist die berufspolitische Vertretung in fachlichen und wissenschaftlichen Belangen. Er ist Kontaktstelle für Personen, Initiativen und Einrichtungen des Gesundheits- und Sozialwesens und ihren Ausbildungsstätten.
  - Geschäftsstelle: Evangelisches Johannes Krankenhaus, Dipl.-Kaufm. Karsten Gebhardt, Schildescher Str. 101/103, D-33611 Bielefeld, Tel.: 0521/801-2130/2131 oder 0521/801-106-5173, Fax: 0521/801-2150 oder 0521/801-106-6021.
- Medizinischer Dienst der Spitzenverbände der Krankenkasse (MDS):
  Die Aufgaben des MDS bestehen in der Beratung der Spitzenverbände der Krankenkassen in medizinischen Fragen, der Koordinierung der Arbeit der Medizinischen Dienste, Sammlung und Auswertung der Erfahrungen aus der Tätigkeit des Medizinischen Dienstes und Berichterstattung über die Arbeit und Ergebnisse der Medizinischen Dienste.
  - Geschäftsstelle: Lützowstr. 53, D-45141 Essen, Tel.: 0201/8327-0, Fax: 0201/8327-100.
- Bundesverband der Ärzte des Öffentlichen Gesundheitsdienstes:
  Im Bundesverband sind die im öffentlichen Gesundheitsdienst (ÖGD) tätigen Amtsärzte, Kinder- und Jugendärzte, Psychiater sowie Zahnärzte zusammengeschlossen. Über bundesweite Arbeitsgruppen sind auch im ÖGD tätige Psychologen und andere Berufsgruppen (z. B. Gesundheitsingenieure) in den Bundesverband eingebunden.
  - Geschäftsstelle: Gesundheits- und Umweltamt Harburg, Im Irrgarten 3–9, D-21073 Hamburg, Tel.: 040/77170-2300, Fax: 040/77170-2674.
- Koordinierungsstelle:
  An der Universität Freiburg wurde für alle Studiengänge und Forschungsschwerpunkte eine Koordinierungsstelle eingerichtet, die Übersichtsbände und Informationsbroschüren vertreibt.
  - Geschäftsstelle: Abteilung für medizinische Soziologie, Universität, Hebelstr. 29, 79104 Freiburg, Tel.: 0761/203-5521, Fax: 0761/203-5516.

C: Fachzeitschriften in den Gesundheitswissenschaften

- Arbeit und Sozialpolitik:
  Beiträge aus allen Bereichen sozialer Politik mit Schwerpunkt auf Gesundheitspolitik, thematische Schwerpunkte.
- American Journal of Epidemiology:
  Original- und Übersichtsarbeiten aus allen Gebieten der Epidemiologie, einschließlich methodischer Entwicklungen.
- American Journal of Public Health:
  Originalarbeiten und Übersichten zu umweltmedizinischen Themen, Arbeitsmedizin, Mutter- und Kindgesundheit, Gesundheitsförderung, Epidemiologie, Statistik.
- Das Gesundheitswesen:
  Original- und Übersichtsarbeiten, Mitteilungen, Tagungsberichte.
- European Journal of Public Health:
  Beiträge aus Epidemiologie, Gesundheitssystemforschung, Management, Ethik, Recht, Gesundheitsökonomie, Sozialwissenschaften und Umweltmedizin.

- Gesundheitsökonomie und Qualitätsmanagement:
  Beiträge zu ökonomischen Grundlagen des Gesundheitswesens, Evaluation, Management.
- Health Economics:
  Theoretische und empirische Studien zu ökonomischen Evaluationen, politischen Analysen, Marktmechanismen, Ressourcenallokation.
- Health Policy:
  Übersichten und Originalbeiträge aus Gesundheitssystemforschung, Evaluationsforschung, Gesundheitspolitik und -management.
- Health Services Research:
  Beiträge aus Gesundheitssystemforschung, Gesundheitspolitik, Management, Evaluationsforschung, Methoden.
- International Journal of Epidemiology:
  Beiträge aus den Bereichen Epidemiologie, Sozialmedizin, Präventivmedizin, epidemiologische und statistische Methoden.
- International Journal of Technology Assessment in Health Care:
  Übersichten aus dem Gebiet der Entwicklung, Evaluation und Nutzung von Technologien im Gesundheitswesen.
- Journal of Health Education:
  Artikel zur Gesundheitsförderung insbesondere für den Bereich Schule und Gemeinde.
- Medical Care:
  Beiträge aus den Bereichen Management, Praxis der Gesundheitsversorgung mit den Schwerpunkten Forschung, Planung, Organisation, Finanzierung, Evaluation.
- Prävention – Zeitschrift für Gesundheitsförderung:
  Beiträge aus allen Bereichen der Prävention und Gesundheitsförderung aus dem deutschsprachigen Raum, zwei bis drei Themenschwerpunkte pro Jahr.
- Preventive Medicine:
  Praxisorientierte Beiträge aus allen Gebieten der Präventivmedizin.
- Public Health Forum:
  Themenhefte mit Kurzbeiträgen zu Forschung, Lehre und Praxis aus allen Bereichen von Public Health, Informationen, Veranstaltungen.
- Sozial- und Präventivmedizin:
  Forschungsberichte, Übersichtsartikel, fachpolitische Nachrichten.
- Social Science and Medicine:
  Forschungsergebnisse, Übersichten und Theoriebeiträge aus den Bereichen Anthropologie, Ökonomie, Ausbildung, Ethik, Politikwissenschaft, Psychologie, Soziologie, Sozialmedizin.
- Zeitschrift für Gesundheitswissenschaften/Journal of Public Health:
  Beiträge aus allen Bereichen von Public Health, Rezensionen.

Autorenprofile

Dr. Barbara Birkner
Geboren 1952; Studium der Volkswirtschaftslehre in München; Promotion zum Dr. rer. pol. 1986; freie Mitarbeiterin am Institut für Gesundheitsökonomik. Arbeitsschwerpunkte: Gesundheitsökonomik, Sozialpolitik, Geld- und Währungspolitik. Projektmitarbeit, Gutachtertätigkeit, Veröffentlichungen zu: Ökonomische Steuerung des Rehabilitationswesens; fallbezogene Vergütung und Kostenerfassung in der stationären Rehabilitation; Entwicklungstendenzen in der gesetzlichen Pflegeversicherung; ökonomische Steuerung des Gesundheitswesens im Systemvergleich; Ökonomik der Krankheitsprävention.

Dipl. Math. Florian Buchner
Geboren 1964, Studium der Mathematik in Augsburg, Referent für mathematische Angelegenheiten bei einer privaten Krankenversicherung, Postgraduierten-Studiengang „Öffentliche Gesundheit und Epidemiologie" an der Ludwig-Maximilians-Universität in München; seit 1997 Mitarbeiter an einem Projekt des Bayerischen Forschungsverbundes Public Health im Bereich Krankenversicherung.

Uwe Gerber
Geboren 1956, Studium der Soziologie, Psychologie und Politikwissenschaften. 1989 M. A. in Soziologie, Forschungs- und Projekttätigkeit in den Bereichen Medizinsoziologie, Prävention und Gesundheitsförderung an der Abteilung für Medizinische Soziologie der Universität Freiburg. Wissenschaftlicher Mitarbeiter der Gesellschaft für sozialwissenschaftliche Forschung in der Medizin (GESOMED). Arbeits- und Forschungsschwerpunkte: Prävention, Gesundheitsförderung, Evaluation, Qualitätssicherung. Von 1995–1997 Lehrbeauftragter für Medizinsoziologie der Universität Heidelberg.

Dr. Angela Hort
Geboren 1962, Medizinstudium, Approbation und Promotion an der Medizinischen Fakultät der Westfälischen Wilhelms-Universität in Münster. 1989–1992 ärztliche Tätigkeit an der Universitäts-Kinderklinik in Münster. 1993 Master of Public Health (MPH), 1993–1994 ministerielle Tätigkeit am State of Maryland Department of Health and Mental Hygiene und Lehrtätigkeit am Department of Epidemiology der School of Hygiene and Public Health in Baltimore. 1995–1997 ministerielle und wissenschaftliche Tätigkeit an der Behörde für Arbeit, Gesundheit und Soziales (BAGS) der Freien

und Hansestadt Hamburg. Seit 1997 wissenschaftliche Tätigkeit am Kinderzentrum der Krankenanstalten Gilead in Bielefeld.

Prof. Dr. Klaus Hurrelmann

Geboren 1944, Studium Soziologie und Psychologie in Freiburg, Berkeley und Münster, nach der Habilitation 1975 Professur für empirische Sozialforschung an der Universität Essen, 1980 bis 1992 Professur für Sozialisation an der Universität Bielefeld, seit 1993 an der neugegründeten Fakultät für Gesundheitswissenschaften. Arbeitsschwerpunkte: Kindheits- und Jugendforschung, Sozialisationsforschung, Gesundheitsforschung; jüngste Publikationen: Lebensphase Jugend (1994), International Handbook of Public Health (mit U. Laaser, 1997), Handbuch der Gesundheitswissenschaften (hrsg. mit U. Laaser, 1998).

Priv. Doz. Dr. Peter-Ernst Schnabel

Geboren 1943, Studium der Soziologie, Psychologie Politikwissenschaft in Berlin und Hamburg, Promotion 1972 in Hamburg, danach Projekte und Lehraufträge in Pädagogischer und Politischer Soziologie, 1976 bis 1984 Hochschulassistent an der Fakultät für Soziologie der Universität Bielefeld (Lehr- und Forschungsschwerpunkte: Wissenschaftsgeschichte und -theorie, Soziologische Theorie, Medizinsoziologie, 1984 Habilitation (venia in Soziologie), seitdem Projekte zur Medizintechnikforschung und Lehrevaluation, Mitarbeit beim Aufbau der Gesundheitswissenschaften in Bielefeld, seit 1993 Mitglied der Fakultät für Gesundheitswissenschaften, Lehre und Projektaktivitäten in der Gesundheits-, insbes. Präventions und Gesundheitsförderungsforschung (Schwerpunkte: Betrieb, Familie, Gemeinde), jüngste Publikation: Jugend und Gesundheit (hrsg. mit P. Kolip, K. Hurrelmann 1995)

Dr. Wilfried von Stünzner

Geboren 1943, Studium der Psychologie und Erziehungswissenschaften. 1971 Diplom in Psychologie, Forschungs- und Projekttätigkeit im Bereich Hochschuldidaktik, Medienerstellung und Evaluation an der Universität Freiburg (Schulfernsehen Mathematik, Computerunterstützter Unterricht an der Hochschule in Biologie, Mathematik, Sprachwissenschaften). Forschungs- und Projekttätigkeit im Bereich Medizinsoziologie, Prävention und Gesundheitsförderung (Gesundheitserziehung für Soldaten, Suchtprävention, Prävention der Herz-Kreislauf-Erkrankungen), Lehraufträge an den Universitäten Freiburg und Heidelberg, 1993 Promotion zum Dr. phil., Projekttätigkeit im Bereich Pflege und Rehabilitation.

Prof. Dr. Jürgen Wasem

Geboren 1959, Studium der Volkswirtschaftslehre, Politikwissenschaft und Sozialpolitik an den Universitäten Köln, Sussex und Pennsylvania. Promotion 1985, Habilitation 1996. Wissenschaftlicher Mitarbeiter an der Uni Köln 1983–95, Referent im Bundesministerium für Arbeit und Sozialordnung 1985–89, Professor an der Fachhochschule Köln 1989–91 und 1994–97, Projektleiter am Max-Planck-Institut für Gesellschaftsforschung 1991–94, Professor für Public Health an der Universität München seit März 1997. Arbeitsschwerpunkte: Gesundheitssystemforschung, Gesundheitsökonomie.

Stichwortverzeichnis

C

D

E

F

G

H

I

J

K

L

Q

R

S

W

Z